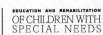

特殊儿童
教育与康复文库

EDUCATION AND REHABILITATION
OF CHILDREN WITH
SPECIAL NEEDS

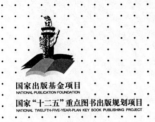

国家出版基金项目
NATIONAL PUBLICATION FOUNDATION
国家"十二五"重点图书出版规划项目
NATIONAL TWELFTH-FIVE-YEAR-PLAN KEY BOOK PUBLISHING PROJECT

文库总主编　丁　勇

特殊儿童
物理治疗

主　编
励建安

副主编
唐久来　高　晶

参编人员
（按姓氏笔画排序）

王　翔	王雪峰	许光旭	许晓燕	孙　锟	杜　青	杨　李	李勇强	李海华	肖　农
吴玉霞	吴建贤	何　侃	张丽华	陈　翔	陈文华	陈亚平	范亚蓓	范艳萍	尚　清
庞　伟	赵　斌	姜志梅	顾绍钦	徐冬晨	康海燕	梁　兵	魏国荣		

南京师范大学出版社
NANJING NORMAL UNIVERSITY PRESS

图书在版编目(CIP)数据

特殊儿童物理治疗/励建安主编. —南京:南京
师范大学出版社,2015.1(2023.7重印)

(特殊儿童教育与康复文库/丁勇总主编)

ISBN 978-7-5651-1970-5

Ⅰ.①特… Ⅱ.①励… Ⅲ.①小儿疾病－物理疗法
Ⅳ.①R720.5

中国版本图书馆 CIP 数据核字(2014)第 285289 号

丛 书 名	特殊儿童教育与康复文库	
书 名	特殊儿童物理治疗	
本册主编	励建安	
责任编辑	万 斌	
出版发行	南京师范大学出版社	
地 址	江苏省南京市宁海路 122 号(邮编:210097)	
电 话	(025)83598919(总编办) 83598412(营销部) 83598297(邮购部)	
网 址	http://www.njnup.com	
电子信箱	nspzbb@163.com	
照 排	南京理工大学印刷照排中心	
印 刷	广东虎彩云印刷有限公司	
开 本	710 毫米×1000 毫米 1/16	
印 张	26	
字 数	454 千	
版 次	2015 年 1 月第 1 版 2023 年 7 月第 6 次印刷	
书 号	ISBN 978-7-5651-1970-5	
定 价	66.00 元	

出 版 人 张 鹏

总序一

Preface 1

今年1月,国务院办公厅转发了教育部等7部门联合发布的《特殊教育提升计划(2014—2016年)》,这是深入实施《国家中长期教育改革和发展规划纲要(2010—2020年)》(以下简称《纲要》),加快推进特殊教育发展,大力提升特殊教育水平,切实保障残疾人受教育权利的又一重要体现。《纲要》将"特殊教育"单列一章,提出"关心和支持特殊教育""完善特殊教育体系""健全特殊教育保障机制"等要求。特殊教育是我国国民教育体系的重要组成部分。近些年来,国家对特殊教育的重视程度不断加强。在社会经济快速发展的同时,特殊教育发展也进入了一个大力推进的新时期。党的十八大报告提出了"支持特殊教育"的口号,十八届三中全会明确指出:"推进学前教育、特殊教育、继续教育改革发展。"

我国障残儿童有相当数量,受教育是《世界儿童权利宣言》和我国宪法赋予他们的权利。特殊教育也是帮助他们走进社会、独立生活的必要途径。特殊教育的目标是使障残儿童回归主流社会,成长为一个自力更生,能为社会做出贡献的人才。这需要具备两个重要条件:一是残疾儿童要有自信,有能力回归社会;二是社会上的普通人要尊重他们,帮助他们。这两方面都需要通过教育来实现。特殊教育的目的与普通教育一样,也是促进儿童身心的健康发展。只是障残儿童需要更多的关爱和帮助,更多的温暖和鼓励。在教育内容和方法上,需要根据障残儿童的特殊情况采用不同的方式,但目的是促进他们的发展。特殊教育是教育公平的重要内容,是建设和谐社会的重要基础,也是国家综合国力的体现。当前,全社会对特殊教育的认识还有

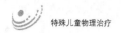

待进一步提高,特殊教育的发展与普通教育相比还相对落后,发展还很不平衡,特殊教育经费短缺,办学条件亟待改善,办学规模远不能满足社会发展需要,特殊教育教师队伍建设有待进一步加强,特殊教育的管理水平亟待提高。

特殊教育的发展,首先需要对特殊教育有一个正确的认识,树立正确的特殊教育观念。特殊教育有狭义和广义之分。狭义的特殊教育是障残儿童的教育;广义的特殊教育还包括超常儿童及有情绪问题、行为问题、社会适应问题等儿童的教育。我国特殊教育主要是指狭义的特殊教育。所谓特殊教育的特殊,是指这部分受教育者在生理的或者心理的某个方面有缺陷,阻碍着他们的发展,特殊教育就是帮助他们排除阻碍他们发展的障碍,使他们得到与普通人一样的发展。障残儿童并非所有智能都丧失,他们往往丧失了一部分器官的功能。教育,可以弥补他们的缺陷,或者使他们损伤的器官功能得到部分的恢复,或者培养其他器官的功能来代偿某种器官功能的不足。

发展特殊教育,除了政府重视和加大投入外,要发动全社会来奉献爱心。残疾人是我们的兄弟姐妹,他们比正常人有更多的困难,正常人有责任、有义务帮助他们。这不是出于怜悯,更不是恩赐,这是全社会的责任,也是每一个公民的责任。特殊教育事业是爱的事业。只有做到像《礼记·礼运》中所讲的"矜、寡、孤、独、废疾者皆有所养",我们才能建成和谐社会。

特殊教育本身需要进行改革创新。根据我国当前的实际情况,完全采取"回归主流"的方式,把障残儿童放在普通学校学习,还缺乏必要的条件。主要是普通学校缺乏特殊教育的师资,不可能像日本那样在普通学校里设立养护班。但"全纳教育""回归主流"都是当前世界教育的新理想,我们需要以这种新的教育理念来指导我们的特殊教育,让障残儿童尽量与健康儿童接触,障残比较轻的、有条件的,最好让他们在一起学习。这样,既培养了障残儿童的自信心和自尊心,又教育了健康儿童对障残同伴的关心和爱护。

师资是特殊教育发展的前提与保障。师范院校应该重视特殊教育的研究和师资培养。1982 年,教育部建立了我国第一所专门的特殊教育师资培养机构——南京特殊教育师范学校,当时属于中等师范教育。该校 2002 年升格为专科学校,现在又将跨入本科教育阶段。这是可喜的事情。我国大学里的第一个特殊教育专业是我在北京师范大学担任副校长期间于 1986 年设立的,同时还成立了特殊教育研究中心。现在全国已经有多个师范大学设立了特殊教育专业。但是还很不够,特殊教育的师资还非常缺乏。我们要宣传特殊教育的重要性，大家都来关心这个社会最弱势群体，有更多的优秀青年来向他们献出爱心。

特殊教育的发展，还要加强对特殊教育的研究，用心总结我国特殊教育的经验，研究和形成有中国特色社会主义的特殊教育理论体系。《特殊儿童教育与康复文库》是一套关注障残儿童及其他特殊需要儿童生存与发展的系列图书。文库从提升社会公共利益的角度来关注、支持、参与残疾人及其家庭的健康与发展，从全社会和谐发展的高度来关心他们的福祉。文库立足于服务特殊教育教师、特殊儿童、家长及专业工作者，围绕特殊儿童教育与康复，按照阐释基本理论、揭示现实问题、提出合理化建议的逻辑框架，吸取国际上最先进的方法技术和理论，系统阐述特殊儿童的教育与康复问题。文库既注重理论探讨，又重视实践操作。相信这套文库的出版会对丰富我国的特殊教育研究和指导特殊教育实践、推进特殊教育改革有着重要的作用和价值。

文库系列丛书即将面世，出版社和总主编丁勇同志要我写几句话，是以为序。

2014 年 8 月

总序二
Preface 2

　　儿童是祖国的花朵，也是我们的未来。每个孩子的成长都需要家庭、学校和社会的关怀和支持，而我们要给残疾孩子更多的关爱和帮助。

　　残疾儿童由于身心障碍差异的多样性和复杂性，接受基础教育就不那么容易了。比如，老师教盲孩子，需要会盲文；教聋孩子，又需要用手语；同是发展性障碍的儿童，孤独症和脑瘫孩子的身心特点、教育方法又各有不同。不仅如此，在进行认知训练的同时，有些孩子还必须辅以感觉运动、言语语言等康复性的训练，才能有效支持他们的发展。这些需要特殊教育的残疾孩子，他们在生命的成长过程中，需要社会学、心理学、教育学、医学等多学科的介入，也需要全社会相关专业人员的合作参与。

　　我们怎样理解残疾儿童的特殊性？什么是特殊教育？怎样为残疾儿童提供特殊的支持与服务呢？这是特殊儿童教育发展面临的重要课题。它不仅是很多残疾儿童家长关心的事情，也是特殊教育、康复机构共同研究探讨的问题。

　　残疾儿童是有特殊需求、需要给予特别关爱的，与所有其他孩子一样共享着生命的发展权和教育权。残疾儿童的教育康复水平也体现了社会文明进步的水平。残疾儿童需要特殊教育，而特殊教育又需要特教老师。有了好老师，残疾孩子才能拥有美好的未来。美国作家海伦·凯勒正因为有了沙利文这样的好老师，才从一个盲聋哑三重残疾的孩子，成为世界著名的作家。

　　由南京师范大学出版社出版的《特殊儿童教育与康复文库》，是一套促进残疾儿童身心发展的丛书，基本涵盖了特殊儿童的教育与康复实践与理论的基本问题，内容全面、系统，有实践经验,也有理论基础。其中《特殊儿童生涯发展与转衔教育》《特殊儿童体育与运动》《特殊儿童生活教育》《特殊儿童物理治疗》《特殊儿童作业治疗》等分册内容,都是第一次系统地与我国读者见面。

《特殊儿童教育与康复文库》不仅可以作为高等院校、科研机构进行学术研究的参考资料,也可以为残疾儿童家长和在特殊教育、康复机构第一线的工作者提供具体的方法指导。这套文库的出版对普及和提高残疾儿童康复教育具有特殊意义,对改善和提高残疾儿童的生活自理能力也会起到重要作用。

我深深地祝福每一个残疾孩子,希望他们永远健康快乐!

张海迪

2014 年 8 月

总序三
Preface 3

　　随着我国社会经济的进步与特殊教育和医疗康复事业的发展,特殊儿童的教育与康复越来越受到社会的关注和重视。这不仅仅是因为特殊儿童教育有着不同于其他儿童教育的"特殊"之处,更重要的是教育与康复对特殊儿童而言,是保障他们平等参与社会生活,促进其健康成长和公平享有社会发展成果的重要途径。

　　毋庸讳言,我国目前特殊教育与残疾人事业基础还比较薄弱,残疾人社会保障政策措施还不够完善,残疾人在基本生活、医疗卫生、康复、教育、就业、社会参与等方面还存在许多困难;绝大多数残疾人尚未走出家庭,他们的总体生活状况与社会平均水平仍存在较大差距;在特殊儿童教育与康复方面,较发达国家还存在着明显的差距,实践工作者的理论知识与技能水平亟待提高。为了适应我国特殊教育与残疾人事业发展的需要,向社会、学校和家长科学地普及服务于残疾儿童及其他特殊需要儿童的教育、康复的理论知识与实践技能,改善、提高残疾儿童的生活自理能力,推进社会文明进程,我们在国家新闻出版广电总局的指导下,在国家出版基金的支持下,组织编写了《特殊儿童教育与康复文库》。

　　本文库以《残疾儿童权利与保障》分册为总领,其下分为"特殊儿童教育"与"特殊儿童康复"两个子系列,共 20 分册。在两个子系列中,又分别以《特殊儿童教育导论》和《特殊儿童康复概论》为引领,再按照特殊儿童发展的各个领域的教育、康复训练内容为结构框架,展开两个系列具体内容的编写。文库基本涵盖了特殊儿童的教育与康复实践的基本问题,内容全面,系统性强。

"特殊儿童教育"系列包括：《特殊儿童教育导论》《特殊儿童教育评估》《特殊儿童早期发展支持》《特殊儿童沟通与交往》《特殊儿童认知训练》《特殊儿童行为管理》《特殊儿童生活教育》《特殊儿童体育与运动》《特殊儿童生涯发展与转衔教育》。"特殊儿童康复"系列包括：《特殊儿童康复概论》《特殊儿童物理治疗》《特殊儿童作业治疗》《特殊儿童语言与言语治疗》《特殊儿童心理治疗》《特殊儿童艺术治疗》《特殊儿童舞动治疗》《特殊儿童功能性视力训练》《特殊儿童定向行走训练》《特殊儿童辅助技术》。

文库立足服务特殊教育教师、特殊儿童及其家长、残疾人社会工作者的目标，围绕特殊儿童教育与康复两个中心，按照阐释基本理论、揭示现实问题、提出合理化建议的逻辑框架，系统阐述特殊儿童的教育与康复问题。文库编写在坚持科学性的前提下，力求突出学科的专业性和创新性，特别是注重吸收当代国际特殊教育与康复研究的最新成果，使文库能够站在时代的前沿，反映相关专业领域里的最新理念和技术方法。在具体内容的编写上，同时注意处理好两大关系：一是注意处理好理论与实践的关系，尤其对操作性较强的分册内容，注重以案例印证原理，以原理阐释案例，具体与抽象相结合来阐述问题；二是注意处理好学术性与实用性的关系，主要体现为文库内容在具有研究性的同时，并不排斥专业的实用性与操作性。

由于文库内容涉及概念的复杂性，在此需要对本文库中所涉及的两个重要概念"残疾"与"康复"做一个特别说明。基于传统的指称，"残疾"(disability)、"障碍"(handicap)和"缺陷"(impairment)由于含义相近，在我国三个术语经常交互替代使用，不太注意区分。而世界卫生组织对这三个概念有着明确的区分，并且在英文中已用更显中性的 disability(残疾)取代了 handicap(障碍)。考虑到汉语中"障碍"要比"残疾"在褒贬含义上更显中性，同时出于传统理解的习惯，本文库在"残疾""障碍""缺损"等概念上并不作严格的区分，尽管是不同的意义，但这并不妨碍分册中对相关的概念作区分和解释。关于"康复"，本文库主要指的是较为狭义的医学康复概念，即运用医学治疗的手段进行的康复。

本套文库由我为总主编，但主要的工作均由各分册主编和相关的撰稿人员完成。在文库的编辑和出版过程中，我们得到了中国残疾人联合会与国家新闻出版广电总局有关领导和专家的指导和支持。南京师范大学出版社的领导和文库的责任编辑等同志们也给予了倾心帮助，付出了辛勤劳动，保证了本文库的顺利出版，

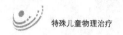

在此深表感谢;同时还要特别感谢台湾特殊教育界同行,尤其是林宝贵等先生的指教和参与,为本文库质量的提高做出了宝贵的贡献。

编写特殊儿童教育与康复方面的文库,虽然不能说在我国是首创,但毕竟屈指可数。至于本套文库在多大程度上对社会、学校和家庭在特殊教育与康复领域的理论研究与实践活动起到指导作用,只有留待广大读者去评判了。我们期待着读者的批评,进一步完善我们的项目;也期待更多的理论工作者和实践工作者投身到特殊教育和残疾人事业工作中来,为保障残疾儿童及其他特殊需要儿童的生活与发展,改善、提高他们适应社会、服务社会的能力,推进社会文明进程,贡献一份力量!

2014 年 8 月

前　言
Foreword

　　残疾人是一个数量众多、特性突出、特别需要帮助的社会群体,0～14 岁的"特殊儿童",是一个更加特殊的残疾人群体。2006 年,我国第二次残疾人抽样调查结果显示:全国各类残疾人总数为 8 296 万人,残疾人占全国总人口的比例为 6.34%;其中 0～6 岁的残疾儿童有 141 万,6～14 岁的残疾儿童有 246 万人,0—14 岁的残疾人占总人口的比例为 4.66%,涉及全国约 1/5 的家庭和 2 亿多人口。这些孩子是折翼的天使,往往一出生就得饱受各种残疾之苦,或存在肢体运动功能障碍,或生活不能自理,他们的家庭往往因病致贫、负担日益加重。

　　我国特殊儿童康复工作起步较晚,但发展迅速,覆盖面已经由最初的聋哑、智力残疾发展到脑性瘫痪、孤独症谱系障碍等大多数特殊儿童,康复水平也在不断提高,规范化诊断也开始起步,使更多的特殊儿童得到了康复治疗,但也存在专业技术人员数量不足、技术水平有待提高、各地儿童康复发展不均衡、家长对康复缺乏认识不能很好配合治疗等诸多问题。这些问题需要我们认真面对、努力解决。从这个角度看,《特殊儿童物理治疗》这本书的出版发行,意义重大,十分必要、十分及时。

　　本书编委会由来自全国各地的 20 余位著名专家组成。全书共六章 38 节,内容紧扣"特殊儿童"和"物理治疗"两大核心概念,紧盯国内外最新学术动态,针对我国不同类别特殊儿童的身心特征、疾病与障碍特点,结合专家们的临床实践,从特殊儿童的诊断、评估和物理治疗方法等方面进行了科学而严谨的描述,重点介绍了特殊儿童的训练技术要点和物理治疗方法,在坚持科学性、规范性的前提下,突出了"特殊儿童物理治疗"这一学科的专业性和创新性,部分章节内容体现了国内外最新理论研究与实践成果,具有较高的学术价值和应用价值。本书通俗易懂,图文并茂,是一本学术性、实践性、可操作性兼具的重要参考

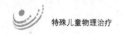

书,非常适合儿童康复专业技术工作者,从事特殊教育的教师和家长、残疾人事业社会工作者等使用。

饮水思源。在本书即将付梓之际,我代表编委会,感谢各位编委,他们都是国内从事儿童康复和特殊教育的著名专家,承担着繁重的医、教、研任务,在接到邀请之后,能够按照编委会的安排与要求,按时悉心完成书稿的撰写与互审任务,确保了本书的顺利出版。感谢唐久来教授、梁兵教授、陈翔教授,他们不但承担了有关章节的撰写、互审任务,而且认真审读了全部书稿,就如何进一步提高本书的创新性、可操作性等方面提出了中肯的意见,以高深的学术造诣和严谨的科学态度保证了本书的编写质量。

囿于水平、时间等因素,本书尚存一些不足,如部分章节的理论研究与实践探索尚需进一步深化,一些物理治疗给读者提供的可操作部分的内容尚显单薄等,如上不足,我们将在今后的再版中努力完善。

孩子是花朵是未来是希望,热爱孩子就是热爱生命,我们愿意用温暖的双手、先进的技术帮助他们。衷心希望这本书能让各位同仁、广大家长和更多的康复、教育机构更好地了解特殊儿童物理治疗知识,掌握特殊儿童康复技术技能,共同为孩子们撑起一片希望的天空,让孩子未来生活得更有尊严、更加美好!

2014 年 8 月

(作者系国际物理医学与康复医学学会主席,美国医学科学院院士,中国康复医学会常务副会长,中华医学会物理医学与康复医学分会主委,中国医师协会康复医师分会会长,南京医科大学、江苏省人民医院康复医学中心教授,主任医师,博士生导师。)

目 录
Contents

总序一……………………………………………… 顾明远(001)

总序二……………………………………………… 张海迪(004)

总序三……………………………………………… 丁　勇(006)

前　言……………………………………………… 励建安(001)

第一章　概论………………………………………… (001)

第一节　物理治疗概述………………………… (001)

第二节　运动发育……………………………… (006)

第三节　特殊儿童物理治疗的现状与展望……… (024)

第二章　功能评定…………………………………… (033)

第一节　全身运动评估………………………… (033)

第二节　关节活动度评定……………………… (036)

第三节　肌力评定……………………………… (046)

第四节　肌张力评定…………………………… (065)

第五节　平衡功能评定………………………… (069)

第六节　协调功能评定………………………… (073)

第七节　步态评定……………………………… (078)

第三章　常用的物理治疗方法……………………… (085)

第一节　电疗法………………………………… (085)

第二节　磁疗法………………………………… (093)

第三节　水疗法………………………………… (100)

第四节　生物反馈疗法………………………… (113)

第五节　关节活动范围训练…………………… (120)

第六节　牵伸技术…………………………………………………………（137）

第七节　肌力训练…………………………………………………………（155）

第八节　体位转移训练……………………………………………………（166）

第九节　平衡训练…………………………………………………………（175）

第十节　协调训练…………………………………………………………（192）

第十一节　步行功能训练…………………………………………………（198）

第十二节　神经发育疗法…………………………………………………（207）

第十三节　上田法…………………………………………………………（230）

第十四节　中国传统疗法…………………………………………………（237）

第十五节　引导式教育……………………………………………………（249）

第四章　神经损伤疾病的物理治疗…………………………………………（263）

第一节　脑性瘫痪…………………………………………………………（263）

第二节　颅脑损伤…………………………………………………………（284）

第三节　运动发育迟缓和运动发育障碍…………………………………（291）

第四节　运动发育障碍的遗传代谢病……………………………………（300）

第五节　智力障碍…………………………………………………………（305）

第六节　脊髓损伤和脊髓炎………………………………………………（320）

第七节　周围神经损伤……………………………………………………（330）

第八节　脊髓灰质炎………………………………………………………（337）

第五章　骨关节疾病的物理治疗……………………………………………（342）

第一节　特发性脊柱侧凸…………………………………………………（342）

第二节　发育性髋关节脱位………………………………………………（352）

第三节　先天性马蹄内翻足………………………………………………（360）

第六章　其他常见疾病与障碍的物理治疗…………………………………（367）

第一节　孤独症……………………………………………………………（367）

第二节　先天性心脏病……………………………………………………（383）

主要参考文献……………………………………………………………………（395）

第一章　概　论

世界卫生组织将康复(rehabilitation)定义为"采取一切措施以减轻残疾带来的影响并使残疾人重返社会"。目前,康复概念得到了世界各国社会、医疗卫生界及广大残疾者的重视。随着工业的发达,交通的快速发展,文体活动的增多,地震等自然灾害的发生,由此造成的残疾人也越来越多。在这种情况下,物理治疗作为一种康复手段,逐渐被人们认可,成为康复医学中的重要组成部分。本章主要介绍物理治疗的内涵及作用机制、正常的运动发育、运动发育迟缓、儿童物理治疗的现状与展望等内容。

第一节　物理治疗概述

一、基本概念

应用力、电、光、声、磁、水、温度等物理因素治疗患者疾患的方法,叫作物理疗法(Physical Therapy,简称PT)。物理疗法由两部分组成:一部分是以手法及应用器械为主要手段来治疗病、伤、残患者的方法(利用力学因素),称为运动治疗或运动疗法;另一部分是以各种物理因子(如电、光、声、磁、水、温度等)为主要手段治疗疾病,促进患者康复的疗法,又称为理疗。儿童物理疗法的治疗对象是由小儿疾病引起的,表现出以中枢神经功能、骨关节功能、神经肌肉功能、呼吸循环功能等为主的多种功能障碍,其治疗目的是改善血液循环、减轻疼痛、预防和改善障碍,最大限度地恢复残疾者的力量、移动能力和协调能力。从事物理疗法的技术人员简称为PT师。

随着康复医学的不断发展,人们普遍认为由患者积极参与的主动运动是改善运动功能障碍的主要手段,所以康复医学工作者将物理疗法的研究重点放在运动疗法上。运动疗法多为主动性治疗,患者在治疗师的指导和监督下,主动进行运动治疗活动,如翻身、坐、爬、站等各种运动训练,行走功能训练,以及轮椅使用训练等。理疗被视为被动性康复治疗,患者不需要主动活动,而是由治疗师施加电、光、

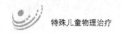

声、磁等用于治疗。在以改善各种功能为目的的物理疗法中,被动性康复治疗很少单独使用,常常是和运动疗法并用。

二、物理治疗发展简史

早在古希腊和古罗马时代,古希腊和古罗马人就开始应用日光浴、空气浴及水疗。公元前 400 年,希腊医生 Hippocrates 指出利用矿泉、日光、海水及运动可以防病健身、延缓衰老、保持健康。16 世纪,瑞士医生用磁石治疗水肿、脱肛、黄疸等疾病。

物理治疗的雏形在我国四千年前就已经形成,在旧石器时代,人们就懂得使用尖状和刮削过的利器刺破痈疡,排除脓肿,治疗疾病。古代的中国功夫就是僧侣们为解除疼痛和其他病症编排的一系列姿势和运动。中国古代医书《黄帝内经·素问》也在论述瘫痪、麻木、肌肉痉挛等疾患的治疗时,提出应重视用针灸、导引(体操、气功、自我按摩)等进行功能上的康复。春秋战国和秦汉时期,按摩已经成为一种重要的医疗手段。

在 1914—1918 年的第一次世界大战中,出现了大量伤病员,对伤病员实施恢复伤残肢体功能的运动治疗受到重视,发展很快。1920—1930 年,由于脊髓灰质炎(小儿麻痹)的流行,人们开始了对脊髓灰质炎的治疗,此期间比较活跃的是整形外科医生,作为其辅助者,物理治疗师的数量有所增加。从 1940 年开始,对偏瘫和脑性瘫痪等中枢神经系统损伤应用神经生理学的手段进行研究。因为对中枢神经系统损伤的患者,单纯靠增强肌力的运动训练还不够,还要通过神经生理学的各种方法来提高治疗效果。1940 年初,Temple Fay 应用反射运动模式作为治疗方法,即利用原始反射运动,通过被动运动和被动姿势体位,使之发展成为基本的主动运动模式。英国 Bobath 夫妇将抑制原始性紧张性反射、促进翻正反射和平衡反应的促通方法应用于脑瘫患者的治疗。1940—1945 年,Rood MS 通过反射活化肌肉的随意或不随意运动,将促通或抑制方法用于治疗脑性瘫痪,这种活化了肌肉的运动使深部感觉刺激得到增加,由正确的感觉刺激诱发出特定的运动反应。1968—1974 年,德国 Vojta 提出对小儿中枢神经性运动功能障碍实施反射性运动模式训练,即通过不断的反复刺激,促进反射运动变成主动运动,从而促进患儿运动功能的发育。

近几年来,康复医学得到迅速发展,并日益为社会所重视。在世界范围内,康复医学的医疗、教育、科研诸方面都取得了很大的成就,已进入神经康复、骨关节康复、内脏系统康复、慢性疾病处理、儿童康复、老年康复等各个领域。我国的康复医学在近十多年来也迅速发展。这一工作受到了党和政府的重视,纳入了国家发展计划,并采取各种措施积极推进其发展。卫生部要求各级医院均应负责预防、医疗、保健和康复服务任务,明确指出康复应包括医院内康复和社区康复两方面,二级、三级医院必须设立康复医学科。

康复医学教育也在起步。部分医学院校开设了专门课程,1999 年在佳木斯大学成立了我国首家康复医学院,2000 年首都医科大学成立了康复医学院,其中设有康复技术专业,开始培养物理治疗和作业治疗专业人员。康复医学教育的历史,大致分为三个阶段。第一阶段为 1989 年以前,又称为探索阶段,主要由老一辈康复医学专家出国参观考察或短期培训,回国后举办短期在职学习班传授康复治疗技术。第二阶段为 1989—2000 年,又称起步阶段,期间进行在职培训(6~12 月),如安徽医学院(现安徽医科大学)举办以治疗师为对象的培训班、中国康复研究中心举办的理疗高级职称班;同期也出现比较正规的专业教育,以中专教育为主,少数学校开设了专科教育。个别非医学院校(如体育学院)开办了与康复治疗学专业近似的本科教育,专业名称为人体保健、体育保健、养生康复等。第三阶段,从 2001 年到现在,又称发展阶段,康复治疗开始纳入国家全日制高等教育计划。

卫生部、教育部卫科教"〔2004〕167 号"文将康复治疗专业列为医学相关类教育,并要求积极发展医学相关类高等教育,扩大其办学规模。从宏观上看,国内康复治疗专业的发展趋势表现为系统、规范的康复治疗专业教育的潮流已形成,高等医学院校开设康复治疗专业的热情仍有增加的趋势。康复治疗专业的预期目标为年招生数每年递增 15%,年招生总数中本科所占比例由 2002 年的 30%提高到 2010 年的 40%左右。

随着康复医学在我国的发展,国内先后成立了"中国残疾人康复协会小儿脑瘫康复专业委员会"、"中国康复医学会儿童康复专业委员会"以及"中国医师协会儿童康复亚专业委员会"等康复学术组织。中国康复医学会儿童康复专业委员会在指导全国儿童医护、保健和康复工作者,开展专项研究,积极进行政策建议,改善和创造疗育方法,制定脑性瘫痪的定义、分类、诊断、康复指南等方面发挥了重要作用。

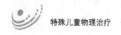

三、物理治疗作用机制

（一）运动疗法治疗作用机制

1. 对运动器官功能的作用机制

运动疗法能促进骨内血流的增加，骨内血流中性化，从而预防骨萎缩。运动产生骨电现象，可促进骨的吸收与形成。运动使骨代谢旺盛，骨盐量增多。运动可以维持和改善关节活动范围，防治关节周围软组织的粘连；减轻疼痛；增强肌力。增强肌力训练，先产生运动单位的放电性，使神经元性肌力增加；同时，持续增强肌力训练，可使肌原纤维的数目增加而使肌纤维肥大。因此，运动对维持和改善运动器官的形态和功能具有重要作用。

2. 对心肺功能的作用机制

对心脏的作用表现在运动后因植物神经作用，血管张力降低，血管扩张，以及较多的毛细血管开放。在做功肌肉血管开放的同时，其他脏器血管相应收缩，促进血液的重新分配。在运动中，除心脏外的其他内脏血流量均减少，皮肤血管则先收缩后扩张，使得做功肌肉获得较多的血流，摄取较多的氧和能源物质。运动时交感神经兴奋，使得血液重新分配，以适应运动中代谢的需要；同时也会引起静脉血管收缩，增加回心血量。

肺的功能在于气体交换，运动时呼吸频率和肺通气量都有增加。在逐渐增大运动负荷的过程中，随着通气量的增大，吸氧量也不断增加。当超过无氧阈时，无氧代谢产物即酸性产物经血液中的缓冲作用产生二氧化碳，为排除较多的二氧化碳，通气量即增多。

3. 对神经系统的作用机制

运动能提高神经系统工作过程的强度、均衡性、灵活性和神经细胞工作的耐久力，使神经细胞获得更充足的能量物质和氧气的供应，从而使大脑和整个神经系统在紧张的工作过程中获得充分的营养。据研究，当脑细胞工作时，它所需的血液量比肌肉细胞多 12～20 倍，大脑耗氧量占全身脑耗氧的 20%～25%。

4. 促进代偿功能的形成和发展

对一些经过系统运动治疗，其功能仍难以恢复的患者，通过对健侧肢体或非损伤组织的治疗，可以发展患者的代偿能力，补偿其丧失的功能。

5. 对内分泌系统的作用

主动运动能促进糖的代谢，减少胰岛素分泌，维持血糖水平，并增加骨组织对矿物质的吸收。目前认为适当运动是治疗糖尿病的一种有效方法。

（二）理疗治疗作用机制

1. 消炎作用

通过临床试验，多种理疗方法具有消炎作用。作用机制是血液循环改善，炎症产物、代谢废物的排除加快；小动脉和毛细血管扩张，渗出液吸收，肿胀减轻；吞噬细胞增多，血液白细胞总数、中性粒细胞也增多，吞噬活动增强，抗体和补体增加，免疫力提高，控制了病原菌生长；皮质类固醇合成增加，达到消炎、提高免疫力的作用。

2. 镇痛作用

引起疼痛的原因很多，损伤、炎症、缺血、痉挛、肌力不平衡、反射性等因素，均可引起疼痛，所以应用物理因子治疗镇痛时，可分别采用温热疗法、直流电导入法、电疗法进行治疗。作用机制是降低感觉神经的兴奋性而镇痛；缓解肌肉痉挛，减轻痉挛性疼痛；改善血液循环，减轻缺血性疼痛；改善血液循环，静脉和淋巴回流增加，促进渗出物吸收；组织张力降低，减轻因肿胀引起的张力性疼痛；改善血液循环，加速致痛物质的排除，减轻疼痛等。

3. 抗菌作用

紫外线以杀菌著称，对金黄色葡萄球菌、绿脓杆菌、炭疽杆菌、溶血性链球菌等均有杀灭作用。作用机制是细菌和病毒的蛋白质以及核酸能强烈吸收相应波长的紫外线，从而使蛋白质发生变性离解，在核酸中形成胸腺嘧啶二聚体，DNA（脱氧核糖核酸）结构和功能受损害，从而导致细菌和病毒的死亡。

4. 兴奋神经肌肉作用

应用各种技术参数的低中频电疗，能引起运动神经及肌肉兴奋，用于治疗周围性神经麻痹及肌肉萎缩或用于增强肌力锻炼。作用机制是细胞膜受电刺激后，产生离子通透性和膜电位变化，形成动作电位产生兴奋，引起肌肉收缩反应。

5. 镇静与催眠作用

具有此作用的物理疗法有电睡眠疗法、静电疗法、磁场疗法、温水浴等。这些疗法均能增强大脑皮层扩散性抑制，解除全身紧张状态，起到镇静与催眠作用。

6. 缓解痉挛作用

作用于深部组织的短波、超短波和微波疗法，作用于浅部组织的石蜡疗法、红外疗法等，都有缓解痉挛的作用。作用机制主要在于热能降低肌梭中传出神经纤

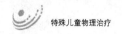

维兴奋性,使牵张反射减弱和肌张力下降。

7. 软化瘢痕、消散粘连作用

超声波疗法、石蜡疗法、碘离子导入疗法,能改变结缔组织弹性,增加延展性,常用于治疗术后瘢痕和组织粘连,有明显的软化瘢痕和消散粘连作用。

8. 加速伤口愈合和骨痂形成作用

使用小剂量紫外线照射,既可以防止和控制伤口感染,还能刺激肉芽组织的生长,加速上皮搭桥和创口愈合。弱直流电阴极、TENS(经皮电刺激神经疗法)、干扰电疗法和脉冲磁场,均能促进骨质生长,加速骨折愈合。

9. 增强机体免疫机制作用

实验证明,紫外线、红外线、磁场等物理因子,均有增强和调节机体免疫力的作用。作用机制是单核—吞噬细胞系统功能增强,吞噬细胞增多,血液白细胞总数及中性粒细胞增多,吞噬活动增强;抗体、补体、调理素、凝集素增加;肾上腺皮质功能增强,皮质类固醇合成增加。

10. 脱敏作用

紫外线能将蛋白质分解生成组胺,小剂量组胺不断进入血液,可刺激组胺酶产生,当组胺酶达到足够量时,便能分解过量的组胺,从而起到脱敏作用。紫外线照射还能增强肾上腺功能,促进钙离子吸收,减轻过敏反应。

第二节　运动发育

儿童运动能力发育与脑的形态和功能有关,因为运动是在大脑皮层直接参加和控制下发展。此外,还与脊髓及肌肉的功能有关。运动发育包括粗大运动和精细运动两部分,是一个连续的过程,其主要特点为:①粗大运动指姿势和全身活动,如抬头、翻身、坐、爬、站、走、跳跃等。精细运动指手和手指的运动及手眼协调操作物体的能力,如抓饼干、捏小黄豆、握笔画画、使用剪刀等。粗大运动先发育,精细运动后发育,两者相互融合,共同发展。②原始反射的发育、存在与消失影响着自主运动的发育。③矫正反射与平衡反应的发育是人类建立和保持正常姿势运动的基础。④小儿有运动发育的"关键年龄","关键年龄"时运动发育出现质的变化。⑤先发育的是头部运动,接着是上肢,然后是下肢,会走之前手的功能已发育较好。⑥头、颈、躯干的运动发育先于上肢与下肢的发育。⑦所有小儿运动发育的顺序相同,但发育速度存在个体差异。下面从儿童的四个年龄段进行逐一介绍。

一、婴儿期(0~12个月)

(一)粗大运动发育

粗大运动(gross motor)发育是指抬头、翻身、坐、爬、站、走、跳等运动发育,是人类最基本的姿势和移动能力的发育。粗大运动发育主要指反射发育及姿势运动发育。

1. 反射发育

婴儿特有的一过性的反射叫原始反射,其反射中枢位于脊髓、延髓和桥脑。众多的原始反射是胎儿得以娩出的动力,是婴儿初期各种生命现象的基础,也是后来分节运动和随意运动的基础。随着小儿神经系统的发育,反射出现明显的消长规律,上位中枢发育成熟,原始反射被抑制,出现上位中枢的反射(立直反射、平衡反射)。胎儿娩出以后原始反射逐渐失去实际意义,多于2~6个月内消失。原始反射阙如、减弱、亢进或残存,都是异常的表现。

(1)原始反射。

① 拥抱反射(moro reflex),又称惊吓反射。

第一,诱发:有拉手法、弹足法、叩打床边法等,临床多采用拉手法。拉小儿双手慢慢抬起,当肩部略微离开桌面(头并未离开桌面)时,突然松手。由于头部对背部位置发生变化,可以刺激颈深部的本体感受器,引起上肢变化的反射。

第二,反应:A. 拥抱相:小儿两上肢伸直外展,下肢伸直,躯干伸直,拇指及示指末节屈曲,呈扇形张开,肩和上肢内收、屈曲,呈现连续的拥抱样动作。B. 伸展相:小儿双上肢突然伸直外展,迅速落在床上,小儿有不快感觉。

第三,时期:拥抱相0~3个月;伸展相4~6个月。(图1-2-1)

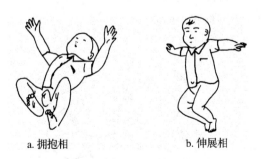

a. 拥抱相　　　　　　　b. 伸展相

图1-2-1 拥抱反射

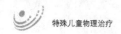

第四,意义:肌张力低下及严重精神发育迟滞患儿难以引出;不对称,提示有偏瘫、臂丛神经损伤、肌肉损伤等。早产、低钙、核黄疸、脑瘫等患儿,此反射可亢进或延长。

②觅食反射(rooting reflex)。

第一,诱发:用手指触碰婴儿的口角或上下唇。

第二,反应:婴儿出现张口寻找乳头动作。

第三,时期:0～5 个月。

第四,意义:该反射阙如提示较严重的病理现象,精神发育迟缓。

③握持反射(palmar grasp reflex)。

第一,诱发:检查者将手指从婴儿手掌的尺侧放入并按压。

第二,反应:小儿手指屈曲全手握,检查者欲拿开自己的手指,小儿握得更紧。

第三,时期:0～5 个月。

第四,意义:反射减弱或消失,见于重度脑损伤;不对称,提示有偏瘫、臂丛神经损伤、肌肉损伤等;脑瘫儿童持续存在。

④放置反射(placing reflex)。

第一,诱发:立位抱起,将一侧足背触碰床边缘。

第二,反应:可见该下肢屈曲,自动将足抬到床上面。

第三,时期:0～2 个月。

第四,意义:偏瘫时出现左右差别。

⑤侧弯反射(incurvation reflex),又称躯干内弯反射。

第一,诱发:婴儿处于俯卧位或俯悬卧位,用手指刺激一侧脊柱旁从肩胛骨到腰部之间。

第二,反应:躯干向刺激侧弯曲。

第三,时期:0～6 个月(图 1-2-2)。

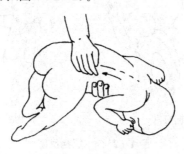

图 1-2-2 侧弯反射

第四,意义:偏瘫时一侧减弱或消失。脑性瘫痪不随意运动型常常亢进。

⑥紧张性迷路反射(Tonic Labyrinthine Reflex,简称 TLR)。

第一,诱发:使小儿呈俯卧位及仰卧位。

第二,反应:俯卧位时四肢屈曲,双下肢屈于腹下,头部前屈,臀部凸起;仰卧位时身体呈过度伸展,头后仰。

第三,时期:0~4 个月(图 1-2-3)。

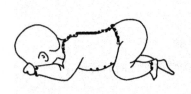 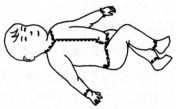

　　a.俯卧位,头前屈,四肢屈曲　　　　　　b.仰卧位,头背屈,四肢伸展

图 1-2-3　紧张性迷路反射

第四,意义:持续存在将影响婴儿自主抬头的发育。

⑦非对称性紧张性颈反射(Asymmetrical Tonic Neck Reflex,简称 ATNR)。

第一,诱发:仰卧位,检查者将小儿的头转向一侧。

第二,反应:颜面侧上下肢因伸肌张力增高而伸展,后头侧上下肢因屈肌张力增高而屈曲。

第三,时期:0~4 个月(图 1-2-4)。

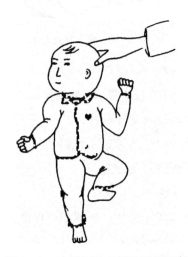

图 1-2-4　非对称性紧张性颈反射

第四,意义:去大脑强直及锥体外系损伤时亢进,锥体系损伤也可见部分亢进;6个月后残存,是重症脑瘫的常见症状。

(2)立直反射。

立直反射又称矫正反射,是身体在空间发生位置变化时,颈部和躯干主动将身体恢复正常姿势的反射,立直反射的中枢在中脑和间脑。其主要功能是维持身体从卧位到坐位到立位变化过程中的立直,保持正常的立位姿势。该反射多于出生后3~4个月出现,持续终生。

①颈立直反射(neck righting reflex)。

第一,诱发:仰卧位,使小儿头部转向一侧。

第二,反应:小儿的肩、躯干、骨盆都随头转动的方向而转动。

第三,时期:0~2个月,6个月必须消失。

第四,意义:0~6个月间的阴性反应和6个月后的阳性反应有病理意义。

②躯干立直反射(body righting reflex)。

第一,诱发:仰卧位,握住小儿两下肢向一侧回旋成侧卧位。

第二,反应:小儿头部随着躯干转动,并主动将头抬起(图1-2-5)。

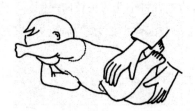

图1-2-5 躯干立直反射

第三,时期:3个月~5岁。

第四,意义:6个月后的阴性反应提示有脑损伤。

③视性立直反射(optical righting reflex)。

第一,诱发:将小儿抱起向前、后、左、右倾斜。

第二,反应:头部躯干保持直立位置。

第三,时期:4个月~终生。

第四,意义:该反射阙如多为视力障碍,延迟出现提示有脑损伤。

④降落伞反射(parachute reflex)。

第一,诱发:扶腋下,将小儿提起,头部向前下方由高处落下接近床面。

第二,反应:两上肢迅速张开,对床面呈现支撑反应。

第三,时期:6个月~终生。

第四,意义:如果一侧上肢没有出现支撑动作,提示臂丛神经损伤或偏瘫;如果此反射延迟出现或阙如,提示脑瘫或脑损伤(图1-2-6)。

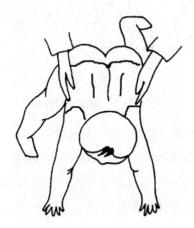

图1-2-6 降落伞反射

(3)平衡反应。

平衡反应是身体的位置发生变化时出现的伸展保护性反应及主动回到原来位置的反应。此反应是人站立和行走的重要条件,在立直反射出现不久即开始逐步出现,终生存在。平衡反应不仅需要大脑皮层的调节,而且需要感觉系统、运动系统等综合作用才能完成。

①卧位倾斜反应(tilting-supine reaction)。

第一,诱发:倾斜板上取仰卧或俯卧位,上、下肢伸展,倾斜板向一侧倾斜。

第二,反应:头直立,倾斜板翘起一侧的上、下肢外展,伸展,倾斜板下降一侧的上、下肢可见保护性伸展反应。

第三,时期:6个月出现阳性反应,终生存在。

第四,意义:6个月后仍呈阴性者,提示神经发育落后。

②坐位倾斜反应(sitting tilting reaction)。

第一,诱发:取坐位,检查者用手分别向前方、侧方、后方推动小儿身体使其倾斜。

第二,反应:上肢主动向前方、侧方、后方伸展支撑(图1-2-7)。

第三,时期:前方6个月左右出现,侧方7个月左右出现,后方10个月左右出现,终生存在。

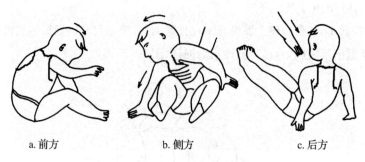

a.前方   b.侧方   c.后方

图 1-2-7　坐位倾斜反应

第四,意义:延迟出现提示神经反射发育迟滞。

③膝手位/四爬位倾斜反应(four-foot kneeling tilting reaction)。

第一,诱发:使小儿成四爬位,推动小儿躯干,破坏其稳定性。

第二,反应:头部和胸廓出现调整,受力的一侧上、下肢外展,伸展,另一侧可见保护反应。

第三,时期:8个月出现,终生存在。

第四,意义:8个月以后仍呈阴性,提示神经反射发育迟滞。

④跪位倾斜反应(kneeling-standing tilting reaction)。

第一,诱发:取跪位,牵拉小儿的一侧上肢,使之倾斜。

第二,反应:头部和胸部出现调整,被牵拉的一侧出现保护反应。对侧上、下肢外展,伸展。

第三,时期:大约15个月出现并维持一生。

第四,意义:15个月以后仍呈阴性者,提示神经反射发育迟滞。

⑤立位倾斜反应(standing tilting reaction)。

第一,诱发:取立位,分别向前方、侧方、后方推动小儿身体使其倾斜。

第二,反应:前后倾斜时主动向前迈步,左右倾斜时一侧下肢向另一侧伸出,支持体重保持不倒(图1-2-8)。

第三,时期:前方12个月左右出现,侧方18个月左右出现,后方24个月左右出现,终生存在。

第四,意义:平衡反应出现方可抓站及迈步走,出现延迟提示神经反射发育迟滞。

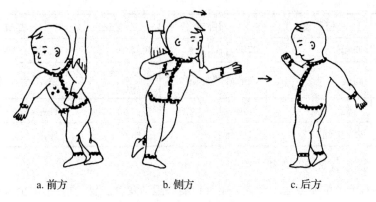

| a. 前方 | b. 侧方 | c. 后方 |

图 1-2-8 立位倾斜反应

2. 姿势运动发育

小儿姿势是机体在静止时为克服地心引力所保持的自然位置,如仰卧位、俯卧位、坐位、立位等。

(1) 姿势运动发育的顺序与特点。

小儿姿势随月龄增长和神经发育而逐渐发育成熟,在不同月龄及阶段有不同姿势运动,见表 1-2-1。

表 1-2-1 小儿姿势运动发育顺序

年龄	俯卧位	仰卧位	坐位	立位
新生儿	臀高头低,瞬间抬头	屈曲,下肢外旋,头向一侧,左右对称	不能坐,让坐头全前倾	阳性支持反射,自动步行(+)
2个月	短暂抬头,臀、头同高,抬头 45°	ATNR(+)	头稳定,躯干前倾	不支持,自动步行(+)
3个月	肘支撑抬头 45°~90°	ATNR 消失	半前倾,下肢屈曲	短暂支持
4个月	抬头 45°~90°,胸部离床	四肢对称屈曲	扶腰坐,前倾	足尖支持
5个月	抬头 90°,翻身回旋	手、口、眼协调	扶腰坐	扶站跳跃
6个月	双手或单手支撑,支点向骨盆移动	四肢伸展	拱背坐	扶站跳跃
7个月	单手支撑坐起	四肢伸展	直腰坐	扶站,支持体重
8个月	腹爬	翻身坐起	坐位自由,侧方平衡(+)	扶物蹲起,扶走

续表

年龄	俯卧位	仰卧位	坐位	立位
9个月	四爬	四肢自由伸展	扭身坐	扶站,一脚抬起
10个月	高爬	四肢外展外旋	伸腿坐稳,后方平衡(＋)	独站,牵手走
11个月	高爬	自由玩	自由玩	独站,牵手走
12个月	高爬稳定	自由玩	自由玩	独走

（2）姿势运动发育规律。

第一,俯卧位姿势运动发育。俯卧位姿势运动发育主要包括:①由全身屈曲向伸展发育。新生儿由于受紧张性迷路反射的影响,下肢屈曲于腹部下方,出现臀高头低姿势。随着原始反射消失及伸展姿势的发育,逐渐变为臀头同高。②支点由前向后移动。随着抗重力伸展的发育,俯卧位的支点也由前向后、由低级到高级发展。表现为最初以两肘和胸腹支持体重,随后是两肘和腹部、两手和腹部、两手和两膝,最后是两手和两足支持体重。当支点移行到骶尾部时,便出现了爬行。由两肘和腹支持的爬行叫作腹爬,两手和两膝支持的爬行叫作四爬,两手和两足支持的爬行叫作高爬。爬行出现为立位做好准备(图1-2-9)。

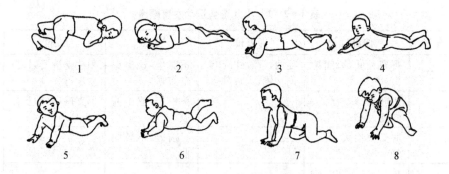

图1-2-9 俯卧位姿势运动发育

1. TLR姿势,瞬间抬头 2. 臀头同高,TLR姿势,瞬间抬头 3. 抬头45°,两肘支撑
4. 抬头45°～90°,胸离床 5. 抬头90°,两手支撑 6. 腹爬 7. 四爬 8. 高爬

第二,仰卧位姿势运动发育。仰卧位姿势运动发育主要包括:①由屈曲向伸展发育,分为四个时期。第一屈曲期,0～6周。第一伸展期,2～3个月,由ATNR影响,四肢多见伸展。第二屈曲期,4～8个月,因ATNR消失,四肢出现对称屈曲。第二伸展期,9～12个月,四肢自由伸展。②从自发运动到主动翻身。受紧张性颈

反射及交叉伸展反射的影响,出现屈曲与伸展的动作以及非对称性姿势,随身体回旋及直立反射的发育,逐步有自动翻身及有目的主动翻身,通常在5~6个月时出现。③手、口、眼的协调发育。从4~5个月开始出现对称性屈曲姿势,可用手抓足放入口中,虽然肩部与臀部都抬高,两下肢弯曲,接地面积小,但仍能保持稳定的平衡状态,产生手、口、眼协调(图1-2-10)。

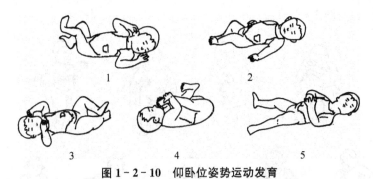

图1-2-10 仰卧位姿势运动发育

1. 头向一侧 2. 头正中位 3. 四肢对称屈曲 4. 手口眼协调 5. 四肢自由伸展

第三,坐位姿势运动发育。坐位姿势运动发育主要包括:①发育顺序为全前倾→半前倾→扶腰坐→拱背坐→直腰坐→扭身坐。②与平衡反应密切相关。前方平衡反应发育完成才能拱背坐,7~8个月侧方平衡反应发育完成才能直腰坐,9~10个月后方平衡反应发育完成才可以扭身坐和坐位自由玩。③是抗重力伸展以及相关肌群发育的过程(图1-2-11)。

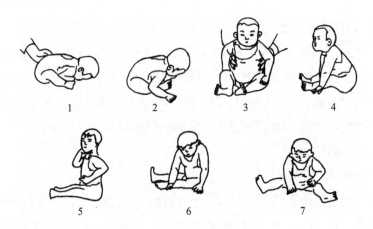

图1-2-11 坐位姿势运动发育

1. 全前倾 2. 半前倾 3. 扶腰坐 4. 拱背坐 5. 直腰坐 6. 扭身坐 7. 坐位自由玩

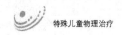
第四,立位姿势运动发育。立位姿势运动发育主要包括:立位的姿势运动发育随着第二伸展期的到来而实现。10个月的婴儿在立位平衡反应出现后已可独站。让10个月以前的小儿采取立位姿势,具体有如下几个阶段:①阳性支持反射,0～6周;②不能支持体重,2个月;③短暂支持体重,3个月;④足尖支持体重,4个月;⑤立位跳跃,5～6个月;⑥扶站,7～9个月;⑦独站,10个月;⑧牵手走,11个月;⑨独走,12个月。(图1-2-12)

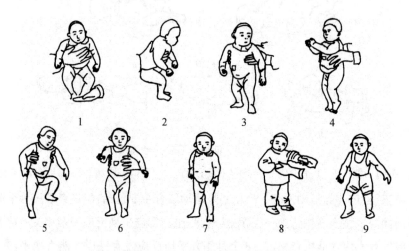

图 1 - 2 - 12　立位姿势运动发育
1. 阳性支持反射　2. 不能支持　3. 短暂支持　4. 足尖支持
5. 跳跃　6. 扶站　7. 独站　8. 牵手走　9. 独走

(二)精细运动发育

精细运动(fine motor)指手和手指的运动及手眼协调操作物体的能力,如抓饼干、捏小黄豆、握笔画画、使用剪刀等。精细运动能力是在人体获得了基本的姿势和移动能力发育的基础上发展起来的。另外,视觉功能发育也受到姿势和移动能力发育的影响,视觉功能的发展反过来又促进了精细运动能力的发育。

1. 上肢功能的发育

(1)上肢功能的发育特征。

人的手具有操作便利的各种特征:手呈拱形,手指能进行对掌运动,所以可容易抓握和把握住物体;上肢由肩、肘、腕关节组成,使得手能接触的范围很大。手有双侧性分担功能,用一只手按住物体,另一只手便能操作。5个手指的数目从功能的角度上是必要且充分的,拇指和示指长度比例适宜,更容易抓物。手掌的特殊结构如皮下组织、皮肤、指甲、汗腺等都有利于提高手的可操作性。

肩关节有很大的活动范围,使得手可以伸向空间的不同位置。腕关节由桡骨和手腕骨(月骨、舟骨等)构成,肘关节又连接了尺骨和肱骨,这样的结构可以缓冲腕关节受到的冲击力,避免将其传递到肘关节和肩关节等处,导致身体近端关节的损伤,可以说是上肢支撑性的辅助结构。上肢的神经支配上,既有大脑皮层的运动神经支配远端关节和手指的分离运动,又有脑干的运动神经控制着姿势和近端关节,进而满足对运动的精细调节和进行选择性运动。

(2)手的功能。

手具有攻击动作,即手指面向周围的环境,向其靠近,是伸的动作;具有保护动作,即指远离危险的环境,保护自己,是屈的动作;具有识别能力,用手识别不同于用视觉去识别,能够识别对象或物体的属性(触摸后可以识别物体的属性,如性质、形状、大小、质地等);能够感知运动的变化,通过触摸,知道手部动作与身体部位之间的空间位置关系。

2. 视觉功能的发育

(1)视觉的作用。

在对物像的理解上,视觉发挥了非常重要的作用。眼与手同样有识别能力,但视觉则占绝对优势。与触觉相比,视觉具有有利的一面,通过远眺一下就可以识别对象和物体,不必用手去触摸,因此视觉活动能够节约能量。另外,视觉的远眺使得人类能够避开危险的环境,保护个体的安全。视觉的信息对觉醒状态和情绪安定有作用。人们根据视觉信息把握状态可以得到安全感,如将眼睛蒙上治疗牙齿,会增加患者的恐惧感。

(2)视觉功能的发育。

第一,视觉信息反馈处理阶段(0~2个月)。这个时期只有瞳孔对光反射和眨眼反射等防御性反应,眼球只能随头颈转动而转动,头部和上肢活动限制了眼球运动,追视范围比较小。当有强烈的物体刺激时会出现视觉定位和注视,由于眼球控制不充分,出现眼球向一侧固定,单眼看物体情况。不对称性紧张性颈反射的存在,妨碍了眼球随意运动,但有助于向伸手侧注视。

第二,物体辨认阶段(3~6个月)。随着头颈部稳定程度提高,眼球控制能力不断增强。这一时期可见眼球随意运动,能够区别不同人的面孔。当双手开始向中线合拢时,双眼就能注视物体。4个月左右,当出现头部左右转动动作时,追视

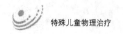

和视线转移也随着发育。

眼球的运动控制发育顺序,首先是水平方向追视运动的发育,其次是垂直方向追视运动的发育,最后是斜向追视运动的发育。

第三,精细辨认物体阶段(7个月以后)。随着眼睛追视功能的发育,眼球的精细运动能力提高,开始能够辨认物体。6个月时,眼睛已能进行快速运动,并能通过正确调整眼球转动来辨别不同焦距的物体。在开始抓物体以前,必须具备视线的转移能力,视线必须能够跟随物体和手的动作。

要能安全地在周围的环境中转动自己的身体,应具备环境的空间深度知觉。空间深度知觉需通过眼球调节辐辏运动来实现。辐辏运动是两眼朝相反方向运动的形式,难度大于眼球在水平方向的追视运动。正确感觉空间深度不仅能对运动的物体进行辨别,而且有助于了解自身运动时与周围物体之间的位置关系,进而能感知到物体的存在,避免发生碰撞。

3. 手和眼协调能力发育分期

上肢功能的发育包括把握、伸手、操作、注意等,根据其发育特征可分为以下四个时期。

(1) 第一期。

第一期,即手张开及双手抱握期(0~3个月)。这一时期上肢受生理性屈曲的影响明显,一旦紧张稍有缓解可见到腕关节背伸,五指张开的动作。当婴儿再受到外界刺激时,又会出现手握拳头的屈曲内收状态,称为回卷现象(flexor recoil phenomenon)。俯卧位上,由于紧张性迷路反射影响,全身呈屈曲状态,四肢活动多见,上肢不能做分离运动。仰卧位上,颈部稍有活动就会出现伸腕的连带动作。随着仰卧位上双肩对称姿势的出现,手可以移到中线位置。当手能够移到口的位置时,首先必须由视觉确认手和口之间的身体位置,然后会看到一只手,进而是另一只手。伴随颈部控制能力的进一步提高,可以看到自己运动着的手,视线也会从手移向物体,再从物体移向手。

上肢与躯干运动分离、眼和手协调运动发育的促进机制体现为:①腕关节的不规则运动;②拥抱反射、不对称性紧张性颈反射等使上肢出现强制性伸展反射;③俯卧位时抬头、压低双肩等抗重力状态,使得身体各部位间产生相互作用。

(2) 第二期。

第二期,即手功能开始发育期(4~6个月)。翻身、坐起等早期姿势运动能力获得的同时,也开始了伸手、握持等手的功能发育时期。当颈部到肩部乃至躯干的抗重力伸展活动得到进一步发育,身体的姿势位置对上肢的影响逐渐减弱,仰卧位时手能向前方伸出。随着躯干稳定性的提高,上肢能够带动肩部一起向前伸出。俯卧位时无论上肢或是下肢,只要有某个关节出现伸展或屈曲动作就会引起其他所有关节的伸展或屈曲,即各关节间还未出现分离运动;同样,不仅仅是上下肢,躯干的伸展也会诱发四肢的伸展活动,以及全身活动。随着躯干抗重力伸展幅度的增加,要使髋关节呈完全伸展状态,必须使身体重心转移至臀部下方,只有这样,才能比较容易地完成向前伸出一侧上肢的动作。

此期眼球运动已经平稳,能够完成视觉诱导下的伸手和握持动作。伸手能抓住物体,将物体放入口中,或边摇边拍打。握持反射可帮助手伸向目标物体,这是视觉诱导的握持能力获得前的伸手动作。俯卧位时,双上肢支撑下身体左右移动促进了上臂回旋动作的练习,上臂的外旋动作使得眼睛容易看到手中握持的物体。随着视线同时对手和物体两方面的注视,手的活动、手的感觉以及视觉信息有机统合在一起,最终经视觉神经传导通路对物体产生感知觉和认知,即只要是看到过的物体,就能回想起该物体的性质、质地、大小、形状、重量等。

(3) 第三期。

第三期,即手功能多样化发育期(7~9 个月)。独坐能力的获得解放了婴儿的双手,使婴儿手眼协调能力和双手协调自主控制动作得到迅速发展,即进入了用眼睛引导手的动作、手功能呈现多样化发育阶段。

此期采用坐位和膝立位等姿势,并且进行从卧位到坐位、从坐位到膝立位等多种姿势的变换。姿势变换时常通过伸展上肢动作作为支撑,跌倒时常通过伸展上肢动作以保护身体,这使得手功能得到迅速发育和提高。随着抗重力伸展姿势的稳定发育,伸腕和伸手功能得到发育。

此外,爬行练习使得手掌逐渐具备了支撑体重的能力,同时也促进手掌拱形形状的形成,以便能稳固地抓住物体;还可以促进手指的外展、伸展,以及手掌桡侧和尺侧功能的分离,进而促进拇指与其他手指功能的发育。

(4) 第四期。

第四期,即上肢功能熟练期(10~12 个月)。此期是手指操作等上肢精细运动发育的熟练阶段。在坐位,不再需要上肢保持身体平衡,使得腕关节和手指得到解放,进而能用指尖转动物体,使手指功能得到进一步发育。当尺侧 3 个手指

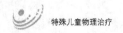

能够屈曲之后,使得尺侧有了较好的稳定性,就能完成用示指指物的动作,能将小的颗粒物品放入比较小的容器内等,取物动作的获得为分离动作的完成提供保证。

当获得稳定的立位平衡后,上肢运动功能发育逐渐从姿势的影响中摆脱出来,能够完成更有自主选择性的够取、抓握、放下等动作。但在学步过程中,需借助上肢伸展(挑担样姿势)来保持步态的平衡。

手的动作开始前,一般先由视觉引导手指的活动,熟练后,即使眼睛不看手指也能顺利完成操作活动。

4. 手和眼协调能力发育顺序

12个月以后,双手和上下肢的协调能力得到了进一步的发育。手眼协调能力发育顺序如下:

(1) 整体运动向分离运动发育。

当眼球运动与上肢功能发育稳定后,进一步向精细化方向发育。随着躯干稳定性的增加,最初的手腕整体运动逐渐向手指的精细运动分化发育。

(2) 抓握的稳定点由近端逐渐向远端发展。

首先是手的外旋抓握,肩部活动带动上肢,躯干稳定使肩可以运动;其次是手的内旋抓握,以肘部和前臂运动为中心,此时肩和上臂的稳定是非常必要的;再次是三个手指的静态抓握促进了手指关节的运动发育,在肘部和前臂稳定的基础上,才能促进手指关节的运动;最后是三个手指的动态抓握,使得笔尖运动必须依靠手指运动,手指关节稳定对保障手指运动是非常必要的。

(3) 眼和手发育的共同形式。

眼和手的发育过程具有共同特征,即为无目的(random)、到达(reach)、抓握(grasp)、操作(manipulation)的顺序性发育过程。第一阶段是胡乱动作或以反射为中心的无规则状态,如视觉主要以视觉反射、不规则的眼球转动为主,上肢则以全伸展或全屈曲等共同运动形式或反射为主。第二阶段是为达到目标物体出现定向运动的发育阶段。这时视觉发挥了定向作用,上肢功能是将手伸向目标物体。第三阶段是能紧紧抓牢目标物体发育阶段。视觉起固定作用,即两眼注视物体,上肢功能是紧紧抓牢物体。经过这一阶段最后达到操作阶段。而视觉操作是指调节辐辏和视线移动,上肢功能操作是指抓、捏、回旋等手的精细动作的操作。手与眼两者之间的关系是视觉先于上肢,上肢接受视觉引导的同时共同协调发育。

（4）从手掌抓握向手指抓握发展（抓握手向抓捏手发展）。

在上肢运动未分化阶段，用整个手掌抓握，随着稳定点移向远端关节，开始用手指抓捏物体。

（5）从尺侧抓握向桡侧抓握发展。

前臂具备了旋转运动功能后，逐渐开始桡侧抓握或抓捏动作的发展。最后发展到用手指握物，即拇指、示指对指捏物。

（6）从抓握向放开发展。

人首先学会的是抓握，然后逐渐学会张开手、放开物体。放开较抓握更为精细，更具有目的性。

（7）从防御手向功能手的发展。

当手遇到危险刺激时会做出防御反应，这一时期从最初只具有感觉、防御的手向具有探索、功能的手方向发展。

（8）从手到眼的发展。

早期对物体的认识起主导作用的是眼睛。手的活动由本体感觉和触觉刺激诱导产生，逐渐发展到由视觉刺激诱导，最终发展成为触摸物体后就能像看见物体一样感知物体。

（9）利手的发育。

当手能越过中线伸展时，不论哪只手都可作为利手优先使用，而另一只手作为辅助手使用。一般在4～6岁就能辨别哪只手为利手。两只手责任分明。

（10）手的运动与感情的分化发育。

上肢运动发育的原则是分化，这一过程通过心神活动来认识。人们用双肩上抬、握拳等活动表示愤怒、不安等情绪。但是，随着姿势运动与感情的分离，这些动作逐渐不再受感情所支配。

5. 手功能发育的具体顺序

手的功能发育是随着小儿月龄和年龄的增长逐渐地成熟和发育。

新生儿：因握持反射的影响，出现紧握拳，在被动使其张开时有抵抗。

2个月：偶尔能张开手，张开的时间逐渐延长。

3个月：双手完全张开，能握住放入其手中的物品。用手摸物体，触到时偶尔能抓住。

4个月：注视自己的手，双手握到一起，手可入口。常常去抓东西，但距离判断

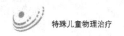

不准,手常常伸过了物体。

5个月:可将自己手中的东西放入口中,用两只手进行各种动作。能玩玩具并将玩具抓握较长时间。

6个月:可以伸手抓住玩具并用全手抓。可敲击桌上的玩具,可以拍打自己镜中的影像,玩积木时可以将积木从一只手倒换到另一只手上(传递)。

7个月:开始桡侧抓物,可用拇指及另外2个手指握物,可拾起掉下的物品。

8个月:桡侧握,可用拇指和示指捏起小物体(大米花、葡萄干等)。

9个月:可以用拇、示指末节的腹侧捏物,随意松开握在手中的物体。

10个月:用拇指与另一手指准确捏起0.6 cm的串珠,很熟练。可以两只手各握一物体对敲。

11个月:可以用拇指、示指的指尖捏物,捏物后手不拿起仍放在桌面上。

12个月:能用拇指与示指指尖捏较小的物体,捏物后手可离开桌面抬起。

6.握笔动作的发育

Rosenbloom对小儿握笔动作的发育过程进行了研究,将这一过程分成以下几个部分。

(1)大鱼际在上的尺侧握笔动作。

用尺侧的4个手指握笔,而拇指不参与握笔活动,书写时前臂呈中间位,大鱼际在上方。

(2)小鱼际在上的尺侧握笔动作。

用尺侧的4个手指握笔,而拇指不参与握笔活动,但在书写时前臂呈旋前位,小鱼际在上方。

(3)手指握笔动作。

主要以拇指、示指及中指握笔,前臂放于桌面上,书写时不需要活动前臂,而是通过手指的活动来控制笔的运动。

握笔动作发育特征具体表现为:①握笔部位逐渐靠近笔尖;②随着握笔动作的不断成熟,身体坐位姿势趋于垂直,达到减少手臂的支撑,使手的动作更为灵活、自由。

二、幼儿期(1~3岁)

(一)粗大运动发育

1周岁:牵一手走,蹲下能独立站起,能走几步。

15 个月：能单独走,能爬上椅子。

18 个月：跑起来显得笨拙,能坐在小椅子上,能用一手扶着走上台阶,拉出抽屉乱翻东西。

2 岁：跑得很好,能一步一台阶上下楼梯,能开门,能爬上家具,会跳。

30 个月：交替双足上楼梯。

36 个月：上下楼梯(上:一足一阶,下:二足一阶),可骑自行车。

（二）精细运动发育

15 个月：能搭 2~3 块积木。全手握笔,自发乱画。可以将一个小的物体放入瓶中或杯中,并能从瓶中或杯中倒出物体。

18 个月：能搭 3~4 块积木。能几页几页翻书。能将一只杯中的水倒入另一只杯中。

21 个月：能搭 4~5 块积木。能模仿画线条,但不像。

24 个月：能搭 6~7 块积木。能旋转圆盖子。能一页一页翻书。能将细绳穿入珠子孔内。

30 个月：能搭 8~9 块积木。能模仿画水平线和交叉线,基本像。会穿裤子、短袜和便鞋,解开衣扣。会用剪刀乱剪纸和布。

36 个月：能搭 9~10 块积木。能模仿画圆形、十字形。能临摹"○"和"十"字,基本像。会穿珠子、系纽扣、向杯中倒水。

三、学龄前期（3~6 岁）

（一）粗大运动发育

3 岁：能骑三轮车,能用单足站立片刻,能双脚跳跃,能用脚尖走路。

4 岁：能单足跳,准确投球过肩,可用剪刀剪图,爬高完成得好。

5 岁：能跳几下,跑和走很好。

6 岁：向远处扔东西,交替用单足站立,能用足跟对足尖走直线。

（二）精细运动发育

3 岁：能搭 10 块积木,模仿用 3 块积木搭"桥"。

4 岁：能照搭好的样子自己搭桥,模仿用 5 块积木组建"门";画人除头以外还能画出身体的 2~4 个部分;能说出两条线中哪条长。

5 岁：能照样子画三角形,能说出两件物体中哪件重。

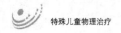

6岁：画人的部位增多，有颈、手和衣服；能完成6以内加减法；能照样子画简单图。

四、学龄期运动和动作发育（6～14岁）

（一）粗大运动发育

6～7岁：已经能比较好地完成跳绳、游泳、舞蹈和体操等技能。

9～10岁以后：儿童普遍能参加有规则的、集体的运动并进行比赛，如跑步、跳远、跳高、游泳和球类等运动。

（二）精细运动发育

6岁：可以用一只手扶着物体，用另一只手去做事；能掷球、拍球；6～7岁握笔的方式已基本成熟，和成人的接近。

7岁：能够用锤子钉钉子，能完成投掷和击打球的游戏。

8岁：能够使用一只手去抓取球，能够熟练地使用剪刀。

第三节　特殊儿童物理治疗的现状与展望

一、特殊儿童物理治疗现状

我国第二次残疾人抽样调查结果显示残疾人有8 296万，0～6岁的残疾儿童有141万，6～14岁的残疾儿童有246万人，涉及全国约1/5的家庭和2亿多人口。

物理治疗主要包括运动疗法和理疗两大部分，是国内外康复治疗中最活跃的领域，也是对大多数特殊儿童最有效的治疗方法。但随着康复医学的研究不断深入，国内外的康复治疗也存在一些问题和不足。Iona Novak等对33 485篇关于脑性瘫痪的康复治疗的文章进行了筛选，对其中166篇符合纳入标准的结果进行系统评价。根据64个独立的干预措施找到了131个结果，通过评价结果，16%（21/131)有效，58%（76/131)可能有效，20%（26/131)可能无效，6%（8/131)无效甚至是有害的，并对国内外最公认的一些传统疗法提出了异议。因此，对物理治疗方法的疗效进行多中心、大样本、队列研究势在必行。

我国特殊儿童康复工作起步较晚，但发展迅速，覆盖面已由最初的聋哑、智力障碍儿童，发展到脑性瘫痪、孤独症谱系障碍等大多数特殊儿童，康复水平也在不断提高,规范化诊断也开始进行。特别是各类民办康复中心发展迅猛,使更多的特殊儿童得到了康复治疗。但发展迅速也带来了很多问题,如从业人员技术水平低、环境差、设施简陋等。此外,诊断扩大化、治疗过度化、使用无循证医学依据的治疗方法也较为普遍,因此对我国的特殊儿童康复工作进行进一步规范、提高迫在眉睫。

二、儿童物理治疗面临的挑战

第一,儿童物理治疗首先应在 ICF-CY(International Classification of Functioning, Disability and Health for Children and Youth)框架下,对每个特殊儿童个体进行全面的评定。所有的物理治疗计划必须以儿童和家庭的需要为决策核心,尽量选择少而精的有循证医学依据的治疗方法。

第二,开展多学科合作,物理治疗与教育训练、内科与外科等加强合作,综合治疗,以提高疗效。同时注重其他残疾或合并症、体能和免疫力的治疗。对肢体痉挛性残疾等可应用一些抗痉挛的药物或配合外科微创手术等。

第三,高度重视发育特点、功能状况的研究,以儿童神经发育模式为基础,以儿童实际生活最需要的功能为最先训练的目标。合理使用高质量辅助器具与矫形器,促进形成良好的运动模式和建立有效功能。如应用 3D 立体打印技术对矫形器的制作和手术前的模型建立都具有极大的质量优势。

第四,集中训练(包括社区)与家庭康复相结合,医师要为特殊儿童设计家庭康复训练方案;重视认知功能开发,强调独立、交流和参与社会活动;体现人文关怀,关心特殊儿童家庭的幸福指数。

第五,对特别严重的特殊儿童,经专家组评估,如果康复治疗无法使其功能得以提高或康复,应以提高他们的生活质量、生命质量(Quality of Life,简称 QOL)和生命周期为主,辅以功能替代。

三、特殊儿童物理治疗的展望

(一)ICF 与儿童物理治疗

1. ICF 的理论基础

(1)ICF 与 ICF-CY。

ICF 即《国际功能、残疾和健康分类》(International Classification of Functioning,

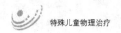

disability and health)，简称为《国际功能分类》。世界卫生组织（World Health Organization，简称 WHO）在第 54 届世界卫生大会上对国际上使用 ICF 的决议提出：敦促会员国结合本国的具体情况并特别考虑到今后可能作出的修订，在研究、监测和报告中酌情使用《国际功能分类》；要求总干事根据会员国提出的要求在使用《国际功能分类》方面向他们提供支持。在 WHO 第 58 届世界卫生大会有关残疾与康复的决议《残疾，包括预防、管理和康复》（WHO 58.23）中，将 ICF 列为残疾与康复的重要标准性文件。到目前为止，世界卫生组织关于健康的分类标准最重要的有两大类，即 ICD-10（International Classification of Diseases，国际疾病分类）和 ICF。ICD-10 主要是关于疾病紊乱、损伤等病因学诊断的分类；但很多疾病不能临床治愈，必然遗留很多功能障碍的问题，ICF 就是对功能和残疾的分类。所以 WHO 要求用 ICD-10、ICF 这两个分类共同描述人类健康。

由于 ICF 主卷中没有儿童功能特征的分类，而儿童功能又不同于成人，其功能随着年龄增长发生着动态变化，因此，2007 年 WHO 又增加了《国际功能、残疾和健康分类》青少年版，即 ICF-CY（International Classification of Functioning，Disability and Health for Children and Youth），其保持与 ICF 主卷结构一致，以 ICF 概念架构作为基础，增加的内容以儿童发育理论为指导。

ICY-CY 在 ICF 的基础上增加和扩展了分类内容，这些内容包括发展中儿童的认知和语言、游戏、性格和行为本质，加入了"发育迟滞"限定值，加强了针对出生至 18 岁以内的婴幼儿、儿童与青少年在身体功能、结构、环境因素如家庭、学校环境，以及活动与参与的健康状况等方面的记录，并确保各项评估与治疗能针对其健康功能，是充分考虑到了儿童和青少年发育状况及生活环境因素的健康评估国际标准。2013 年由 WHO 国际分类家族（WHO-Family International Classifications，简称 WHO-FIC）中国合作中心 ICF 分中心和中国康复研究中心康复信息研究所组织国内外相关专家完成了 ICF-CY 国际中文版。

（2）ICF 的理论模式和各成分的含义。

ICF 分类系统的最终目的是要建立一种统一的、标准化的术语系统，其核心理论是生物—心理—社会功能和残疾交互作用模式，是一种全新的残疾观，与既往"疾病、失调→损伤→残疾→障碍"这一线性关系的残疾模式（1980 版《国际损伤、残疾和障碍分类》）不同。ICF 理念认为：残疾是个体与环境发生相互作用时的消极表现，是对人所处状态的描述。残疾是动态的过程，可由多种因素造成，其中既有个体原因也有环境因素。应对残疾,既要给予处于残疾状态的个体必要的医学治疗、教育训练,又要从有利环境的构建和辅助器具的使用上来进行支持,改善环境(包括物理、社会和态度的环境),就能提高残疾人的活动能力和参与能力,从而减少残疾。其理论模式(ICF,2001)和相关成分的含义如下图(图1-5-1)。

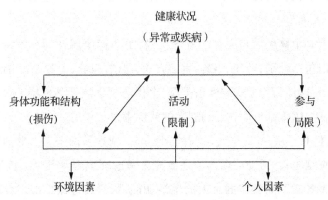

图 1-5-1 ICF 理论模式和相关成分含义

第一,身体功能和结构损伤。

身体功能是身体各系统的生理功能(包括心理功能),身体结构是身体的解剖部位如器官、肢体及其组成成分。损伤是身体功能或结构出现的问题,如显著的变异或缺失。损伤代表了人体及其功能在生物医学状态与标准状态之间的差异。

第二,活动及活动受限。

活动是个体执行一项任务或行动。活动受限是个体在进行活动时可能遇到的困难。活动关注的是实际发生的活动,如使用辅助装置虽不能去除损伤,但可以减少个体的某些活动限制。活动限制要依据通常可接受的人群标准进行评估。

第三,参与及参与局限。

参与是投入到一种生活情景中,参与局限性是个体投入到生活情景中可能经历到的问题。参与是与社会现象相关的,代表了在社会水平上健康状态的不同方面的结果。个体的健康状态以特定的方式与其所拥有的损伤或残疾之间交互作用,而个体与其所生活的环境也影响参与。参与最基本的性质在于个体与其损伤或残疾和情景因素之间交互作用的结果。参与局限性是相对其他人而言的,可能直接来自于社会环境,即使没有损伤或残疾的个体也可能会出现参与局

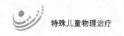

限性。

第四，环境因素。

环境因素指人们生活和指导人们生活的物理、社会和态度环境，分为两个不同的层面：①个体：个体所处的即刻环境，包括家庭、工作场所和学校等场所；②社会：正式或非正式的社会结构、服务机构和文化体制均会对个体产生影响。

第五，个人因素。

个人因素是个体生活与生存的特殊背景，由非健康属性的个人特征所构成。这些因素可能包括性别、种族、年龄、生活方式、习惯、教养、应对方式、社会背景、教育、职业、经历、整体行为方式和性格类型、个体心理素质和其他特征等，所有这些因素或其中任何因素都可能在任何层次的残疾中发生作用。

综上所述，ICF从身体、个人、社会三个方面，阐述了两个基本的内容，即①身心功能和身体结构；②活动与参与。还要充分考虑环境因素及个人因素。ICF可用于记录各种各样不同领域的个人的生活功能、障碍及健康情况，为综合分析身体、心理、社会和环境因素提供了一个有效的系统性工具。其理论模式由身体功能与结构、活动、参与和外在环境因素（个体因素与环境因素）四个维度组成，强调各维度之间相互影响，交互作用。残疾与健康之间的关系是动态发展，而不是截然分开的。一个听障儿童通过佩戴助听器和训练，可以和正常的孩子一样投入生活，在活动和参与上没有残疾；而一个兔唇的孩子本没有活动与参与受限的问题，但家庭的态度或观念以及社会生活中人们异样的眼光，使孩子羞于见人，社会及家庭的环境和态度使他在活动与参与方面成为残疾。可见功能和残疾并不仅仅是疾病的结果，而是和很多因素相关。

2. ICF在儿童物理治疗方面的应用

ICF在儿童物理治疗方面主要以ICF-CY为指导，因后者记录儿童和少年的特征时包括更详细的信息。ICF"生物—心理—社会"观念的引入，给儿童物理治疗指引了新的方向，在多因素的参与下更有利于特殊儿童的整体和综合发育。

ICF作为一种功能的分类标准，给我们最重要的理念之一，是将"活动"和"参与"作为评价功能的尺度，同时考虑环境对参与度的影响。指导我们在应对残疾时，不仅要提高特殊儿童活动与参与的能力，更要寻求某种方法，让他们在活动和参与中不受残疾的影响，或是将这种影响降到最低，给他们以能忽略残疾的环境，提高他们在生活、学习、工作及娱乐中的满意度。因此，用ICF的理论框架指导特殊儿童的物理治疗,首先要在以下六个方面改进我们的观念。

(1)以任务为导向,实现功能活动。

ICF 强调儿童功能在个人活动和生活情景中的应用,物理治疗应以功能活动为核心。应用 ICF 理论不仅应关注儿童功能的障碍,还要重视其功能的优势。在物理治疗中,给其设定一项具体的、难度适中的、有可操作性的任务,使孩子可充分发挥出其功能优势来完成,尽量减少训练在生活中无实际应用价值的动作,避免重复的肢体功能训练,将物理治疗任务与情景相结合。强调儿童主动运用习得的技能,并参与到现实生活和社会活动中。

(2)诱发主动运动和主动治疗。

ICF 理论重视儿童的个人体验,强调在动作完成过程中实时给予诱导,注意孩子活动中的各个细节,及时纠正异常姿势和代偿。在改善儿童身体结构和功能层面的问题后,还需提高其主动活动的意识,诱发大脑的学习机制,让儿童不但能完成这项功能,而且学会将这项功能在日常活动中加以运用,并根据不同的环境适度调整。

(3)寓治于乐。

ICF 遵从联合国《儿童权利公约》,而游戏是儿童正当的权利,特殊儿童同样应享有这种权利。儿童在活动和参与上相对于成人有所不同;儿童游戏的早期经验在决定大脑回路和儿童智力的广度和质量上起着重要作用。儿童必须而且只有通过游戏才能实现其身体的发育和心理的成长。对于儿童而言,增加满足感、鼓励、陪伴、奖励等均可提高参与度。因此,在物理治疗的设计中,需要考虑如何将治疗变得有趣,以提高儿童参与的积极性。

(4)家庭参与。

ICF 理论强调给儿童提供有利的环境因素,儿童所处的环境主要是家庭环境,家庭是儿童康复的自然环境,多维度的干预措施首先要从家庭入手。父母与孩子接触的时间最长,是患儿最亲近、最信赖的人,要教育父母除了在衣、食、住、行上提供给孩子基本的物质需求和给予孩子适度的爱以外,还应充当老师和治疗师的角色。家长既不能因为儿童特殊的情况过度的溺爱,事事代劳,使其自身具有的能力得不到充分的运用,也不要让孩子因自己的“特殊”而刻意回避社会,以避免进一步地加重其活动和参与的受限程度。要指导家长以正确的态度来面对儿童,家庭的态度和家长学习应用教育与康复手段的能力是影响康复治疗效

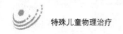

果的关键因素。

（5）去机构化治疗模式。

ICF 理论强调环境因素的影响，环境中的物理和社会元素对儿童的功能提高有很大的影响。特殊儿童的社会环境一般都比较局限，主要活动区域大多仅限于家庭和治疗机构之间，只有部分儿童可以以随班就读的形式上正常幼儿园或学校，还有部分儿童上特殊教育学校。若长期坚持在康复机构或特殊学校进行强化康复治疗，客观上脱离了正常儿童的生活成长环境，社会交往的范围较窄，除与父母、治疗师、教师接触外，与同龄儿童的交往机会不多，且在交往的过程中，主要接触人都会给予儿童特殊的照顾，是在一个相对隔离的环境中成长，这会影响其身心的健康成长。因此，必须持续地关注和改善儿童的环境，调动环境中的相关人员，消除环境障碍，创造一种支持性的物理和社会环境，建立并强化个人的资源，改善其与周围环境的交互作用水平；积极寻求当地残联、医疗、特殊教育、福利机构中可利用的服务与资源，为孩子争取更多融入主流社会的机会。

（6）医教结合。

儿童的参与能力与其在不同的发育时期能否最大限度地接受教育有密切联系。因此儿童的物理治疗应与普教、特教、融合教育相结合。0～3 岁婴幼儿的中枢神经系统尚未发育成熟，脑组织各部位功能尚未专一化，此阶段的脑组织有很强的可塑性，是进行物理治疗的最佳时期。3 岁以上学龄前期和 7 岁以上学龄期的儿童将面临继续在医疗机构以物理治疗为主还是到幼儿园以接受教育为主的"两难"选择。国际上通行的方式是以物理治疗与教育相结合的模式，不仅保证儿童接受"正常"教育的机会，且从肢体、言语、日常生活、行为及感知觉等方面提高其功能、活动和参与能力。

总之，ICF 的理论拓展了传统儿童物理治疗的思路，改变了以往物理治疗中重功能、少参与、轻环境的治疗方式。应用 ICF 的国际康复理论与方法来指导物理治疗，是按照生物—心理—社会的现代康复医学模式，将个体、任务和环境相结合的康复策略，功能只有通过主动的活动和参与才能体现其价值。辅具及心理支持、物理与接纳环境的改善，能提高特殊儿童的参与度，从而减轻残疾。

（二）ICF 的应用展望

ICF 及衍生的 ICF-CY 是关于人类健康和功能医学的分类系统，是物理医学与康复领域的核心理念。在康复策略、评估与治疗中用 ICF 的理论框架进行统一描述,能更准确地描述个体的生存状态,从而有助于更有针对性地制定康复策略,更规范地实施干预措施,且可以在不同的领域、不同的国度间交流。但就不同类型特殊儿童的物理治疗而言,ICF 的临床系统应用较少,也暂无符合机构床边实际操作的 ICF 核心组合(ICF Core Set)与简明核心组合的指导,后续在 ICF 现有理论框架下对特殊儿童的物理治疗进行统一描述是 ICF 儿童康复临床应用的重要方向,即"用 ICF 的语言说话"。儿童康复评估部分可按 ICF 核心类目表先列出问题清单,再将问题按 ICF 的编码转换成 ICF 语言,治疗方面则按 ICF 理论框架安排物理治疗(按功能障碍列出治疗表),同时在 ICF‑CY 的基础上,加快进行诸如儿童常见颅脑疾病,脊髓、外周神经系统疾病,脊柱与骨关节疾病的 ICF 核心组合与简明核心组合的研究。

(三)常用物理治疗新技术

1. 环境(情景)治疗(Context Therapy)

环境(情景)治疗理论基础,与传统疗法的最大不同主要在于改变工作任务及环境,而不是改变患儿。它是动态系统,目标的确定取决于患儿、工作及环境三者的结合,并以家庭为中心:家庭和医疗工作者合作确定目标及干预措施。治疗师改变环境和工作因素来达到父母或/和孩子认可的目标。治疗师并不提供补救措施来改变患儿能力,而是根据动态系统理论和家庭为中心的原则进行指导,提供给患儿一个环境使其在限制的环境下进行自我运动。

环境(情景)治疗可进行简单的社区和家庭环境改造并配备简单的训练器材,同时强调家长参与的重要性,不但要家长参与,而且要教会家长一些简单有效的治疗方法,由此可以大大延长治疗时间和提高疗效,以及使无条件住院的患儿能够在社区家庭进行康复。(见图 1‑3‑1)

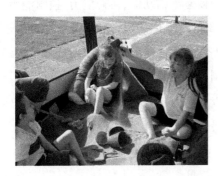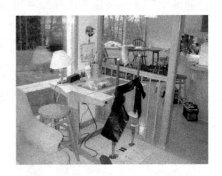

图 1‑3‑1 环境(情景)治疗

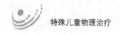

2. 康复机器人

康复器械的最终目标是恢复人体肌体组织的运动机能,实现肌体组织的自然化动作。基于此目标,该领域的研究主要沿着两个方向:一个方向是功能电刺激,另一个方向是肌电信号控制。前者是利用电压或电流等电信号刺激神经肌肉,使丧失神经控制的肌肉产生收缩,达到康复治疗和功能重建的目的;后者是利用分离的肌群电信号(肌电信号)控制康复器械,使其能够具有与肢体相同的对外界刺激的反应能力和对脑神经信号的识别和处理能力,模拟肢体动作,实现肢体的康复治疗。

3. 全方位密集运动训练治疗法(Intensive Therapy Program,简称 ITP)

ITP 起源于太空复健医学,包括穿上可固定的衣服来稳定、促进和负担肌肉群。应用全面性的运动单元和单元内含有的弹性束可将身体的不同部位固定,促进精细和粗大运动,纠正步态姿势。2002 年由 Richard 和 Izabela 改良其结构,重新设计,并命名为 TheraSuit® ——全功能动态矫正衣。这是唯一能提供正确本体感觉输入且安全有效的运动治疗辅助工具,获得欧洲及美国的多项医疗器材发明及使用奖项。长时间使用可增加孩子的本体感觉,辅以悬吊等手段加强孩子的核心控制,比传统模式更容易引导孩子做运动。同时可降低治疗师的工作强度,减少人力成本,也能让患儿家长更快地看到孩子治疗的效果。据此可提供 PT、OT、ST和 ABA 等训练;每天 3 小时,每周 5 天,连续 2～4 周一个疗程。操作人员需进行培训。

4. 悬吊疗法(Sling Exercise Therapy,简称 SET)

悬吊运动训练是基于现代康复理论最新成果的训练技术。它最初用于骨科术后和骨骼、肌肉系统慢性疾病的康复。儿童悬吊治疗原理是通过主动干预技术早期激发神经网络建立正确控制功能区,恢复平衡功能、协调能力、控制能力、支配能力,来渐进地解决大脑控制失常所产生的不正常用力和异常姿势。对于痉挛型偏瘫儿童,通过增加悬吊训练,可以有效提高患儿核心肌群的力量,增强核心稳定性,提高患儿运动的稳定性及协调能力;同时悬吊运动训练还可以纠正传统训练难以纠正的骨盆前倾、骨盆侧倾等问题,从而提高痉挛型偏瘫儿童的康复效果。

第二章　功能评定

　　运动功能评估是特殊儿童物理治疗的重要环节,通过评估可以发现个案、鉴定个案,为设计合适的物理治疗目标和计划、判定物理治疗效果提供依据。运动功能评估主要包括全身运动评估、关节活动度评定、肌力评定、肌张力评定、平衡功能评定、协调功能评定、步态评定等方面。关节活动度的评估是特殊儿童运动功能评估的重要内容之一,物理治疗师必须掌握各关节正常的活动范围以及关节活动度的测量方法。

第一节　全身运动评估

一、概述

　　全身运动评估(Assessment of General Movements)是指应用各种运动发育量表、体格检查或摄像观察自发运动等方法,对一个体进行全面的测评,以判断其是否存在运动发育障碍或相对正常小儿运动发育的水平。

　　小儿脑发育处于一种连续不断的重塑过程,如何在出生后早期识别运动发育障碍的儿童非常重要。虽然有很多方法与技术用来评估小儿的脑功能,但对小婴儿进行发育结局预测还是比较困难的。这些技术包括不需要设备的临床床旁观察和体格检查,以及各种形式的神经发育学量表等的评估,同时也包括超声、MRI和CT等脑影像技术和听视觉检查等。

　　全身运动评估不但对一些早产、低出生体重、围产期窒息等高危儿进行定期随访和评估,以便及时发现运动发育异常,及时进行早期干预具有非常重要的意义,而且对运动障碍性疾病的诊断、程度分级和疗效评估等都具有十分重要的意义。

二、评估方法

　　(一) 全身运动定量(Qualitative of General Movements,简称QGMs)评估

　　QGMs是由奥地利神经发育学家Prechtl首先提出,用于观察胎儿至4~5个

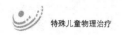
月龄婴儿自发运动以预测其神经发育结局的评估方法。QGMs 评估的基本方法是拍摄一段适龄婴儿的运动录像，再由具有资质的评估人员对录像进行评估得出结论。这种方法可在早期识别出特异性的神经学症候，并且对于"后期是否发展为脑瘫"具有较高预测价值。QGMs 是广泛应用的一种无创的、观察性的早期神经发育检查工具。对早产、低出生体重、围产期窒息、新生儿期中枢神经系统感染、新生儿惊厥等类婴幼儿，在纠正年龄 4 月龄内实施两次 QGMs 评估（第一次在纠正 1 月龄内，第二次在纠正 3 月龄左右），以了解有无后期严重神经发育异常可能性。

（二）Alberta 婴儿运动量表（Alberta Infant Motor Scale，简称 AIMS）

AIMS 是由加拿大 Alberta 大学 Martha C. Piper 和 Johanna Darrah 创制，它是通过观察来评估 0～18 个月龄（从出生到独立行走）婴儿运动模式和特点，可以有效地发现高危儿与正常婴儿运动发育速度的不同，并可以敏感地发现高危儿可疑的运动模式特点。早产儿在矫正月龄 4 个月时即可发现其异于足月儿的运动模式特点，以及早产儿的运动发育水平是否明显落后于足月儿或常模数据，可以敏感地反映出早产儿异于正常婴儿的运动发育。

（三）新生儿神经行为测定（Neonatal Behavioral Neurological Assessment，简称 NBNA）

这是鲍秀兰教授从美国 Brazelton 医师提出的新生儿行为评分法和法国 Amiel-Tison 医师的新生儿神经检查法中筛选出的部分项目，并经中国 12 个城市 25 个单位协作研究制定的新生儿神经行为评分法，共 20 项。这种测定共分 5 个部分（行为能力 6 项、被动肌张力 4 项、主动肌张力 4 项、原始反射 3 项、一般估价 3 项），每项评分设 3 个分级（0 分、1 分和 2 分），满分 40 分，小于 35 分为异常。主要用于缺血缺氧性脑病、早产、低出生体重、足月小样和高胆红素血症等脑损伤高危儿疾病监测和预后评价，可较全面反映大脑的功能状态。

（四）贝利婴儿发展量表（Bayley Scales of Infant Development，简称 BSID）

这是一种综合性量表，适用于从新生儿到 30 个月的婴幼儿，是脑瘫预后评测的指标。该量表包括：①运动量表，测查婴儿的大运动和精细动作；②智力量表，测查婴儿对视觉与听觉刺激的反应、手眼协调能力、语言感受和表达能力以及认知能力等；③行为记录，3 个部分共 24 个项目，记录婴儿的情绪，合作性，对父母和测试人员的反应、兴趣和注意的广度等。在运动功能评定时，可以单独应用其中的运动量表评定运动功能。

（五）盖塞尔发育诊断量表（Gesell Development Diagnosis Schedules，简称 GDDS）

该表最早由上海市第六人民医院宋杰教授引进，主要包括：①适应行为；②运动行为；③语言行为；④个人—社会行为四个方面。适用于 4 周～3 岁左右婴幼儿。1 岁内以每 4 周为一个阶段，以 4 周、16 周、28 周、40 周、52 周作为枢纽年龄，1～3 岁则以 3～6 月为一个阶段，以 18 月、24 月、36 月为枢纽年龄。测试后通过计算发育商数(DQ)进行评估。

（六）Peabody 运动发育评定量表（Peabody Development Measure Scale 2，简称 PDMS-2）

PDMS-2 主要用途为：①用于评定相对于同龄儿的运动技能水平。②通过评定粗大运动发育商（Gross Motor Quotient，简称 GMQ）和精细运动发育商（Fine Motor Quotient，简称 FMQ），比较和判断粗大运动和精细运动的发育水平是否有差异。③对每个个体的运动技能进行定量和定性分析，并且转换到个体训练目标中，对教育和干预治疗很有价值。④可以用于评定运动技能进步情况。⑤作为研究工具很有价值，因为其评分可以用于研究不同种群儿童的运动发育水平，以及不同干预措施对运动技能发育的影响。

（七）粗大运动功能测试量表（Gross Motor Function Measure，简称 GMFM）

目前有 GMFM-88 和 GMGM-66 两个常用版本。GMFM-88 包括 88 个项目，分 5 个功能区：A 区（卧位与翻身）、B 区（坐位）、C 区（爬与跪）、D 区（站立位）、E 区（行走与跑跳）。GMGM-66 在 0～3 岁脑瘫儿童粗大运动评定中同 GMFM-88，能定量地反映脑瘫儿童粗大运动功能状况和改变，适合对早期治疗的脑瘫儿童进行粗大运动功能评定。GMFM-66 属于等距量表，能提供测试项目的难度表，便于设定康复干预目标。

GMFM 量表主要用途为：①确定脑瘫儿童粗大运动功能发育水平和最新运动功能发展区域，用于运动治疗的目标选择。②跟踪观察脑瘫儿童粗大运动功能的发育状况，分析和预测不同类型、不同分级脑瘫儿童粗大运动发育轨迹和结局。③判断各种干预和治疗方法对脑瘫儿童粗大运动的影响，以及各种方法之间的疗效对比。④与其他评定指标相结合，全面地分析影响运动功能的因素。

（八）脑瘫儿童手功能分级系统（Manual Ability Classification System，简称 MACS）

这是对 4～18 岁脑瘫儿童在日常生活中操作物品的能力进行分级的系统，旨

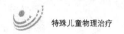

在描述哪一个级别能够很好地反映患儿在家庭、学校和社区中的日常表现。该系统评定日常活动中的双手参与能力，并非单独评定某一只手。系统分5个级别，Ⅰ级最高，Ⅴ级最低，具有良好的信度和效度。

（九）精细运动功能评定量表（Fine Motor Function Measure Scale，简称FMFM）

该表是采用 Rasch 分析法建立的，属于等距量表。量表包括5个区域共69个项目，每项均设定为0～3级的四级评分。可以合理地判断脑瘫儿童精细运动功能障碍，区分不同类型脑瘫儿童精细运动功能的差别，为制订康复计划提供依据。另外通过评定脑瘫儿童精细运动功能随月龄增长而出现的改变情况，有助于对脑瘫儿童精细运动功能发育状况做进一步研究，也为脑瘫儿童作业治疗的疗效评定提供依据。

（十）墨尔本评估量表（Melbourne Assessment Scale，简称 MAS）

墨尔本评估量表包括运动质量（关节活动度、准确度、灵巧性、流畅性）四个要素的分测试，共14个测试项：向前伸手、侧方伸手—举高、抓起蜡笔、握住蜡笔画画、放下蜡笔、抓起小球、放下小球、手指动作的控制、用手指、将手从前额伸至颈后、触摸臀部、前臂旋前/旋后、触及对侧肩膀、抬手到口再放下。墨尔本评估量表可以得出三种分数——原始分、分测试百分比、总测试百分比，可评估儿童的运动功能和运动质量。

第二节　关节活动度评定

一、关节活动度评定的概念及方法

（一）概念

1. 关节活动度（Range of Joint Motion，简称 ROM）的定义

关节活动度也称关节活动范围，是指关节运动时所通过的最大运动弧度。

关节活动度有主动与被动之分。主动关节活动度（Active Range of Joint Motion，简称 AROM）是指作用于关节的肌肉随意收缩使关节运动时所通过的运动弧度；被动关节活动度（Passive Range of Joint Motion，简称 PROM）是指由外力使关节运动时所通过的运动弧度。正常情况下 PROM 略大于 AROM。

2. 关节活动度测量

关节活动度测量是测定某一关节活动的范围,即远端骨所划过的度数,不是关节两骨之间所构成的夹角。

(二)影响关节活动度的因素

1. 生理因素

影响关节活动度的生理因素:①关节的解剖结构情况。构成关节的两个关节面弧度差越大,关节的活动度越大,反之则小;关节囊薄而松弛,关节的活动度大,反之则小;韧带少而弱,关节的活动度大,反之则小。②拮抗肌的肌张力。关节活动时会受到拮抗肌肌张力的限制,使之不能产生过度的活动。③软组织之间、骨组织之间的接触。关节活动时,关节两端的骨相向运动侧上的软组织或骨组织的接触会限制关节的过度活动。

2. 病理因素

影响关节活动度的病理因素:①关节周围软组织疼痛。疼痛会导致主动、被动关节活动度均减少,如骨折、关节炎症、术后等。②关节周围软组织痉挛、粘连或挛缩。中枢神经系统病变时引起的肌肉痉挛,主动关节活动度减少;关节或韧带损伤引起的肌肉痉挛,主动、被动关节活动度均减少;关节囊、韧带、肌肉等软组织粘连或挛缩时,主动、被动关节活动度均减少。③肌力降低。肌肉无力时,通常都是主动关节活动度减少,被动关节活动度正常。④关节本身病变。关节内渗出或有游离体时,主动、被动活动度均减少;关节僵硬时,主动、被动活动均丧失。

(三)评定方法

关节活动度评定主要是测量 PROM。当关节活动受限时,还应测量 AROM,并与 PROM 相比较。临床上儿童的关节活动度受年龄影响,了解关节活动度的发展也很重要。关节活动度评定可采用目测,但准确地测量多使用量角器,以通用量角器为主。

1. 测量工具

一是通用量角器。通用量角器是临床常用的评定关节活动度的一类工具,常用金属或塑料制成,规格不等,都由一个带有半圆形或圆形刻度盘的固定臂和一个标有指针的移动臂构成,两臂的交点(即量角器的轴心)用铆钉或弹性旋钮固定(见图 2-2-1)。该工具主要用于四肢关节活动度的测量。

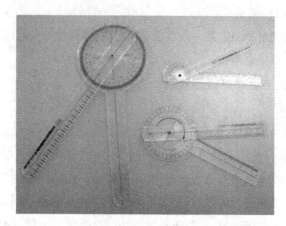

图 2-2-1　通用量角器

二是方盘量角器。方盘量角器是一个中央有圆形分角刻度的正方形刻度盘（刻度盘后方可固定有把手），由木质、金属或塑料材料制成。其刻度盘顶端为 0°，顺时针和逆时针方向各有从 0°～180°的刻度，刻度盘中心为轴，安装一个可旋转的指针，此指针因重心在下而始终指向正上方，当刻度盘与地面垂直且刻度 0°在上方时，指针指向 0°。方盘量角器操作简便，不必以关节骨性标志确定轴心，正确使用情况下误差小。该工具不仅适用于四肢关节的测量，还适用于脊柱等难以使用通用量角器的部位的测量。

三是电子量角器。电子量角器借助压力传感器、滑动电阻器或陀螺仪等，可以连续测量关节的活动范围。

四是其他工具。其他工具还有直尺、卷尺、二维或三维运动分析系统等。

2. 测量步骤

测量步骤主要包括：①向评定对象及家属简单解释 ROM 评定的目的、方法，消除紧张和不安，取得其配合。②测量时充分暴露被测量关节，确定合适体位。③有效固定关节的近端部分，要求评定对象做相应关节运动，检查者可以先示范该关节运动。④测量 ROM。根据临床需要测量 AROM 和 PROM。

以下介绍几种不同测量工具的使用方法，可供选择。

一是应用通用量角器时，将量角器的轴心与关节的运动轴心对齐，固定臂与关节近端骨长轴平行，移动臂与关节远端骨长轴平行并随之移动，移动臂所移动的弧度即为该关节的活动度，可在量角器刻度盘上读出关节活动度。

二是应用方盘量角器时，被测关节的两端肢体处于同一平面上，固定一端肢体于水平或垂直位,然后将刻度盘底边紧贴另一端肢体,且与肢体长轴平行,刻度盘随被测肢体活动而一同活动,这时指针与刻度盘底边的夹角所示的度数,即该肢体的关节活动度。

三是应用电子量角器时,将固定臂和移动臂的电子压力传感器与肢体的长轴重叠,用固定带固定在肢体表面,活动关节,显示器所显示的数字即为该关节的活动范围。

3. 主要关节活动度测量的具体方法

这里重点介绍用通用量角器测量婴儿和较大儿主要关节活动度的方法。

(1)婴儿关节活动度测量常用方法。

第一,围巾征。将儿童的上肢围住自己的颈部,拉住儿童手尽可能向后拉,观察肘关节是否过中线。

第二,腕关节掌屈角。前臂中间位,腕关节掌屈,测量桡骨与第二掌骨之间形成的角度。

第三,足背屈角。儿童仰卧位,检查者一手固定其小腿的远端,另一手将足底推向背屈,测量足从中立位开始背屈的角度。

第四,腘窝角。儿童仰卧位,一侧下肢伸展,检查者屈曲另一侧下肢髋关节,并使膝关节最大限度伸展,测量小腿与大腿后侧面构成的角度。

第五,股角,又称内收肌角。儿童仰卧位,检查者握住两下肢大腿部,使其在床面上缓慢分开,测量两大腿之间形成的角度(见图2-2-2)。

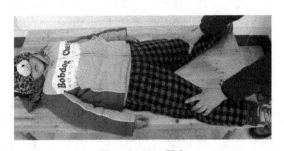

图2-2-2　股角

第六,跟耳试验。儿童仰卧位,检查者拉住其足部尽量靠近同侧耳部,骨盆不离开床面,测量足跟和髋关节的连线与床面之间形成的角度。

有关婴儿关节活动度测量项目的判定标准见表2-2-1。

(2)较大儿关节活动度测量常用方法(见表2-2-2、表2-2-3)。

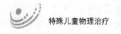

表 2-2-1 婴儿关节活动度测量项目的判定标准

检查项目	各月龄关节角度的正常范围				关节角度变化与肌张力的关系	
	0~3个月	4~6个月	7~9个月	10~12个月	肌张力增高	肌张力减低
围巾征	肘不过中线	肘过中线	肘过中线	肘过中线	肘不过中线或离中线距离增大	肘过中线或过中线更显著
腕关节掌屈角	30°	45°~60°	70°~90°	90°	关节角度增大	关节角度减小
足背屈角	60°~70°	60°~70°	60°~70°	60°~70°	关节角度减小	关节角度增大
腘窝角	80°~100°	90°~120°	110°~160°	150°~170°	关节角度减小	关节角度增大
股角	40°~80°	70°~110°	100°~140°	130°~150°	关节角度减小	关节角度增大
跟耳试验	80°~100°	90°~130°	120°~150°	140°~170°	关节角度减小	关节角度增大

资料来源:李永库.脑性瘫痪病学[M].北京:中国医药科技出版社,2011:282.

表 2 - 2 - 2 较大儿上肢主要关节活动度测量法

关节	运动	受检者体位	量角器放置方法			正常活动度
			轴心	固定臂	移动臂	
肩	屈、伸	坐或立位，臂置于体侧，肘伸直	肩峰	与躯干中线平行	与肱骨纵轴平行	屈 0°～180° 伸 0°～50°
	外展、内收	坐或立位，臂置于体侧，肘伸直	肩峰	于身体中线(脊柱)平行	与肱骨纵轴平行	0°～180°
	内、外旋	坐位或仰卧，肩外展 90°，肘屈 90°	鹰嘴	与躯干中线平行	与前臂纵轴平行 (见图 2 - 2 - 3)	各 0°～90°
肘	屈、伸	仰卧或坐立位，臂取解剖位	肱骨外上髁	与肱骨纵轴平行	与桡骨纵轴平行 (见图 2 - 2 - 4)	0°～150°
桡尺	旋前、旋后	坐位，上臂置于体侧，肘屈 90°，前臂中立位	尺骨茎突	与地面垂直	腕关节背面(测旋前)或掌面(测旋后) (见图 2 - 2 - 5)	各 0°～90°
腕	屈、伸	坐或立位，前臂完全旋前	尺骨茎突	与前臂纵轴平行	与第二掌骨纵轴平行	屈 0°～90° 伸 0°～70°

资料来源：卫生部. 常用康复治疗技术操作规范 (2012 年版)[Z]. 卫办医政，2012:38.

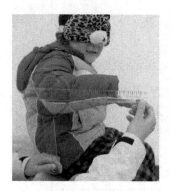 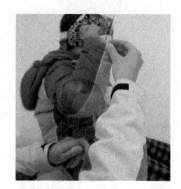

图 2 - 2 - 3　肩关节外旋活动度测量

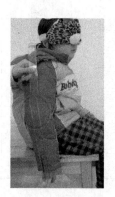 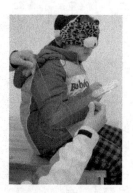

图 2 - 2 - 4　肘关节伸展屈曲活动度测量

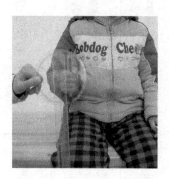 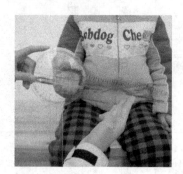

图 2 - 2 - 5　前臂旋后活动度测量

表 2-2-3 较大儿下肢主要关节活动度测量法

关节	运动	受检者体位	量角器放置方法			正常活动度
			轴心	固定臂	移动臂	
髋	屈	仰卧或侧卧,对侧下肢伸直	股骨大转子	与身体纵轴平行	与股骨纵轴平行	0°~125°
	伸	俯卧或侧卧,被测下肢在上	股骨大转子	与身体纵轴平行	与股骨纵轴平行(见图2-2-6)	0°~15°
	内收、外展	仰卧	髂前上棘	左右髂前上棘连线的垂直线	髂前上棘至髌骨中心的连线(见图2-2-7)	各0°~45°
	内、外旋	坐位,两小腿于床缘外下垂	髌骨下端	与地面垂直	与胫骨纵轴平行(见图2-2-8)	各0°~45°
膝	屈、伸	仰卧、俯卧、侧卧或坐在椅子边缘	股骨外髁	与股骨纵轴平行	与胫骨纵轴平行(见图2-2-9)	屈0°~150° 伸0°
踝	背屈、跖屈	仰卧,踝处于中立位	腓骨纵轴线与足外缘交叉处	与腓骨纵轴平行	与第五跖骨纵轴平行(见图2-2-10,图2-2-11)	背屈0°~20° 跖屈0°~45°

资料来源：卫生部. 常用康复治疗技术操作规范（2012年版）[Z]. 卫办医政,2012:38-39.

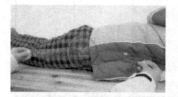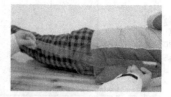

图 2-2-6　髋关节伸展活动度测量

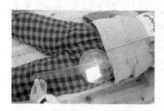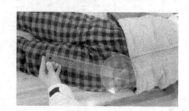

图 2-2-7　髋关节内收活动度测量

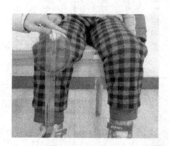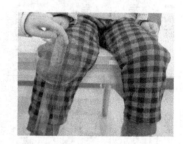

图 2-2-8　髋关节内旋活动度测量

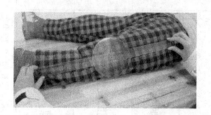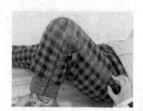

图 2-2-9　膝关节屈曲活动度测量

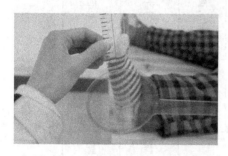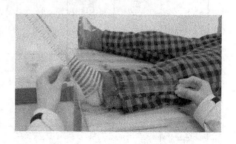

图 2-2-10　踝关节背屈活动度测量　　　图 2-2-11　踝关节跖屈活动度测量

4. 结果记录与分析

(1) 结果记录。

每个关节的 ROM 测量后应将结果及时、客观地记录到表格上,要求记录双侧的主动和被动关节活动度、运动始末的角度、关节过伸情况以及特殊情况(如浮肿、疼痛、肌紧张、皮肤状况、外伤等)。

记录多使用 0°～180°的记录系统,如屈膝 PROM 0°～130°,说明膝关节被动屈曲活动最大可达 130°。当关节出现过伸位时,采用"－"表示,如膝关节－10°表示膝关节过伸 10°。

(2) 结果分析。

AROM 主要用于评价肌肉动力不足影响关节活动度的情况。PROM 主要用于评价关节运动终末感的性质,从而确定是否存在限制关节活动的异常结构变化。正常情况下,PROM 略大于 AROM。

AROM 减小、PROM 正常:提示相关周围神经、肌肉、肌腱或韧带损伤导致带动该关节运动的主动肌肌力下降,或者中枢神经系统病变引起的拮抗肌痉挛导致主动肌收缩受限,或者评估对象的活动意愿、协调性、意识水平低。

AROM、PROM 均减小:提示关节本身的疾病和关节周围的软组织粘连、挛缩、肌肉痉挛、瘢痕形成、骨折等。也可能是脂肪组织过多或因制动引起肌肉和肌腱短缩而导致的。

AROM 或 PROM 超过正常范围:提示神经病损所致的肌肉弛缓性瘫痪、关节支持韧带松弛、关节骨质破坏、肌腱断裂等。

二、适用范围及意义

(一)适用范围

1. 适应证

适应证:四肢骨、脊柱关节或肌肉伤病及手术后患者,神经系统疾病影响关节活动的患者,其他原因导致关节活动障碍的患者。

2. 禁忌证

禁忌证:关节内骨折未做处理者或关节骨伤固定期间的患者;脊柱骨折未做处

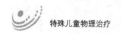

理、不能站立、意识障碍不配合检查者。

（二）意义

第一，确定关节活动受限或不稳定的部位、程度和原因，为物理治疗目标和方案的制订提供依据。

第二，作为物理治疗疗效评估指标。

三、注意事项

第一，评估时动作应轻柔。

第二，同一评估对象应由专人测量，每次测量应取相同位置，采用相同测量方法，两侧对比。

第三，检查者应熟悉关节的解剖位、中立位、运动方向及不同年龄的正常活动度，熟练掌握测量技术，严格操作程序，以取得较精确的结果。

第四，如果关节活动范围受限，应先测量 AROM，后测量 PROM，分别记录。

第五，使用通用量角器时，先确定关节的骨性标志和关节运动轴，再放置量角器，其轴心应对准关节的骨性标志，关节活动时要防止其轴心和固定臂移动。

第六，避免在按摩、运动及其他治疗后立即进行检查。

第七，关节活动度有个体差异，评价应与健侧（对侧）相应关节做对比检查。

第三节　肌力评定

肌力评定是特殊儿童物理治疗评估的重要组成部分，由于幼儿和认知能力较差的较大儿童无法理解指令与合作，这就要求物理治疗师学习和掌握适合不同特殊儿童的肌力评定方法。

一、肌力评定的概念及方法

（一）概念

肌力（muscle strength）是指肌肉收缩时所能产生的最大力量，是肌肉发挥生理功能的形式。由于肌肉的收缩有等张收缩、等长收缩和等速收缩三种，所以肌力评定也相应分为三类。临床上肌力评定主要是在肌力减低或功能活动受到影响时进行。

（二）影响肌力的因素

1. 生理因素

（1）肌肉的横截面积。肌肉的横截面积是每条肌纤维横截面积之和，反映了肌肉中肌纤维的数量和粗细，而肌力是全体肌纤维收缩力量的总和，所以肌肉的横截面积越大，产生的肌力也越大。

（2）肌肉的初长度。肌力的产生也有赖于肌肉收缩前的初长度，每块肌肉都有最佳长度以产生最大的肌力。一般认为肌肉收缩前的初长度为其静息长度的1.2倍时，产生的肌力为最大。

（3）运动单位募集和收缩速度。一个运动神经元与它所支配的所有肌纤维构成一个运动单位，是肌肉的最小功能单位。一次肌肉收缩时运动单位募集的数量越多，肌力也越大。运动单位募集的数量与肌肉的收缩速度有关，收缩速度越慢，运动单位募集的数量越多。在等速向心收缩低角速度测试时产生较大力矩值的结果即为此证据。

（4）肌纤维类型。肌力的大小与Ⅰ型肌纤维（慢肌纤维）、Ⅱ型肌纤维（快肌纤维）在肌肉中所占比例也有关系，尤其是Ⅱ型肌纤维，所占比例高，则肌力大。

（5）肌肉收缩方式。不同的肌肉收缩方式产生的肌力不同，离心性收缩所产生的肌力最大，其次为等长收缩所产生的肌力，最小为向心性收缩所产生的肌力。

（6）杠杆效率。肢体位置改变导致动力臂与阻力臂的关系变化，影响到实际肌力的变化。

（7）个体状况。肌力的大小还与年龄、性别、心理因素、健康水平等个体状况有关。肌力开始是随着年龄的增大而增加的，一般在20～25岁时个人的肌力水平达到峰值。在此之后，肌力则随着年龄的增大而下降。肌力与性别有关，女性的肌力近似为同龄男性的2/3，男性肌力通常与雄性激素有关。受检者在受到暗示、大声命令及有积极的训练目的时，其所发挥的肌力比自主最大收缩力大20%～30%。当机体健康水平下降时，肌力同样受到影响。

2. 肌力下降的原因

（1）废用性肌肉萎缩。当人体处于制动及无功能状态，肌原纤维的产生减少，

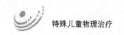

导致肌纤维萎缩和肌力减退。研究表明完全卧床休息下,肌力每周减少10%~15%,每天减少约1%~3%。如卧床休息3~5周,肌力即可减少一半。

(2)神经系统疾病。神经系统损伤会影响到受损神经所支配肌肉的募集功能,如脑血管病、脑瘫、脊髓损伤、臂丛神经损伤等都能引起相应部位肌肉瘫痪、肌力减退。

(3)肌原性疾病。主要是进行性肌营养不良、多发性肌炎等,这些疾病也会导致肌力下降。

(4)年龄增加。25岁以后平均每年最大肌力下降1%。

(三)评定方法

1. 评定方法类别

一般肌力评定有以下三类方法:

(1)等张肌力评定。测试关节活动时能抵抗阻力所产生的力量,主要有功能性肌力评定和徒手肌力评定(Manual Muscle Test,简称MMT),也可借助器械进行评定。

(2)等长肌力评定。测试关节在无任何活动下,即肌肉长度不改变的情况下,抵抗阻力产生的最大的力。

(3)等速肌力评定(Isokinetic Muscle Testing)。使用等速肌力测定仪,在预定角速度下,测定特定部位肌群相关参数的肌力评定方法。

临床上儿童的肌力评定主要采用等张肌力评定中的功能性肌力评定和徒手肌力评定。徒手肌力评定对于5~6岁以后儿童才比较具信度,而5岁以前儿童以及一些特殊儿童由于其无法理解与合作,肌力仅能在自然环境下的活动中评定,往往采用功能性肌力评定。有时肌力评定也会借助一些器械来进行。

2. 功能性肌力评定

功能性肌力评定是参考MMT的级数来量化肌力,但只分为5个等级:0分(无收缩)、1分(轻微收缩)、2分(无法抗重力)、3分(抗重力)、4分(可抗阻力),需配合粗大运动发育与姿势是否需抗重力而测试。具体测量部分内容见表2-3-1、表2-3-2、表2-3-3、表2-3-4。

表 2-3-1 躯干屈伸功能性肌力评定

项目	年龄	检查方法	表现与解释
躯干屈曲	4 个月	仰卧,检查者抓住其手,拉成坐姿	腹肌肌力可,以稳定肋骨与髋关节,头向前屈曲,膝关节屈曲以协助完成动作
	4~5 个月	仰卧,玩具放在其足上方区域	腹肌肌力可,以使其抬下肢,且用手将足带至嘴边
	6 个月	仰卧,玩具放在其足上方区域	腹肌肌力可,以使其直直地将下肢抬高,在空中有良好的运动控制
	7 个月	四爬位,观察其是否出现腰椎前凸	躯干伸肌与腹肌之间达到平衡控制,背部成一直线,不应该出现腰椎前凸。如果出现腰椎前凸,表示腹肌不够强壮,无法将骨盆后倾
		坐位	躯干伸肌与屈肌之间交互作用良好,骨盆位于中线。如果骨盆前倾,便要怀疑腹肌控制的能力不足
	4~4.5 岁	仰卧,屈膝 90°,双手抱头。检查者固定其下肢,要求其仰卧起坐,而且要肘部碰触膝关节	腹肌肌力可,可以在 30 秒之内做 3~4 次仰卧起坐
	5~5.5 岁	仰卧,屈膝 90°,双手抱头。检查者固定其下肢,要求其仰卧起坐,而且要肘部碰触膝关节	腹肌肌力可,可以在 30 秒之内做 6~8 次仰卧起坐
	8 岁	仰卧,要求其维持在蜷曲姿势,头和膝关节皆碰胸	腹肌肌力可,可以维持此姿势 20~30 秒
躯干伸展	4~5 个月	将儿童水平悬吊,观察其四肢的活动	躯干伸肌肌力可,躯干伸直,上下肢可抬高接近躯干水平
	5 个月	俯卧,观察其四肢的活动	以腹部为支点,上下肢可同时离开床面
	7 个月	四爬位,观察其是否出现腰椎前凸	腹肌与躯干伸肌之间的控制达成平衡,背部成一直线,不应该出现腰椎前凸
	8 个月	坐位	有点腰椎前凸;若后凸表示躯干伸肌肌力不足
	10~11 个月	坐位,往前取物再回原位	不会失去平衡或用手撑住地板
	3~4 岁	站立,弯腰碰脚趾再回复原位	没有用手扶物,表示躯干伸肌与臀大肌有足够的肌力
	5 岁	用双下肢夹住检查者腰部,检查者抱住其骨盆处,让躯干呈现拱形,然后要求其"飞翔"	躯干伸肌肌力可,可以维持在飞翔姿势至少 16 秒
	8 岁	以腹部为支点俯卧在地上,要求其做出飞机的姿势,头、四肢皆要离开地面	躯干伸肌肌力可,维持在飞机姿势 20~30 秒

资料来源:廖华芳,王丽颖,刘文瑜,等. 小儿物理治疗学(第 3 版)[M]. 台北:禾枫书局,2011:207-208.

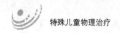

表 2-3-2 髋、膝关节屈伸功能性肌力评定

项目	年龄	检查方法	表现与解释
髋、膝关节屈曲	4~5 个月	仰卧，脱掉厚重衣服、鞋子、袜子等	两侧髋关节屈曲，膝关节外旋，可以将足带至嘴边
	7 个月	俯卧，玩具放在其面前，逗其向前移动	腹部贴地，双手与双下肢接触地面，可以向前移动
		坐位，玩具放在其足上方，逗其用足去踢	可以抬高足 2.5~5 cm
	8~9 个月	坐位，玩具放在其面前，逗其向前移动	以坐姿臀移方式移动，臀部沿着地面滑行，且利用手与下肢将身体推进
	9~10 个月	俯卧，玩具放在其面前，逗其向前移动	四爬
	15~17 个月	站在楼梯前，楼梯的最高阶放有玩具	扶物双脚一台阶，走上 4 个台阶。屈髋肌与腘绳肌负责将下肢抬上台阶
	18~23 个月	站在楼梯前，楼梯的最高阶放有玩具	不扶物双脚一台阶，走上 4 个台阶
	24~29 个月	站在楼梯前，楼梯的最高阶放有玩具	扶物一脚一台阶，走上 4 个台阶
	2~3 岁	仰卧，脱掉厚重衣服、鞋子、袜子等，要求其空中踩"自行车"	将膝关节屈曲至胸前，显示屈髋肌和屈膝肌的肌力
	36~41 个月	站在楼梯前，楼梯的最高阶放有玩具	不扶物一脚一台阶，走上 4 个台阶。屈髋肌与腘绳肌负责将下肢抬上台阶
	8 岁	仰卧，要求其维持在蜷曲姿势，头和膝关节皆碰胸	可以维持这个姿势 20~30 秒
髋、膝关节伸展	4~5 个月	俯卧，观察其四肢的活动	四肢伸展且离开地板一下子
	5 个月	俯卧，观察其四肢的活动	四肢同时离开地板，呈现以腹部为支点的晃动
	6 个月	俯卧，观察其四肢的活动，给予刺激	会主动将下肢踢直
		仰卧，观察其四肢的活动	稍有拱桥式动作
	12~14 个月	跪位	可以维持在臀部离腿的跪位 5 秒
	18~23 个月	站立，将网球或玩具放在离其约 30 cm 的地面上，鼓励其将玩具拾起	蹲下，拾起球又回复到站立位，且没有跌倒
	2~5 岁	俯卧，小桌子支撑胸部和骨盆处，要求其将下肢踢往天花板	完成该动作表示臀大肌的肌力可。注意屈膝以避免腘绳肌协助臀大肌执行此动作
		仰卧，观察其四肢的活动，要求其做出完整拱桥式，将臀部抬离地面的动作	完成该动作表示臀大肌的肌力可
		仰卧，要求其空中踩"自行车"	如果下肢维持在空中踢直，表示伸髋肌与伸膝肌的肌力可
	8 岁	以腹部为支点俯卧在地上，要求其做出飞机的姿势，头、四肢皆同时离开地面	维持在飞机姿势 20~30 秒，表示伸髋肌肌力可

资料来源：廖华芳，王丽颖，刘文瑜，等. 小儿物理治疗学(第 3 版)[M]. 台北：禾枫书局，2011：209.

表 2-3-3 肩、髋关节外展、内收功能性肌力评定

项目	年龄	检查方法	表现与解释
肩、髋外展	7~8 个月	坐在小的倾斜板上,倾斜板倾向一侧,观察其四肢的活动	抬高侧的上下肢会出现外展动作
	9~10 个月	将儿童放在沙发或桌边,鼓励其走到另一边去拿玩具,观察其下肢的活动	当侧走时,一侧下肢出现外展动作
	9~12 个月	将儿童放在小的倾斜板上,处于四爬位,倾斜板倾向一侧,观察其四肢的活动	抬高侧的上下肢会出现外展动作
	2~5 岁	站立,检查者牵其一手,并要求其轮流抬高左右脚,观察骨盆的活动	当右脚抬高时,两侧骨盆应在同一高度,如果右侧高度下降表示左髋外展肌肌力不良
肩、髋内收	7~8 个月	坐在小的倾斜板上,倾斜板倾向一侧,观察其四肢的活动	降低侧的上下肢会出现内收动作
	9~12 个月	将儿童放在小的倾斜板上,四爬位,倾斜板倾向一侧,观察其四肢的活动	降低侧的上下肢会出现内收动作
	11~12 个月	坐位,观察下肢姿势或要求其长坐位	可以呈现两下肢并拢的长坐位,而非外展姿势

资料来源:廖华芳,王丽颖,刘文瑜,等.小儿物理治疗学(第 3 版)[M].台北:禾枫书局,2011:210-211.

表 2-3-4 踝关节跖背屈功能性肌力评定

项目	年龄	检查方法	表现与解释
踝跖屈	24~29 个月	检查者示范双手叉腰且用足尖走路	在口语的要求下,可以模仿动作且走 5 步
踝背屈	3 岁	检查者示范双手叉腰且用足跟走路	在口语的要求下,可以模仿动作且走 5 步

资料来源:廖华芳,王丽颖,刘文瑜,等.小儿物理治疗学(第 3 版)[M].台北:禾枫书局,2011:211.

3. 徒手肌力评估

徒手肌力评估是指受检者按照检查者的指令在特定的体位下完成标准动作,检查者通过触摸肌腹、观察受检者完成动作以及肌肉对抗肢体自身重力和由检查

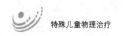

者施加阻力的能力,评估所测肌肉或肌群最大自主收缩能力的方法。

(1)检查步骤。

检查步骤主要包括:①检查前准备。向受检者说明徒手肌力评估的意义及步骤,取得受检者配合;充分暴露被检查部位,比较两侧肌肉形态的对称性,必要时测量两侧肢体的围度;确定与被检查部位相关的关节被动活动度,以该范围作为全关节活动范围,用于衡量肌力大小;正确选择并摆放受检者体位,将被检查肢体摆放于抗重力位,有效固定身体近端。②检查时。向受检者解释并示范检查动作,可通过被动活动引导受检者完成一次检查动作;发出口令嘱受检者收缩肌肉并完成全关节范围活动,观察受检者的动作,必要时触诊被检查肌肉。如果受检者能够完成抗重力位全关节范围活动,可进一步进行抗阻运动,将阻力施加于肢体远端,嘱受检者用最大力量抗阻完成动作;如果受检者无法完成抗重力位活动,则须将被检查部位摆放于非抗重力位,并用滑板、滑石粉等方法减少接触面摩擦,嘱受检者用最大力量收缩肌肉并完成全关节范围活动。③检查后。记录徒手肌力级别、检查日期,并评估受检者表现。

(2)评定标准。

徒手肌力评定的标准主要是采用 Daniels 和 Worthingham 的肌力评级标准。

第一,部分胸腰椎肌群徒手肌力评定时需要应用专用评定标准(见表 2-3-5)。

表 2-3-5　部分躯干肌群徒手肌力评定标准

动作	肌肉名称	评定标准
仰卧位,上半身在矢状面上屈曲	上腹直肌	0级:不能触及任何肌肉收缩 1级:肌肉有微弱收缩,胸廓无下压 2⁻:肌肉能收缩,且胸廓有些微下压 2级:肌肉能收缩,胸廓完全下压 2⁺:双上肢放在身体两侧,躯干可抗地心引力做出动作 3⁻:双上肢放在身体两侧,肩胛骨能离开床面 3级:双上肢放在身体两侧,肩胛骨下角能离开床面 3⁺级:双上肢在身体前上方伸直,肩胛骨下角能离开床面 4级:双手环抱于胸前,肩胛骨下角能离开床面 4⁺级:双手手指交叉置于枕后,肘关节朝前,肩胛骨下角能离开床面 5级:双手手指交叉置于枕后,双肘平放于床面,肩胛骨下角能离开床面

动作	肌肉名称	评定标准
骨盆后倾至骶骨离开床面	下腹直肌	0级:不能触及任何肌肉收缩 1级:肌肉有些微收缩,但没有任何动作产生 2⁻级:骨盆有些微后倾 2级:骨盆完全后倾 2⁺级:骶骨开始抬离床面 3⁻级:骶骨抬离床面至约一半距离 3级:骶骨完全抬离床面 3⁺级:骶骨能连续完全抬离床面2~3次 4级:骶骨能连续完全抬离床面6次 4⁺级:骶骨能连续完全抬离床面9次 5级:骶骨能连续完全抬离床面10次
躯干屈曲加旋转	腹内/外斜肌	0级:不能触及任何肌肉收缩 1级:肌肉有些微收缩,但没有任何动作产生 2⁻级:躯干有些微旋转 2级:躯干可完成全范围旋转 2⁺级:在上肢放松的状态下,对侧肩胛骨能稍微离开床面 3⁻级:在上肢放松的状态下,对侧肩胛骨能离开床面近一半距离 3级:在上肢放松的状态下,对侧肩胛骨下角能完全离开床面 3⁺级:双上肢伸直并举在身体前方,对侧肩胛骨完全离开床面,同侧肩胛骨可部分离开床面 4级:双手环抱于胸前,对侧肩胛骨能完全离开床面,同侧肩胛骨可部分离开床面 4⁺级:双手手指交叉置于枕后,肘关节朝向前,双侧肩胛骨可完全离开床面 5级:双手手指交叉置于枕后,肘关节平放于床面,双侧肩胛骨可完全离开床面

资料来源:卫生部.常用康复治疗技术操作规范(2012年版)[Z].卫办医政,2012:14.

第二,四肢肌群徒手肌力评定常用方法(见表2-3-6、表2-3-7、表2-3-8、表2-3-9、表2-3-10)。

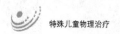

表2-3-6 肩关节主要肌群徒手肌力检查方法表

功能	发挥作用的肌肉	神经支配	体位		固定	动作	阻力
			去重力	抗重力与抗阻力			
肩伸展	三角肌（后部肌纤维） 大圆肌 小圆肌 背阔肌 胸大肌（胸肋部上的肌纤维） 肱三头肌长头	腋神经 肩胛下神经 腋神经 胸背神经 胸外侧神经 胸内侧神经 桡神经	侧卧，受测侧在上	俯卧位	对侧肩胛	肩关节伸展	施加一使肩关节屈曲的阻力
肩屈曲	三角肌（前部肌纤维） 胸大肌（锁骨上的肌纤维） 喙肱肌 肱二头肌（收缩较强时需要）	腋神经 胸外侧神经 肌皮神经 肌皮神经	侧卧，受测侧在上	坐位	对侧肩胛	肩关节屈曲	施加一使肩关节伸展的阻力
肩外展	三角肌 冈上肌 冈下肌 肩胛下肌 小圆肌 肱二头肌长头 （如果手臂先外旋）	腋神经 肩胛上神经 肩胛上神经 肩胛下神经 腋神经 肌皮神经	仰卧	坐位	对侧肩胛	肩关节外展	在上臂外侧、肘关节上方施加一阻力
肩关节水平外展	三角肌（后部肌纤维） 大圆肌 小圆肌 冈下肌	肩胛下神经 腋神经 肩胛上神经	坐位	俯卧位	同侧肩胛骨	肩关节水平外展	在上臂后侧、肘关节上方处施加一阻力

续表

功能	发挥作用的肌肉	神经支配	摆位		固定	动作	阻力
			去重力	抗重力与抗阻力			
肩关节水平内收	胸大肌 三角肌(前部肌纤维)	胸外侧神经 腋神经	坐位	仰卧位	同侧肩胛骨或对侧肩膀	肩关节从外展90°水平内收	在上臂前内侧,手肘上方施加一阻力
肩关节外旋	冈下肌 三角肌(后部肌纤维) 小圆肌	肩胛上神经 腋神经 腋神经	俯卧位	俯卧位	同侧肱骨和胸廓	肩关节外旋90°	在前臂后侧,腕关节上方施加一阻力
肩关节内旋	胸大肌 三角肌(前部肌纤维) 背阔肌 大圆肌 肩胛下肌(如果手臂在侧面)	胸外侧神经 腋神经 胸神经 肩胛下神经 肩胛下神经	俯卧位	俯卧位	肱骨和胸廓	肩关节内旋	在前臂前方侧、腕关节上方施加一阻力
肩胛骨上提	斜方肌(上部肌纤维) 肩胛提肌 大菱形肌 小菱形肌	副神经 C3~C4神经根 C3~C4神经根 肩胛背神经 肩胛背神经 肩胛背神经	坐位	俯卧位	两侧肩膀	上提肩胛骨	与动作方向相反

资料来源:卫生部.常用康复治疗技术操作规范(2012年版)[Z].卫办医政,2012:40-44;David J. Magee.骨科检查评估(第4版)[M].罗卓荆,译.北京:人民军医出版社,2007:206-207.

表2-3-7 肘关节及前臂主要肌群徒手肌力检查方法表

功能	发挥作用的肌肉	神经支配	摆位		固定	动作	阻力
			去重力	抗重力与抗阻力			
肘部屈曲	肱肌 肱二头肌 肱桡肌 旋前圆肌 尺侧腕屈肌	肌皮神经 肌皮神经 桡神经 正中神经 尺神经	坐位	坐位	同侧上臂	肘关节屈曲	直接在掌近腕关节的前臂端施加阻力
肘部伸展	肱三头肌 肘肌	桡神经 桡神经	坐位	俯卧位	同侧上臂	肘关节从零屈曲145°至伸直	直接在前臂后方近腕关节处施加阻力

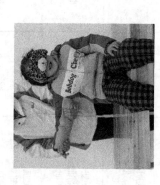

图2-3-1 去重力下肘部伸展

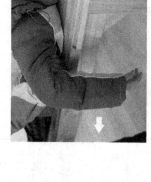

图2-3-2 抗重力下肘伸展

续表

功能	发挥作用的肌肉	神经支配	摆位		固定	动作	阻力
			去重力	抗重力与抗阻力			
前臂旋后	旋后肌 肱二头肌	骨间后神经(桡) 肌皮神经	俯卧位	坐位	同侧上臂	前臂旋后	直接在腕关节的近端施于一朝向旋前方向的力
前臂旋前	旋前方肌 旋前圆肌 桡侧腕屈肌	骨间前神经(正中) 正中神经 正中神经	俯卧位	坐位, 屈肘90°	同侧上臂	前臂旋前	直接在腕关节的近端施于一朝向旋后方向的力

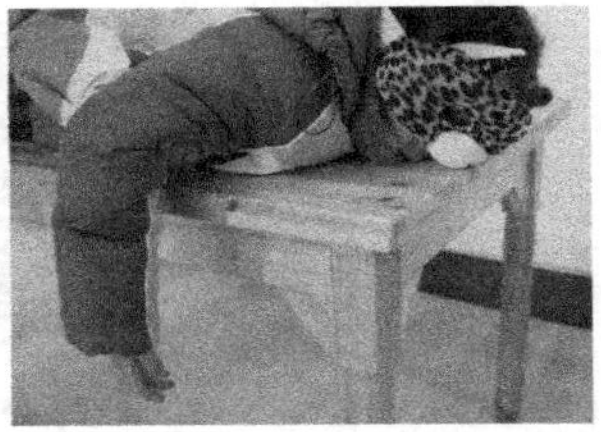

图 2-3-3 去重力下前臂旋后

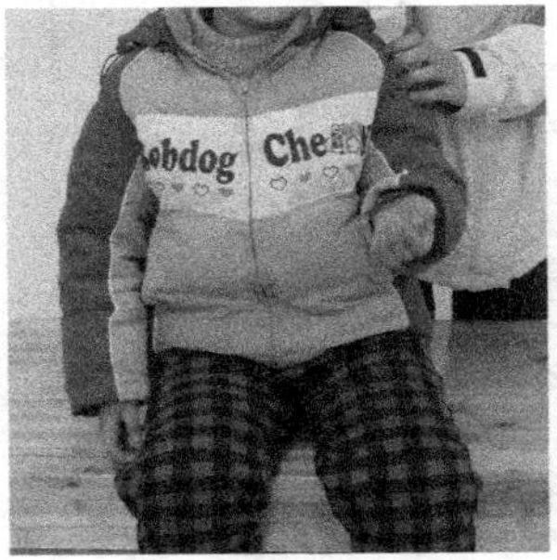

图 2-3-4 抗重力下前臂旋后

资料来源:卫生部.常用康复治疗技术操作规范(2012年版)[Z].卫办医政,2012:44-46;David J. Magee.骨科检查评估(第4版)[M].罗卓荆,译.北京:人民军医出版社,2007:207,328.

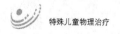
表 2 - 3 - 8　髋关节主要肌群徒手肌力检查方法表

功能	发挥作用的肌肉	神经支配	摆位		固定	动作	阻力
			去重力	抗重力与抗阻力			
髋伸展	臀大肌 股二头肌 半膜肌 半腱肌 大收肌（坐骨结节后部） 臀中肌（后部）	臀下神经 坐骨神经 坐骨神经 坐骨神经 坐骨神经 臀上神经	侧卧位，被测侧在上	俯卧位或立位	骨盆	髋关节伸展	施力于膝关节近端的大腿后侧
髋屈曲	腰大肌 髂肌 股直肌 缝匠肌 耻骨肌 长收肌 短收肌 股薄肌	L1～L3 股神经 股神经 股神经 闭孔神经 闭孔神经 闭孔神经 闭孔神经	侧卧位，被测侧在上	仰卧位或坐位	对侧骨盆	髋关节屈曲	施力于大腿前面的膝部近端

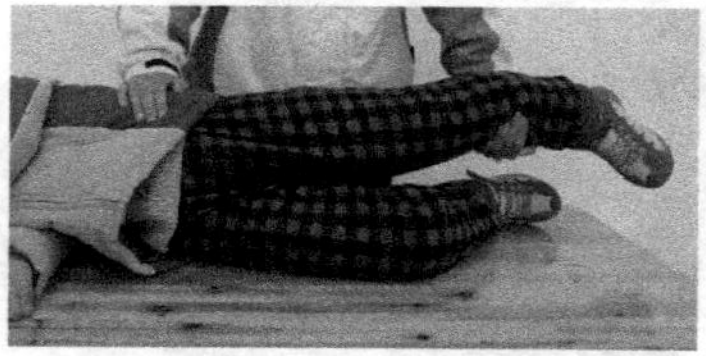

图 2 - 3 - 5　去重力下髋关节伸展　　　图 2 - 3 - 6　抗重力下髋关节伸展

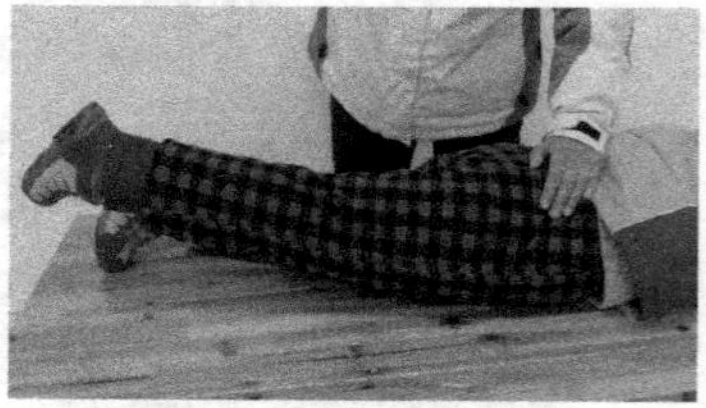

续表

功能	发挥作用的肌肉	神经支配	摆位		固定	动作	阻力
			去重力	抗重力与抗阻力			
髋外展	臀中肌 臀小肌 阔筋膜张肌 臀大肌 缝匠肌	臀上神经 臀上神经 臀上神经 臀下神经 股神经	仰卧位	侧卧位，被测侧在上，非测侧屈髋屈膝 90°	骨盆	髋关节外展	施力于膝关节近端的大腿外侧处

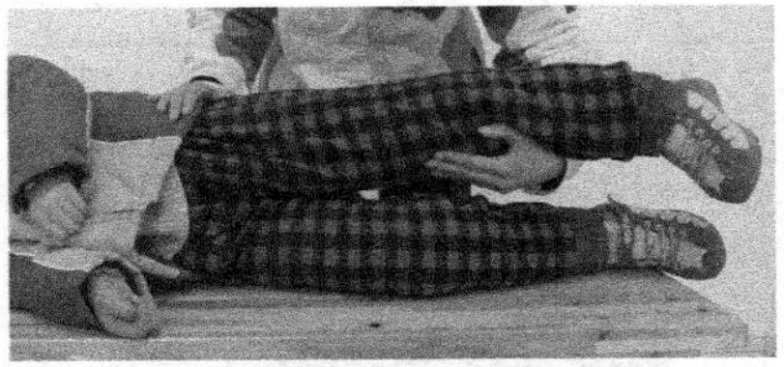

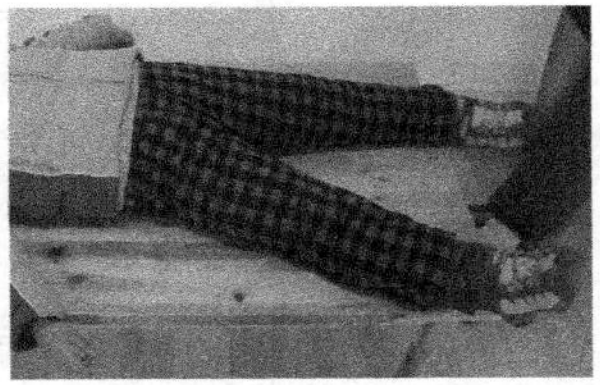

图 2-3-7 去重力下髋关节屈曲

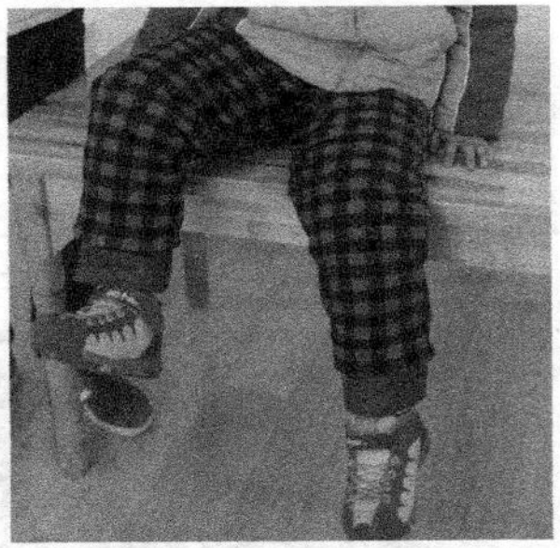

图 2-3-8 抗重力下髋关节屈曲

图 2-3-9 去重力下髋关节外展

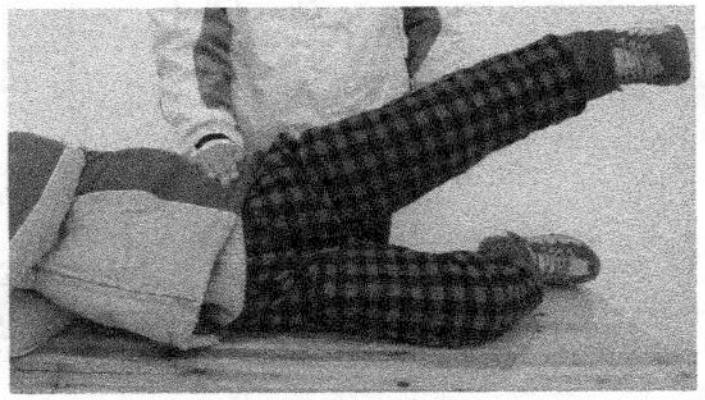

图 2-3-10 抗重力下髋关节外展

续表

功能	发挥作用的肌肉	神经支配	摆位		固定	动作	阻力
			去重力	抗重力与抗阻力			
髋内收	长收肌 短收肌 大收肌 股薄肌 耻骨肌 臀小肌（前部） 臀中肌（前部） 阔筋膜张肌	闭孔神经 闭孔神经 闭孔和坐骨神经 闭孔神经 股神经 臀上神经 臀上神经 臀上神经	仰卧位	侧卧位，被测侧在下	上侧下肢	内收髋关节	与动作方向相反
髋外旋	臀大肌 闭孔内肌 闭孔外肌 股四头肌 梨状肌 上孖肌 下孖肌 缝匠肌 臀中肌（后部）	臀下神经 闭孔内肌神经 闭孔神经 股四头肌神经 L5,S1～S2 闭孔内肌神经 股四头肌神经 股神经 臀上神经	仰卧位	坐位	同侧大腿前面	髋关节外旋	与动作方向相反

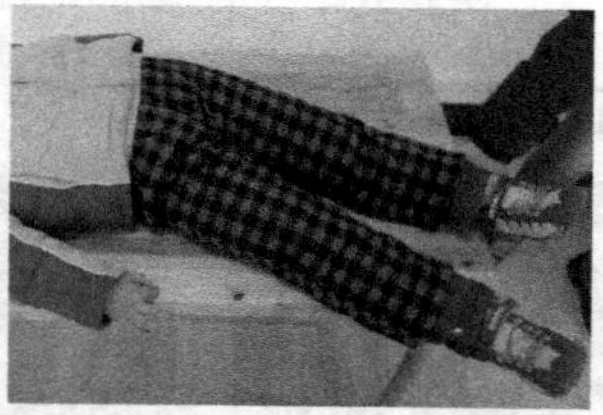

图2-3-11 去重力下髋关节内收

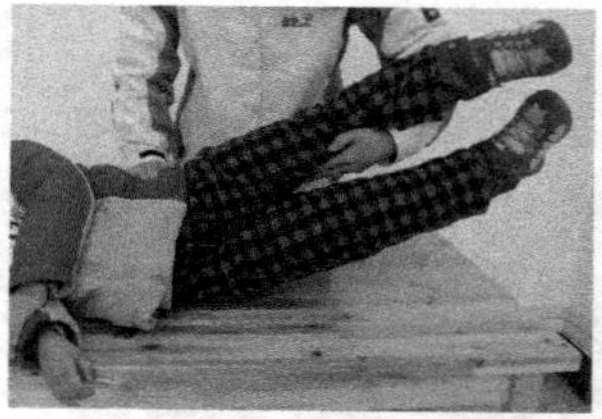

图2-3-12 抗重力下髋关节内收

续表

功能	发挥作用的肌肉	神经支配	摆位		固定	动作	阻力
			去重力	抗重力与抗阻力			
髋内旋	内收长肌 内收短肌 内收大肌 臀中肌(前部) 臀小肌(前部) 阔筋膜张肌 耻骨肌 股薄肌	闭孔神经 闭孔神经 闭孔神经 坐骨神经 臀上神经 臀上神经 臀上神经 股神经 闭孔神经	仰卧位	坐位或仰卧位	同侧大腿前面	髋关节内旋	施力于外踝近端·向外旋方向

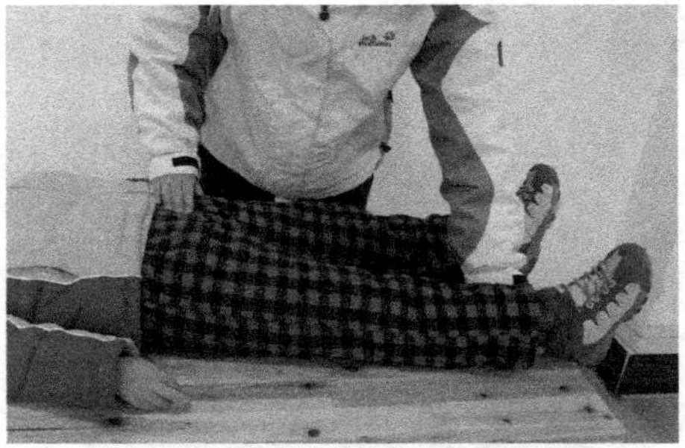

图 2-3-13 去重力下髋关节外旋

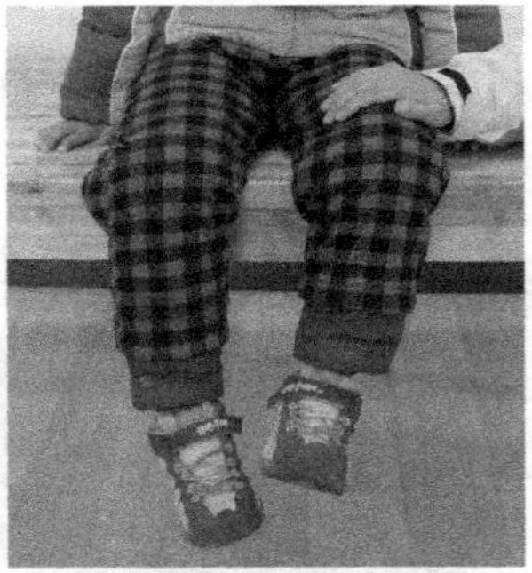

图 2-3-14 抗重力下髋关节外旋

资料来源:卫生部.常用康复治疗技术操作规范(2012年版)[Z].卫办医政,2012:52-54;David J. Magee.骨科检查评估(第4版)[M].罗卓荆,译.北京:人民军医出版社,2007:534.

表 2 - 3 - 9 膝关节主要肌群徒手肌力检查方法表

功能	发挥作用的肌肉	神经支配	摆位		固定	动作	阻力
			去重力	抗重力与抗阻力			
伸膝	股直肌 股内侧肌 股中间肌 股外侧肌 阔筋膜张肌(屈曲 0°~30°)	股神经 股神经 股神经 股神经 臀上神经	侧卧位,被测侧在上	仰卧位或半坐位	同侧大腿	伸展膝关节	施力于踝部前侧面
屈膝	股二头肌 半膜肌 半腱肌 股薄肌 缝匠肌 腘肌 腓肠肌 阔筋膜张肌(屈曲 45°~145°)	坐骨神经 坐骨神经 坐骨神经 闭孔神经 股神经 胫神经 胫神经 臀上神经	侧卧位,被测侧在上	俯卧位	同侧大腿	屈曲膝关节到 90°	施力于踝关节后方

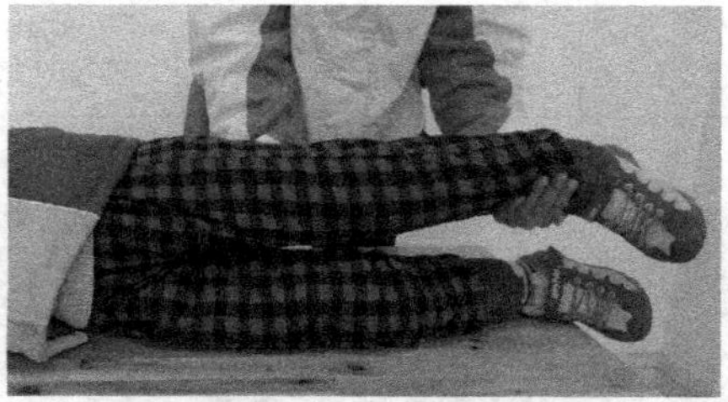

图 2 - 3 - 15 去重力下膝关节伸展

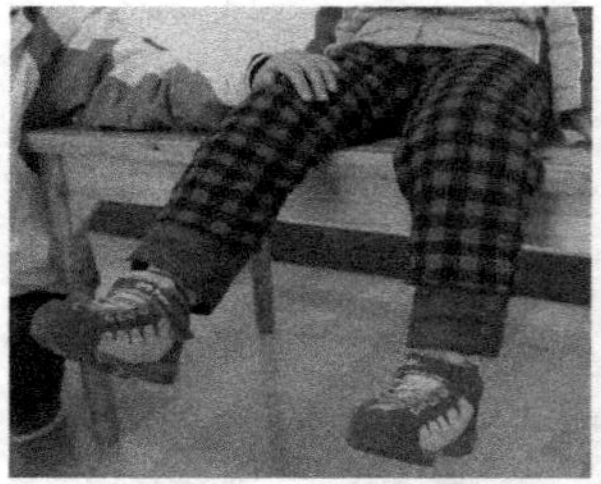

图 2 - 3 - 16 抗重力下膝关节伸展

资料来源:卫生部. 常用康复治疗技术操作规范(2012 年版)[Z]. 卫办医政发. 2012:55 - 56;David J. Magee. 骨科检查评估(第 4 版)[M]. 罗卓荆,译. 北京:人民军医出版社. 2007:592.

表 2 – 3 – 10 踝关节主要肌群徒手肌力检查方法表

功能	发挥作用的肌肉	神经支配	摆位		固定	动作	阻力
			去重力	抗重力与抗阻力			
踝跖屈	腓肠肌 比目鱼肌 腘肌 趾长屈肌 腓骨长肌 腓骨短肌 拇长屈肌 胫骨肌	胫神经 胫神经 胫神经 胫神经 腓浅神经 腓浅神经 胫神经 胫神经	侧卧位	立位，膝关节伸展，对侧足离地	抗重力体位无须固定	踝关节跖屈，提踵	无须另加阻力
踝背屈 且内翻	胫骨前肌	腓深神经	仰卧位	坐位	踝部	踝关节背伸	在足背内侧向相反方向施加阻力

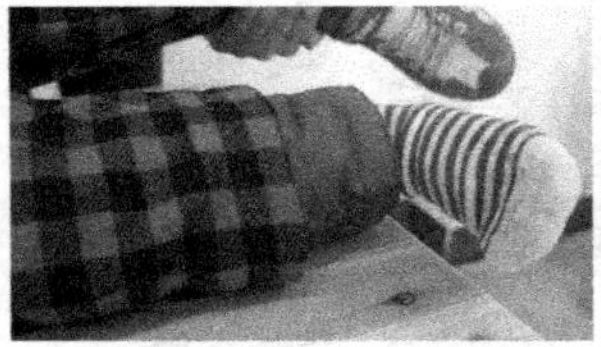

图2-3-17 去重力下踝关节背屈且内翻

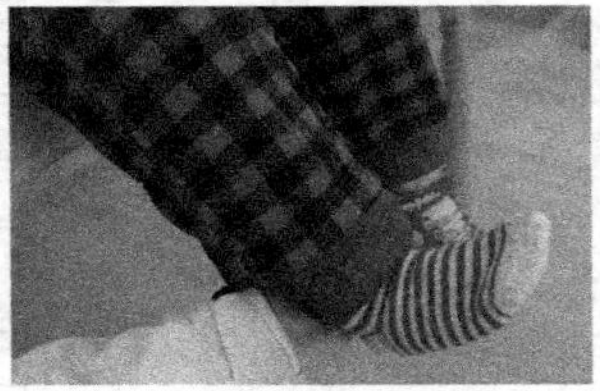

图2-3-18 抗重力下踝关节背屈且内翻

资料来源：卫生部. 常用康复治疗技术操作规范（2012年版）[Z]. 卫办医政，2012：56；David J. Magee. 骨科检查评估（第4版）[M]. 罗卓荆，译. 北京：人民军医出版社，2007：695.

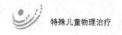

4. 其他评定方法

其他检查方法中有很多是应用简单器械进行肌力测试,适用于 3 级以上肌力的检查,可以获得较准确的定量资料。等张肌力评定、等长肌力评定以及等速肌力评定均可应用简单器械进行肌力测试。

(1) 等张肌力评定。运动负荷可用重锤、沙袋、哑铃或可定量的运动装置进行。只适用于 3 级以上肌力。只能完成 1 次运动的最大阻力称为 1 次最大阻力(Repetition Maximum,简称 RM),能完成 10 次连续运动的阻力称为 10 次最大阻力(10 RM)。

(2) 等长肌力评定。①握力:上肢在体侧自然下垂,握力计表面向外,将把手调节至适当宽度,测量 2～3 次,取最大值。握力指数＝握力(kg)/体重(kg)×100％。正常握力指数≥50％。②捏力:用拇指与其他手指相对捏压捏力计,反映拇对掌肌及屈曲肌的肌力,正常值约为握力的 30％。③背肌力:两膝伸直,将拉力器把手调节到膝关节以上高度,然后做腰背伸展动作,用力向上拉把手。背肌力可用拉力指数评估,拉力指数＝拉力(kg)/体重(kg)×100％。拉力指数正常值:男性 150％～200％,女性 100％～150％。此检查方法易引起腰痛患者症状加重,不宜用于腰痛患者或老年人。④四肢各组肌群肌力测试:在拟测定肌肉的标准姿势下,通过钢丝绳及滑轮拉动固定的测力计,可测定四肢各组肌群的等长肌力。

(3) 等速肌力评定。等速运动是在整个运动过程中角速度保持不变的一种肌肉收缩方式,预先可在等速测定系统上设置,使运动的角速度保持恒定。被测者的用力程度只能改变阻力和力矩输出,不能改变角速度。但由于该方法需特殊的测试仪器,且仪器价格昂贵,在我国目前尚无广泛应用。

二、适用范围及意义

(一) 适用范围

1. 适应证

适应证:健康人群及各种原因引起的肌力减弱,包括废用性、肌源性、神经源性和关节源性等。

2. 禁忌证

禁忌证:骨折未愈合、关节脱位、关节不稳、急性渗出性滑膜炎、严重疼痛、急性扭伤及各种原因引起的骨关节破坏等。

（二）意义

（1）确定肌力减低的部位和程度。

（2）寻找和确定肌力减低的原因。

（3）为明确物理治疗目标和制订训练方案提供依据。

（4）作为物理治疗疗效评估指标。

三、注意事项

（一）检查前

说明检查目的、步骤、方法和感受，消除受检者紧张情绪；正确选择检查体位及肢体摆放位置；避免在运动后、疲劳时及饱餐后进行检查。

（二）检查中

左右侧对比，健患侧对比，且最好先检查健侧以确定施加阻力的大小；2级肌力检查时尽量减少肢体与支撑面之间的摩擦；检查中应给予适当鼓励性指令，以便提高受检者主观能动性，获得最大肌力。

（三）检查后

如检查中有疼痛、肿胀或痉挛情况，应在结果记录中注明。

第四节　肌张力评定

肌张力是维持身体各种姿势以及正常活动的基础，它的变化可以反映神经系统的成熟度和损伤程度。肌张力评定的指标量化比较困难，物理治疗师必须学会从多方面进行评估。

一、肌张力评定的概念及方法

（一）概念

肌张力（muscle tone）是指肌肉在静息状态下所保持紧张状态的程度。根据身体所处的不同状态，肌张力可分为静止性肌张力、姿势性肌张力、运动性肌张力。静止性肌张力是在安静状态下，通过观察肌肉的外观，触摸肌肉的硬度，观察被动屈伸运动时活动受限程度及其阻力来判断；姿势性肌张力是在患者变换各种体位过程中，通过观察肌肉的阻抗及肌肉的调整状态来判断；运动性肌张力是在患者完

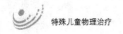
成某一动作过程中,通过检查相应关节的被动运动阻抗状态来判断。

（二）影响肌张力的因素

肌肉或结缔组织本身由于弹性特征,具有一定的韧性,肌肉与神经节段存在反射联系,因此,神经肌肉反射弧上的病变都可能导致肌张力的变化。可影响肌张力的因素具体有:不良的姿势和肢位,中枢神经系统的状态,不良的心理状态,压疮、静脉血栓、疼痛、挛缩等合并问题的存在,局部肢体受压,发热、感染、代谢和/或电解质紊乱等健康问题,药物,环境温度,患者对运动的主观作用等。

（三）肌张力分类

1. 正常肌张力

被动活动时,局部反应正常,没有阻力突然增高或降低的感觉。

2. 高张力

肌张力增加,高于正常休息状态下的肌张力,被动活动有阻力对抗。

3. 低张力

肌张力降低,低于正常休息状态下的肌张力,被动活动局部反应减弱。

4. 张力障碍

肌张力紊乱,或高或低,不定时出现。

（四）评定方法

肌张力评定方法有多种,一般分为仪器评定和手法评定。肌张力仪器评定是指利用仪器如电生理测试仪、等速测力仪及肌电图等来检查肌张力的方法。而肌张力手法评定是指检查者通过对受检者进行关节的被动运动时所感受到的阻力进行分级评定的方法,在临床上较为常用,操作简单方便,适合于各级康复机构使用。

临床上常用评定如下。

1. 被动运动评定

被动活动关节时,通过检查者的手感觉肌肉的抵抗,被动运动评定可分为以下几种类型(见表 2-4-1)。

表 2-4-1 肌张力分级

等级	肌张力	标　准
0	软瘫	被动活动肢体无反应
1	低张力	被动活动肢体反应减弱

续表

等级	肌张力	标　准
2	正常	被动活动肢体反应正常
3	轻、中度增高	被动活动肢体有阻力反应
4	重度增高	被动活动肢体有持续性阻力反应

资料来源：卫生部.常用康复治疗技术操作规范（2012 年版）[Z].卫办医政，2012：17.

若评估对象出现肌张力增高，为了评估肌张力增高的程度，还可采用改良 Ashworth 量表（见表 2-4-2）或改良 Tardieu 量表。在临床评定痉挛方面，改良 Tardieu 量表更有价值（Morris，2002），但实际应用中更多会选用改良 Ashworth 量表。

表 2-4-2　改良 Ashworth 量表

级别	标　准	结果
00		肌张力低下
0	被动活动肢体在整个范围内均无阻力	肌张力不增加
1	被动活动肢体到终末端时有轻微的阻力	肌张力稍增加
1+	被动活动肢体在前 1/2ROM 中有轻微的"卡住"感觉，后 1/2ROM 中有轻微的阻力	肌张力稍增加
2	被动活动肢体在大部分 ROM 内均有阻力，但仍可以活动	肌张力轻度增加
3	被动活动肢体在整个 ROM 内均有阻力，活动比较困难	肌张力中度增加
4	肢体僵硬，阻力很大，被动活动十分困难	肌张力高度增加

资料来源：卫生部.常用康复治疗技术操作规范（2012 年版）[Z].卫办医政，2012：17-18；Freeman Miller.脑瘫物理治疗[M].毕胜，译.北京：人民卫生出版社，2011：38.

2. 摆动运动评定

检查者用手固定肢体的近位端关节，摆动远位端关节，通过观察其摆动振幅的大小来了解肌张力情况。具体检查方法主要是：固定儿童上臂，握持其前臂急速摆动；或者儿童立位，双手置于其双肩的中心，让躯干左右交替旋转，与此对应上肢前后摆动；或者儿童坐位，足离开地面，握持其足部抬起后放下，根据摆动振幅的大小来判断相应部位肌张力情况。摆动振幅增大表示肌张力低下；摆动振幅减小表示肌张力较高。

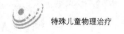

3. 姿势性肌张力评定

儿童变换姿势时,观察其肌张力变化情况,判定肌张力有以下几种:

(1)正常姿势张力:对姿势变换反应迅速,能正确调节。

(2)痉挛或强直型:对姿势变换表现过度抵抗,调节迟缓。

(3)手足徐动型:对姿势变换表现间歇性过度的抵抗或抵抗消失。

(4)弛缓型:姿势变换时无肌张力变化,关节过度伸展。

4. 其他检查方法

(1)踝阵挛。仰卧位,下肢放松,膝关节稍屈曲。检查者手托其足底快速被动背伸踝关节,观察踝关节有无节律性的屈伸动作。1分:无阵挛;2分:阵挛1~2次;3分:阵挛2次以上;4分:阵挛持续,超过30秒。

(2)跟腱反射。仰卧位,髋外展,膝屈曲。检查者使踝关节稍背伸,保持胫后肌群一定的张力,用叩诊锤叩击跟腱。0分:无反射;1分:反射减弱;2分:反射正常;3分:反射活跃;4分:反射亢进。

二、适用范围及意义

(一)适用范围

1. 适应证

神经病变(如上运动神经元或下运动神经元损伤或疾患)所导致的肌张力异常(如增高、降低或波动),肌肉病变引起的肌肉萎缩或肌力减弱,制动、运动减少或其他原因引起的肌肉失用性改变进而导致的肌张力改变。

2. 禁忌证

四肢骨折未做内固定、关节的急性炎症、四肢肌肉急性扭伤等。

(二)意义

(1)根据肌张力评定结果确定病变部位。

(2)根据肌张力表现制订康复治疗计划。

(3)作为疗效评定指标。

三、注意事项

第一,对评定对象及(或)家属,评估前说明评估目的、步骤、方法和感受,消除紧张。

第二,评估时摆放好评估对象体位,充分暴露被评估肢体。

第三,先评估健侧同名肌,再评估患侧,两侧比较。

第四,应避免在运动后、疲劳及情绪激动时进行评估。

以上评定,包括关节活动度评定、肌力评定、肌张力评定,是特殊儿童运动功能评定的基础部分,非常重要,每位儿童物理治疗师都必须掌握。根据 ICF 理念,作为儿童物理治疗师,还要重视功能性活动的评定,如平衡功能、协调功能评定和步态评定等,促使特殊儿童基础运动能力转化到实际的生活中去,这些评定具有重要的应用价值。

第五节　平衡功能评定

一、概述

平衡是正常儿童保持体位,完成各项日常生活活动,尤其是各种转移动作、行走以及跑、跳等复杂运动的基本保证。脑瘫儿童由于中枢神经损伤,神经肌肉控制能力受限,故平衡能力受到影响。脑瘫儿童的平衡功能康复训练是物理治疗专业的重要工作内容之一,因此平衡功能评定也就成为制订平衡康复计划的重要步骤。

（一）平衡的分类

静态平衡指受试儿童身体不动时,维持身体于某种姿势的能力,如坐、站立、单腿站立、倒立、站在平衡木上维持不动。

动态平衡指受试儿童身体在空间移动时,维持控制身体姿势的能力,动作中重心会不断地改变,是移动性及操作性动作的主要成分。坐或站着进行各种作业活动,站起和坐下、行走等动作都需要具备动态平衡能力。

技巧平衡是检查受试儿童动态平衡的高级形式,多指具有技巧性绝技及结合复杂动作的平衡能力。

（二）平衡的生理学机制

正常儿童能够在各种情况（包括来自本身和外环境的变化）下保持平衡,有赖于中枢神经系统控制下的感觉系统和运动系统的参与、相互作用以及合作。感觉系统包括躯体感觉、视觉以及前庭三个系统,它们在维持平衡的过程中各自扮演不同的角色。

1. 躯体感觉系统

躯体感觉系统通过位于皮肤内的触、压觉感受器和肌梭、关节内的本体感受

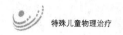

器,感觉身体的位置和运动,以及身体各部位的相对位置和运动。平衡的躯体感觉输入包括皮肤感觉(触、压觉)输入和本体感觉输入。在维持身体平衡和姿势的过程中,与支持面相接触的皮肤触、压觉感受器向大脑皮质传递有关体重的分布情况和身体重心的位置;分布于肌梭、关节的本体感受器则向大脑皮质输入随支持面变化如面积、硬度、稳定性以及表面平整度等而出现的有关身体各部位的空间定位和运动方向的信息。这些感受器在受试儿童支持面受到轻微干扰时能够迅速做出反应。

2. 视觉系统

通过视觉输入,正常儿童能够看见某一物体在特定环境中的位置;判断其自身与物体之间的距离;同时也知道物体是静止的还是运动的。儿童的视觉感受器主要提供头部相对于环境的物体位置的变化以及头部相对于环境的定位信息。因此,受试儿童的视觉系统能够在视环境静止不动的情况下,准确感受环境中物体的运动以及眼睛和头部相对于环境的视觉空间定位。当环境处于动态之中时,由于视觉输入受到干扰而使正常儿童产生错误的反应。

3. 前庭系统

儿童头部运动,可以刺激前庭系统中两类感受器:半规管(上、后、外三个半规管)内的壶腹嵴为运动位置感受器,感受头部在三维空间中的旋转运动的角加(减)速度变化所引起的刺激;前庭迷路内的椭圆囊斑和球囊斑感受头在静止时的地心引力和头的直线加(减)速度运动刺激。无论体位如何变化,都要通过头的调整反射改变颈部肌肉张力来保持头的直立位置,这是椭圆囊斑和球囊斑的主要功能。

4. 骨骼肌协同运动模式

儿童的多个肌群在一起工作所产生的合作性动作被称为协同动作。协同动作中肌肉运动以固定的空间和时间关系模式进行。正常儿童的协调性运动就是将多种不同的协同动作组织和编排在一起的结果。姿势协同动作通过下肢和躯干肌肉以固定的组合、固定的时间顺序和强度进行收缩的运动模式,达到保护站立平衡的目的。儿童的姿势协同动作通过三种对策,即踝关节动作模式、髋关节协同动作、跨步动作模式来对付外力或支持面的变化以维护站立平衡。

5. 姿势控制中的预备性活动

儿童的许多不稳定的随意运动开始之前,在身体的其他部位已经出现肌肉的收缩活动和体重转移。这一现象被称为预备性姿势调整活动。对正常儿童来讲,预备性姿势的调整对快速协调运动中保持平衡具有非常重要的作用。

6. 中枢神经系统的整合作用

当受试儿童体位或姿势变化时,为了判断重心的准确位置和支持面状况,中枢神经系统必须根据三种感觉输入迅速判断哪些感觉所提供的信息是有用的、哪些感觉所提供的信息是相互冲突的,从而选择出那些提供准确定位信息的感觉输入,放弃错误的感觉输入。一旦中枢神经系统做出正确的决定,相应的肌群协调参与以应对姿势变化,调整身体重心回到原范围内或重新建立新的平衡。

二、儿童平衡功能的评定

(一) 评定目的

评定目的主要有以下几个方面。

(1) 确定受试儿童是否存在影响行走或其他功能性活动的平衡障碍。

(2) 确定患儿障碍的水平或程度。

(3) 寻找和确定患儿平衡障碍的发生原因。

(4) 指导制订患儿康复治疗计划。

(5) 监测患儿平衡功能障碍的治疗(手术、药物)和康复训练的疗效。

(二) Carr-Shepherd 平衡评定

1. 坐位平衡

0分:完全不能完成。

1分:在支持下保持坐位平衡(治疗者给予患儿帮助)。

2分:无支撑下保持坐位平衡10秒(患儿不抓握任何物体,膝足并拢,双足平放在地上)。

3分:无支撑下保持坐位平衡,身体前倾,体重均匀分布(患儿头部直立,挺胸,重心在髋关节前,体重分布在双侧下肢)。

4分:无支撑下保持坐位平衡,并能向后转动头部及躯干(患儿双足并拢平放在地上,手放在膝上,不接触身体)。

5分:无支撑下保持坐位平衡,并能身体向前,手摸地面,然后回到坐位平衡(患儿双足平放地上,手接触至少足前10厘米的地面)。

6分:无支撑坐在椅上,向侧方弯腰,手摸地面,然后回到坐位平衡(患儿双足平放在地上,不抓握任何物体,保持下肢不动,必要时可支撑患侧上肢)。

2. 坐位→站立位

0分:患儿完全不能完成。

1分:患儿在治疗者帮助下站起来。

2分:患儿借助辅具站起来,但体重分布不均匀,需要用手来支撑。

3分:患儿自己站起来,体重分布均匀,不需要用手来支撑。

4分:患儿自己站起来,体重分布均匀,并能保持髋、膝伸直5秒钟。

5分:患儿自己站起来,体重分布均匀,髋、膝完全伸直,然后再坐下。

6分:10秒钟内,患儿不需要任何帮助,自己站起来,坐下3次。

(三)评定方法

1. 着重评定五个方面的能力

(1)交替和交互运动:检测患儿两组相反肌群的相对运动能力。

(2)协调运动:评定患儿由肌群的共同运动来获得运动控制的能力。

(3)精细运动:评定和测量患儿随意运动的距离和速度。

(4)固定或维持肢体:检测患儿维持单个肢体或肢体某部分的能力。

(5)维持平衡和姿势:评定患儿保持平衡和身体直立姿势的能力。

2. 检测之前的观察内容

(1)各种活动技能的水平,包括需要多大的帮助或是否需要辅助器具。

(2)受累肢体的数目。

(3)不协调的分布,如远端或近端的肌肉。

(4)增加或减少不协调缺陷的情况或体位。

(5)完成依赖活动所需的时间。

3. 非平衡协调测验

所有测验应让患儿在先睁眼后闭眼下分别测试。

(1)手指指鼻:让患儿在肩外展90°,肘伸展,用食指指尖指鼻尖。可以改变开始的体位来评定不同运动切面的动作。

(2)受检查者手指指检查者的手指:患儿和检查者相对而坐。检查者的食指举在患儿面前,同时让患儿用其食指去指检查者的食指。检查者还可以变化其手指的位置来评定患儿对改变方向、距离和速度而做出反应的能力。

(3)手指指手指:两肩外展90°,两肘伸展,让患儿将两食指在中线相触。

(4)交替指鼻和手指:让患儿用食指交替指鼻尖和检查者的手指尖。检查者可变换位置来测验其对变换距离的应变能力。

（5）对指：让患儿用拇指尖连续触及该手的其他指尖，可逐渐加快速度。

（6）团抓：从完全屈曲到完全伸直的握拳和开拳之间的变换，可逐渐加快速度。

（7）旋前/旋后：肘屈曲90°，并紧紧固定于身体，让患儿手掌朝下和朝上交替翻转，可逐渐加快速度。

（8）反弹测验：患儿于屈肘位。检查者给予足够的徒手阻力产生肱二头肌的等长收缩，突然去掉阻力，正常时，相反的肌群（肱三头肌）将收缩和阻止肢体的运动。

（9）用手拍打：屈肘，前臂旋前，让患儿用手拍膝。

（10）用足拍打：让患儿用一足掌在地板上拍打，膝不能抬起，其足跟维持接触在地板上。

（11）指和过指：检查者和患儿相对而坐。他们都是水平屈肩90°，伴肘伸展，食指相触。让患儿完全屈肩（手指指向天花板），然后再回到水平位，使食指再次相触。正常反应是能准确回转到起始位。异常反应是"过指"或运动在目标以上。

（12）足跟至膝、足跟至足趾交替：患儿于仰卧位，让患儿用对侧下肢足跟交替地触及同侧膝和踇趾。

（13）足趾触检查者的手指：患儿于仰卧位，让患儿用踇趾触检查者的手指，检查者可变换手指的位置以评定患儿变换方向和判断距离的能力。

（14）仰卧位，一侧的足跟沿对侧下肢胫骨上下滑动。

（15）画一个圆圈：让患儿用上肢或下肢在空中画一个想象的圆圈。

第六节 协调功能评定

协调（coordination）功能是指个体完成平稳、准确、有控制的运动的能力。运动的质量应包括按照一定的方向和节奏，采用适当的力量和速度，达到准确的目标等几个方面。协调功能障碍又称共济失调，根据病变部位又可分为小脑共济失调、脊髓后索共济失调及基底节共济失调。

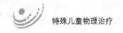

一、概述

协调功能的评定有助于识别运动缺陷的原因,并为进一步制订康复计划与目标提供依据。治疗间隔的再评定可确定治疗的效果和不足,以及时修改康复治疗方案。协调功能的评定特别要求:一是检查者要有娴熟的评定技巧;二是尽可能地由同一位检查者对患儿实施不同时期的相同评定并认真做好记录。

（一）定义

1. 协调运动

协调运动是指在中枢神经系统的控制下,与特定运动或动作相关的肌群以一定的时空关系共同作用,从而产生平稳、准确、有控制的运动。主要分为粗大运动和精细运动两大类。

2. 协调运动障碍

协调运动障碍是指以笨拙的、不平衡的和不准确的运动为特点的异常运动。这是由于中枢神经系统不同部位的损伤所致,主要包括:不随意运动和运动异常两种。

（二）协调运动功能评定的目的

协调运动功能评定的目的主要如下。

（1）通过了解患儿肌肉或肌群在维持姿势以及各种运动或动作中的功能状况,明确协调障碍对粗大、精细运动或活动质量的影响。

（2）根据患儿协调运动障碍状况制订相应的康复目标与计划。

（3）提供为改善患儿协调运动功能而制订运动训练方案的依据。

（4）为患儿选择适当的辅助运动器具提供依据,以提高运动的安全性。

（5）判断患儿康复训练的效果和/或改善协调运动障碍的药物疗效。

协调功能的评定方法较多,常用的方法是临床常用协调试验。该类试验简便、易行,应先在睁眼、后在闭眼的条件下分别测试。各试验分别评分并记录。评分标准如下:

5分,正常。

4分,轻度障碍(能完成指定的活动,但速度和熟练程度比正常稍差)。

3分,中度障碍(能完成指定的活动,但协调缺陷极明显,动作慢、笨拙和不稳定)。

2分,重度障碍(只能发起运动而不能完成)。

1分,不能活动。

（三）协调运动障碍的主要表现

1. 共济失调

共济失调指随意运动的平稳性,动作的速度、范围、力量以及持续时间均出现异常。通常上肢重于下肢,远端重于近端,精细动作较粗大动作明显。主要包括:醉酒步态、震颤、轮替运动障碍、辨距不良、肌张力低下、书写障碍、运动转换障碍及协同运动障碍等。

2. 不随意运动

不随意运动是指姿势保持或运动中出现不自主和无目的的动作,运动不正常和运动时出现无法预测的肌张力变化,主要包括震颤、舞蹈、手足徐动、偏身投掷症、舞蹈样徐动症、肌阵挛等。

二、评定方法

根据协调运动障碍的各种表现,有针对性地进行非平衡性(神经学检查)与平衡性协调运动障碍的评定,为寻找障碍点、进一步制订康复治疗计划提供依据。

本节仅介绍协调运动的平衡协调性运动检查。

（一）粗大协调运动的评定方法

1. 从仰卧位至俯卧位

正常儿童从仰卧位翻身时,颈部屈曲、旋转,然后上部躯干随之屈曲、旋转。这是基于颈部调整反应并引出躯干分节性旋转的躯干旋转调整反应,即先后产生肩、胸廓、髋与骨盆的旋转。在翻身至侧卧位前脊柱有一轻度伸展,而后转到俯卧位。

2. 从仰卧位至坐位

从仰卧位至坐位的动作是在颈部屈曲与旋转,躯干旋转,腹肌与髋关节屈肌主动收缩,使髋、膝关节轻度屈曲,肩的屈曲与肩胛带前突的基础上完成的。同时,为防止髋关节屈曲使下肢过度上抬,髋关节伸展肌群为稳定骨盆和下肢也产生收缩运动,即屈髋肌与伸髋肌产生协同运动并在支撑侧肩关节的辅助下,完成坐起的动作。

由于小脑性共济失调与偏瘫患儿的协同运动功能下降,动作时患侧下肢过度上抬,使坐起动作变得困难,此为小脑性共济失调患儿典型的协同运动功能障碍

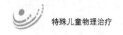

表现。

3. 坐位保持与坐位平衡

正常儿童坐位时少许调整重心的位置,会产生向稳定位置回复的平衡反应运动。如将小脑受损者坐位的重心移动,其身体的摆动会随之增大至倾倒。由于外力作用与坐位平衡有关,前者会使身体重心移动而导致身体摆动幅度增大,故检查时需要轻缓地进行。

小脑蚓部的损害使得躯干失调,坐位保持和坐位平衡困难。患儿在坐位身体重心相对保持稳定的位置时,即可见到身体有小的摆动。

4. 站立动作

(1) 从俯卧位至站立位。正常儿童从俯卧位站起须经历从俯卧位至双膝跪位、单膝跪位,然后站起。协调运动功能低下的患儿进行从俯卧位至双膝跪位、单膝跪位到站立的动作则十分困难。患儿通常是直接以四肢(手、足)支撑(双下肢分开形成较宽的支持面,称为髋关节肢位),然后双手扶床,躯干伸展,身体重心随之后移,离床站立。此时要观察患儿身体重心向后移时有否跌倒的倾向。

(2) 从端坐位至站立位。从端坐位至站立位的动作同样需要有协调运动的功能。协调运动功能低下时,臀部在离开床/椅面时,由于重心的移动使得身体的晃动幅度增大,为稳定躯干而出现膝关节屈曲的情况。要注意观察患儿臀部接触床/椅面的面积与身体晃动幅度的关系。

5. 立位保持与立位平衡

(1) 静态立位保持。被检患儿头部保持直立,面向前方,双足并拢,在睁眼和闭眼的两种情况下,保持站立姿势 30 秒。观察记录其身体晃动的程度和有否跌倒的倾向。闭眼时身体晃动明显为 Romberg 征阳性。

(2) 静态立位平衡测量。被检患儿双足分开站立(两足间距 20 cm)和双足并拢站立(Romberg 位),分别在睁眼与闭眼时,检测身体重心晃动的情况,记录上述两种站立所持续的时间。当小脑性共济失调患儿闭眼并足可以维持 30 秒时,其有步行的可能。该项检查也可作为静止立位平衡的训练项目之一。

(3) 立位平衡反应。被检患儿取站立位,检查者用手给其外力,用来检查调整反应与平衡反应,评定反应出现的时间、反应运动的正确性。反应时间延迟、运动的方向与运动的幅度异常,显示出平衡与协调性障碍。

（4）立位时身体侧方移动。患儿行走迈步时，身体重心向处于站立相的支撑腿的转移是十分重要的。当受试患儿双足分离 20 cm 保持静止站立时，检查者从侧方对其肩部或骨盆施加外力，使其身体重心向侧方移动达目标点（检查者另一手放在距受检者原身体中心 10 cm 处），并以此姿势保持数秒。观察运动的速度及达到目标点的运动的正确性和运动开始后身体摇摆的情况。小脑性共济失调患儿运动迟缓，运动的正确性显著降低，身体晃动幅度明显增大。

（5）立位躯干屈曲、伸展时伴骨盆、下肢的协同运动。正常的模式是躯干屈曲时，伴骨盆向后方移动（髋关节屈曲），膝伸展位，下肢稍向后方倾斜（足踝关节背屈）；躯干伸展时，骨盆向前方移动（髋关节伸展），膝关节屈曲，下肢向前方移动（足踝关节背屈），这是躯干运动伴身体重心移动的最低限度的必要条件。

6. 步行、上下阶梯

协调运动障碍者步行时，单足支撑的瞬间会急速出现膝屈曲，导致身体晃动幅度增大，平衡被破坏。可进行走 2 m 直线的步行检查，观察身体摇摆或有否倾倒的现象。必要时可在平行杠内行走，以评价膝屈曲的发生或辅助下膝屈曲步行的情况，以及步行的中间位保持的稳定性等。

7. 步行轨迹测试（醉酒步态—星迹步态检查）

步行轨迹测试见于前庭迷路病变。当患者闭眼前进时向患侧偏斜，后退时向反方向偏斜，当反复前进和后退步行时，病人的行走足迹呈星形。

（二）精细协调运动的评定方法

对精细运动的协调性与灵巧性的评定通常在上肢支撑、独立坐位的情况下进行。在观察患儿实施生活自理动作时，应重点注意不同姿势下使用上肢支撑和不用上肢支撑时精细运动功能的情况。

1. 手的准确性检查

（1）Jebsen-Taylor 手功能检查是检查手的粗大运动的协调性。通过以下 7 个方面的功能活动评估手的功能情况：①写字（写一句话）；②翻卡片（模仿翻书）；③捡拾小件物品；④模仿进食；⑤堆叠积木；⑥拿起大而轻的物品；⑦拿起大而重的物品。

（2）Purdue Pegboard 测试为手的精细动作的协调性检查。

测验步骤：①用左手捏起细铁柱并在 30 秒内尽快插入小孔内，记录插入的数量；②用右手捏起细铁柱并在 30 秒内尽快插入小孔内，记录插入的数量；③左、右

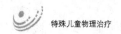

手同时操作，将细铁柱在 30 秒内尽快插入小孔内，记录插入的数量；④装配，受检者将一个垫圈、一个项圈、再一个项圈依次套在铁柱上，1 分钟内的装配数量为得分结果。

（3）上肢准确性测试。

测试步骤：①1 分钟内能在两线间隔 1 cm 的同心圆图的空隙内，以每秒一点的速度向中心圆打点。②两手分别用铅笔通过纵线的缺口处描绘出曲线。肘关节不能离开桌面，以最快的速度，在不触及纵线的情况下连线。

2. 日常生活动作检查

作业疗法主要对患儿吃饭、穿衣、系纽扣、取物、书写等与上肢及手功能有关的日常生活活动进行观察。通过观察，作业治疗师可了解患儿完成每项活动的技能水平（包括辅助的量和需要辅助的器械），活动中有否附加运动如震颤、晃动或不稳定，不协调运动的分布情况（近端/远端），完成一次活动所需要的时间，影响因素如增加或减少不协调运动的体位或情况以及安全水平等。

第七节　步态评定

一、概述

（一）定义

步态是指人们步行时的姿态。步态是一种多系统参与的复杂运动过程，要求神经系统和骨骼、肌肉系统的高度协调，同时涉及许多的脊髓反射和大、小脑的调节，以及各种姿势反射的完整、感觉系统和运动系统的相互协调。

通过步态分析，可揭示患儿异常步态的性质和程度，为其进行行走功能评估和矫正提供必要的依据。脑瘫病人的异常步态最常见的有由于痉挛引起的剪刀步态、垂足（划圈）步态及各种肌无力步态，如臀中肌步态、臀大肌步态等。

（二）步态分析的特点

第一，非接触，远距离，不易伪装，所需设备不是特别昂贵。

第二，具有非侵入性和可接受性。

第三，能从相同的行走行为中寻找和提取个体之间的变化特征。

第四，通过与正常儿童自然步态的比较，能发现异常步态儿童的潜在疾病。

对神经系统和肌肉骨骼系统的疾病和损伤的患儿进行分析,为训练提供依据。

二、评定方法

步态分析包括定性分析和定量分析两类。

(一)定性分析

主要有目测法:由医务人员通过目测,观察患儿行走过程,然后根据一定观察项目逐项评价,具体方法如下。

1. 具体方法一

患儿以自然和习惯的姿势和速度来回步行数次,并观察以下内容。

(1)全身姿势是否协调。

(2)各时相下肢各关节姿位、位置、活动幅度是否正常,速度是否匀称。

(3)观察骨盆的运动、重心的转换、上肢的摆动是否协调。

2. 具体方法二

患儿作快速和减慢速度行走,并做立停、拐弯、转身、上下坡或上下楼梯、绕障碍物、缓慢踏步、单足站立等动作。闭眼步行可使轻度异常步态表现更明显。

3. 具体方法三

常见步态异常特征及辅助检查选择。

(1)醉酒步态。醉酒步态表现为因重心不易控制,步行时两腿间距增宽,抬腿后身体向两侧摇摆不稳,上肢常向水平方向或前或后摇晃。有时不能站稳,转换体位时不稳更明显,不能走直线。此种步态又叫作"蹒跚步态"。多选择脑 CT 或 MRI 分析,如果考虑为脑干受累应选择脑 MRI、脑电图分析。

(2)感觉性共济失调步态。感觉性共济失调步态指深感觉障碍引起的异常步态。特点是行走时步幅较大,两腿间距较宽,提足较高,地面反作用力增加,双眼注视两足,睁眼时可部分缓解,闭眼时不稳甚至不能行走。常伴有感觉障碍,Romberg 征阳性。应选择脊髓 MRI、脑脊液检查、肌电图及体感诱发电位等方法分析。

(3)痉挛性偏瘫步态。痉挛性偏瘫步态是由一侧锥体束损害引起,偏瘫时患侧下肢因伸肌肌张力高而显得较长,且屈曲困难。患儿行走时偏瘫侧上肢的协同摆动动作消失,呈内收、旋前屈曲姿势,下肢伸直并外旋,举步时将骨盆抬高,为避

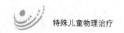

免足尖拖地而向外旋转后移向前方,故又称划圈样步态。可选择脑 CT 或 MRI 检查。

(4)痉挛性截瘫步态。痉挛性截瘫步态是因下肢内收肌群张力增高致使步行时两腿向内侧交叉,形如剪刀,故又称剪刀步态。可选择脊髓或脑 CT 或 MRI 检查。

(5)慌张步态。慌张步态表现为由于全身肌张力增高,起步时缓慢,走路时步伐细小,双足擦地而行,两上肢前后摆动的联带动作丧失,躯干前倾,重心前移,故以小步急速前冲而行,如追逐重心且不能立即停步,状似慌张,又称追重心步态或前冲步态。可选择脑 CT 或 MRI、脑电图检查。

(6)跨阈步态。跨阈步态表现为由于病足下垂,为了使患足尖离开地面,患肢抬得很高,如跨越门槛的姿势。可做肌电图检查。

(7)摇摆步态。摇摆步态表现为由于骨盆带肌及腰肌无力,下肢及骨盆肌萎缩,站立时使脊柱前凸以维持身体重心平衡,行走时因肌无力骨盆不能固定,故臀部左右摇摆如鸭行,又叫鸭步。可做肌电图、髋关节 X 线片分析。

(8)舞蹈步态。舞蹈步态表现为步行时肢体有大幅度的、不规则的不自主运动。下肢突然外甩,上肢扭曲,行路不稳,呈跳跃式或舞蹈样。可做脑 CT 或 MRI、血沉、血常规、抗链球菌溶血素“O”、自身抗体检查。

(9)星迹步态。星迹步态表现为当患儿闭眼前进时向患侧偏斜,后退时向反方向偏斜,如此前进和后退反复进行,其足迹呈星形。可做前庭功能检查。

(10)臀中肌麻痹步态。臀中肌麻痹步态表现为行走时躯干向患侧弯曲,并左右摇摆。应做脊髓 CT 或 MRI、脊髓血管造影、下肢动脉血流图。

(11)脊髓性间歇跛行。脊髓性间歇跛行表现为开始步行无症状,行至一定距离(约 1~5 分钟的行程)出现一侧或两侧下肢无力,休息后好转。可做脊髓 MRI 检查。

(12)癔病性步态。癔病性步态表现为各种奇特步态,如蹲行步态、拖拉步态,常伴有其他功能性疾患。见于精神因素及癔病气质者。可做心理检查。

(13)先天性肌强直病。先天性肌强直病表现为用力时骨骼肌强直痉挛,故当走路或跑步时,如欲当时停步,肌肉不能立即放松,而致跌倒。可做肌电图检查。

(二)定量分析

这里指借助器械或专门设备记录并计算的计量资料方法。所用器械和设备有简单的如卷尺、秒表、量角器等测量工具加上能留下足印的相应物品;也有较为复杂、先进的专门设备,如利用肌电图、录像或高速摄影、三维测力台、遥控步态分析系统等。

定量分析法所用分析参数分为:时间距离参数、运动学参数、力学参数、步行周期参数、肌电活动参数和能量代谢参数。其中时间距离参数简易测定法应用最广。

时间参数和距离参数可同时或分别测定分析,项目包括如下方面。

1. 足印法

足印法是步态分析最早期和简易的方法之一。在足底涂上墨汁,在步行通道(一般为4～6 m长)铺上白纸。受试患儿走过白纸,留下足迹,便可以测量距离。也可以在黑色通道上均匀撒上白色粉末,让患儿赤足通过通道,留下足迹。参数如下。

(1)跨距。跨距亦称跨步长,即同一腿足跟着地处至再次足跟着地处之间的距离。

(2)步长。步长即从一足跟着地到紧接着的对侧足跟着地所行进的距离。

(3)步宽。步宽即双足足中线之间的宽度,也就是支撑面的宽度。

(4)足角。足角即足跟中点到第二趾的连线与前进方向之间的夹角。

(5)步速。步速通常以每秒平均行走距离来表示。正常成人平均自然步速为1.2 m/s。

(6)步频。步频即每分钟走步数目,以步数/min 表示。正常成人自然步频约为95～125步/min。

2. 足开关

足开关是一种微型的电子开关,装置在类似于鞋垫形状的测定板内,分别置放于前脚掌(掌开关)和脚跟(跟开关)。由足跟触地首先触发跟开关,前脚掌触地时触发掌开关,脚跟离地时关闭跟开关,脚尖离地时关闭掌开关。这是最常用的时间定位标志。除了可以迅速获得上述参数外,还可以获得下列资料。

(1)第一双支撑相,跟开关触发至掌开关触发的时间。

(2)单足支撑相,跟开关与掌开关同时触发的时间。

(3)第二双支撑相,跟开关关闭和掌开关关闭之间的时间。

(4)摆动相,掌开关关闭至下次跟开关触发的时间。

(5)各时相在步行周期的比例。

3. 电子步态垫

电子步态垫是足印法和足开关的结合,其长度为3～4 m,有10 000 个压感电

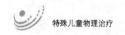

阻均匀分布在垫下。受试患儿通过该垫时，足底的压力直接被监测，并转换为数字信号，可通过计算机立即求出上述所有参数。

4. 节段性运动测定

节段性运动测定是指儿童步行时特定关节或运动中心的三维动态分析，即步行时关节各方向活动角度的动态变化及其与步行时相之间的关系。常用的分析方式如下。

(1) 同步摄像分析。在4～8米长的步行通道的周围设置2～6台摄像机，同时记录受试患儿步行图像，并采用同步慢放的方式，将受试患儿的动作分解观察和分析。

(2) 三维数字化分析。通过2～6台检测仪（数字化检测仪或特殊摄像机）连续获取受试患儿步行时关节标记物的信号，通过计算机转换为数字信号，分析受试患儿的三维运动特征。输出结果包括：数字化重建的三维步态、各关节三维角度变化、速率和时相。关节标记物一般置放于需要观察的关节或重力中心。

(3) 关节角度计分析。采用特制的关节角度计固定于被测关节，记录关节活动的角度改变，转换为数字信号并用计算机重建步态。

5. 动力学分析方法

(1) 测力平台。正常儿童对地面的反作用力可以通过测力平台记录，以分析力的强度、方向和时间。测力平台一般平行设置在步行通道的中间，可以平行或前后放置，关键是保证连续记录一个步行周期的压力。测力平台测定身体运动时的垂直力和剪力。垂直力是体重施加给测力平台的垂直应力，而剪力是肢体行进时产生的前后/左右方向的力。

(2) 足测力板。采用特制超薄的测力垫直接插入受试患儿鞋内，测定站立或步行时足底受力分布及重心移动的静态或动态变化，以协助设计合适的矫形鞋和步态分析。

6. 动态肌电图

(1) 定义：动态肌电图指在活动状态下通过皮肤电极同步检测多块肌肉电活动的测定方法，揭示肌肉活动与步态关系的肌肉电生理研究，是临床步态分析必不可少的环节。

(2) 生理基础：肌肉收缩是步行的基础因素，涉及肌肉收缩的时相和力量。肌肉活动具有步行速度及环境依赖性。参与步行控制的肌肉数量和质量均有很大的冗余或储备力,从而使关节运动与肌肉活动之间出现复杂的关联。步态异常既可以是原发性神经肌肉功能障碍的结果,也可能由于骨关节功能的障碍,导致继发性肌肉活动异常。

（3）方法:检测浅表肌肉一般采用表面电极,置放位置接近于肌腹,同时与相邻肌肉距离最远的部位。深部肌肉可以采用植入式线电极,其导线表面有绝缘物质覆盖,导线两端裸露,一端与肌肉接触,另一端与肌电图仪连接。

7. 三维步态分析系统

三维步态分析是利用计算机数字化的科技,将人类行走时的步长、步宽、步频及对称性等以数据分析的方式呈现。主要针对含有人的运动图像序列进行分析处理。所涉关键技术包括视频处理、图像处理和模式识别。

（1）三维步态分析系统组成。

三维步态分析系统通常由四部分组成:①摄像系统:在同一空间、分布在不同位置的一组带有红外线发射源的红外摄像机,以及能粘贴在待测部位(一般为关节部位)的红外反光标记点;②测力台:用以测量行走时地面支撑反应力;③肌电遥测系统:用以观察动态肌电图;④计算机处理系统:调控以上三组装置同步运行并对观察结果进行分析处理的计算机及其外围设备。这种三维步态分析系统可以提供多方面的参数和图形,可进行深入细致的分析,做出全面的结论。

（2）三维步态分析的临床意义表现。

三维步态分析的临床意义表现为:①评定重要的日常生活活动能力之一;②评定患儿是否存在异常步态以及步态异常的性质和程度;③为分析异常步态原因和矫正异常步态、制订治疗方案提供必要的依据;④评定康复治疗的效果。

（3）三维步态分析常用的术语。

三维步态分析常用术语包括:①正常步行必须完成三个过程——支持体重、单腿支撑、摆动腿迈步;②步态分析中常用的基本参数包括步长、步幅、步频、步速、步行周期、步行时相,其中步长、步频和步速是步态分析中最常用的三大要素,其内涵是有关行走的生物力学分析所涉及的最基本知识,进行步态分析者应当熟练掌握。

步长(step length),指行走时一侧足跟着地到紧接着的对侧足跟着地所行进的距离,又称单步长,如图 2-7-1 Ⅰ所示,通常用 cm 作单位。健康人平地行走时,一般步长约为 50～80 cm。个体步长的差异主要与腿长有关,腿长,步长也大。

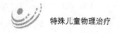
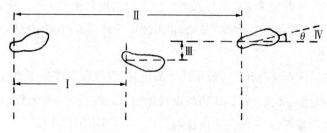

图 2-7-1　步长、步幅和步宽图示

步幅和步宽：步幅(stride length)，行走时，由一侧足跟着地到该侧足跟再次着地所行进的距离称为步幅，又称复步长或跨步长，如图 2-7-1Ⅱ所示，用 cm 作单位，通常是步长的两倍。步宽(stride width)，在行走中左、右两足间的距离称为步宽，通常以足跟中点为测量参考点，如图 2-7-1Ⅲ所示，通常用 cm 作单位，健康人的步宽约为 8±3.5 cm。

足角和步频：足角(foot angle)，在行走中前进的方向与足的长轴所形成的夹角称为足角，如图 2-7-1Ⅳ所示，通常用°作单位，健全人约为 6.75°。步频(cadence)，行走中每分钟迈出的步数称为步频，又称步调，通常用 steps/min 作单位。健全人通常步频大约是 95～125 steps/min，东方男性的步频平均约为 112.2±8.9 steps/min，女性平均为 123.4±8.0 steps/min。双人并肩行走时，一般是短腿者步频大于长腿者。

步速、步行周期和时相：步速(walking velocity)，行走时单位时间内在行进的方向上整体移动的直线距离称为步速，即行走速度，通常用 m/min 作单位。一般健全人行走的速度约为 65～95 m/min。也可以用步行 10 m 所需的时间来计算。步行周期(gait cycle)，在行走时一侧足跟着地到该侧足跟再次着地的过程被称为一个步行周期，通常用时间秒(s)作单位。一般成人的步态周期约为 1～1.32 s。步行时相(gait phase/period)，行走中每个步态周期都包含着一系列典型姿位的转移，人们通常把这种典型姿位变化划分出一系列时段，称之为步态时相(gait phase)，一个步行周期可分为支撑相(stance phase)和摆动相(swing phase)。一般用该时相所占步态周期的百分数(cycle%)作为单位来表达，有时也用秒(s)作单位。

第三章　常用的物理治疗方法

物理治疗方法是指应用电、磁、光、声和热力学等物理因素结合现代医学技术的治疗方法。其中应用较多且效果得到证实的主要有电疗、磁疗、水疗和新兴的生物反馈疗法，每种治疗方法依据自身特性又包括若干种类。本章简要介绍各种物理治疗方法的作用原理，主要介绍常用的物理治疗方法及其分类，供特殊儿童物理治疗师参考。

第一节　电疗法

一、概述

电疗法是应用电流或电磁场预防和治疗疾病的方法。电疗法在医学领域的应用已有一百多年的历史。20 世纪 80 年代以来，随着大规模集成电路和计算机技术的应用，又开发了很多功能先进、体积小巧、使用方便的电疗设备，在功能性电刺激、肌电生物反馈及镇痛的研究和应用上取得了很大的进展。因其简单易用、疗效确切、痛苦小，患儿及家长易接受，电疗在特殊儿童康复领域得到了广泛应用。电疗法包括直流电及直流电离子导入疗法、低频电疗法、中频电疗法及高频电疗法等。其中临床上常用于特殊儿童康复的有低频电疗法和中频电疗法。低频电疗法（Low Frequency Electrotherapy，简称 LFE），是应用频率为 1 000 Hz 以下的脉冲电流治疗疾病的方法。中频电疗法（Medium Frequency Electrotherapy，简称 MFE），是应用频率为 1 000～100 000 Hz 的脉冲电流治疗疾病的方法。

（一）电疗法的神经及生理基础

1. 细胞的兴奋性

细胞是生物体的基本构成单位，细胞具有对外界刺激发生反应的能力，即具有兴奋性。细胞的兴奋性与许多因素有关。

（1）刺激与反应。刺激泛指细胞所处环境因素的任何改变。任何刺激要引起组织兴奋，必须有一定的刺激强度、刺激持续时间和刺激强度的变化率，三者互相影响。引起组织兴奋所需的最小刺激强度（阈值）与刺激的持续时间呈负相关关系：即当刺激较强时，只需较短的刺激时间就可引起兴奋；当刺激强度较弱时，需较长的刺激时间才能引起组织兴奋。但当刺激强度低于基强度时，无论刺激时间怎样延长，也不能引起组织兴奋；同样，当刺激时间短于某值时，无论怎样加大刺激强度，也不能引起组织兴奋。不同组织（如神经与肌肉组织）的基强度、最小刺激持续时间（脉冲宽度）不同。当细胞处于兴奋状态时，受刺激部位首先出现动作电位，而各种细胞的外部表现如肌肉收缩和腺体分泌等，都是由动作电位触发引起的。在细胞接受一次刺激而兴奋后的一个短时间内，其兴奋性产生明显的变化，即出现绝对不应期和相对不应期。在绝对不应期，无论刺激强度多大，细胞都不能再兴奋。不同组织的绝对不应期有很大的差异，如神经纤维的绝对不应期为 0.5 ms，骨骼肌细胞为 2 ms，心肌细胞更是高达 $200\sim400$ ms，所以理论上神经纤维每秒内能产生和传导的动作电位数可达 2 000 次，也就是说频率 2 000 Hz 以下的每个脉冲刺激均能使神经纤维产生一次兴奋。但实际上神经纤维在体内传导的冲动的频率，低于理论上可能达到的最大值，一般认为每秒为 1 000 次左右，所以临床上把 1 000 Hz 的频率作为低、中频电疗法的分界。

（2）兴奋的产生。在安静情况下，细胞的膜电位（静息电位）是膜外为正，膜内为负。当膜的极化状态受到破坏，并达到一定程度（阈值）时，首先出现膜的去极化，并引发一个动作电位。动作电位的产生是细胞兴奋的标志，它只有在刺激满足一定条件或在特定条件下刺激强度达到阈值时才能产生。神经兴奋的传播或神经冲动，实质上是沿着神经传导的动作电位。

2. 兴奋的传导和肌肉收缩

可兴奋细胞的特征之一是细胞膜的任何一处产生的动作电位，都可传给与它相邻接的膜结构。兴奋传导的机理简述如下。

（1）兴奋的传导。兴奋的传导就是动作电位的扩布。由于去极化后产生膜电位的暂时倒转，使膜外电位低于邻近静息部位，而膜内电位高于邻近静息部位，于是在兴奋区和静息区之间构成局部电流，该电流使邻近静息区产生动作电位。而这一新动作电位的部位又与邻近膜之间形成局部电流，依次类推，使兴奋逐渐向前移行。在无髓鞘神经纤维和肌肉纤维上，兴奋传导是连续性的过程，而在有髓鞘神经纤维上，兴奋传导是从一个郎飞氏节跳跃到另一个郎飞氏节的跳跃传导方式。

（2）肌肉收缩。肌肉收缩可简述为兴奋→突触小结→突触小泡释放乙酰胆碱

→乙酰胆碱与运动终板上的受体结合→终板电位→兴奋传导到三联管系统→肌肉动作电位→整个肌原纤维兴奋→肌丝滑行、肌小节变短→肌肉收缩。

（二）脉冲电流的参数及其意义

1. 频率

频率指每秒钟内脉冲出现的次数，单位为赫兹（Hz）。由于哺乳类动物神经的绝对不应期在 1 ms 左右，相隔 1 ms 以上的电刺激都能引起一次兴奋，因此低频脉冲电流的每一次刺激都能引起运动神经一次兴奋。在临床上，低频脉冲电流多用于镇痛和兴奋神经肌肉组织，常用 100 Hz 以下的频率。

2. 周期

周期指一个脉冲波的起点到下一个脉冲波的起点相距的时间，单位为 ms 或 s。

3. 波宽

波宽指每个脉冲出现的时间，包括上升时间、下降时间等，单位为 ms 或 s。波宽是一个非常重要的参数。要引起组织兴奋，脉冲电流必须达到一定的宽度。神经组织和肌肉组织所需的最小脉冲宽度不一样，神经组织可以对 0.03 ms（有人认为 0.01 ms）宽度的电流刺激产生反应，而肌肉组织兴奋必须有更长的脉冲宽度和更大的电流强度。

4. 波幅

波幅是由一种状态变到另一种状态的变化量，最大波幅（峰值）是从基线起到波的最高点之间的变化量。

5. 脉冲间歇时间

脉冲间歇时间，即脉冲停止的时间，等于脉冲周期减去脉冲宽度的时间，单位为 ms 或 s。

6. 通断比

通断比是指脉冲电流的持续时间与脉冲间歇时间的比例。

7. 占空因数

占空因数是指脉冲电流的持续时间与脉冲周期的比值，通常用百分比来表示。

二、低频电疗法

（一）定义

将频率 1 000 Hz 以下的脉冲电流称作低频电流，或者低频脉冲电流。应用低

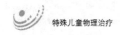
频电流治疗疾病的方法称为低频电疗法,又称低频脉冲电疗法。脉冲电流由于电压或电流呈短促的变化,使机体内离子和带电胶粒呈冲击式移动,从而引起离子浓度比的急剧改变,故对运动神经、感觉神经和植物神经均有强烈的刺激作用。脉冲电流形态多样,主要由呈现一定规律变化的脉冲上升时间、脉冲时间、脉冲间歇时间所组成,以上参数的变化形成不同波形。

（二）低频电流的生理和治疗作用

低频电流的生理作用和治疗作用包括:①兴奋神经肌肉组织;②镇痛;③促进局部血液循环;④促进伤口愈合;⑤促进骨折愈合;⑥消炎;⑦镇静催眠作用。前三种是主要作用,后四种是次要作用。

（三）低频电疗法的分类

低频电疗法包括神经肌肉电刺激疗法、功能性电刺激疗法、经皮电刺激神经疗法、间动电疗法、痉挛肌电刺激疗法、感应电疗法、电兴奋疗法、电睡眠疗法、直角脉冲脊髓电疗法、脊髓电刺激疗法、微电流疗法、高压脉冲电疗法等。前四种疗法在特殊儿童康复中应用较多。

1. 神经肌肉电刺激疗法（NES）

以低频电流刺激神经肌肉来进行治疗的方法称为神经肌肉电刺激疗法。

（1）失神经肌肉的电刺激。①治疗作用:对于变性的肌肉进行电刺激可促进局部血液循环,引起肌肉节律性收缩,从而延缓病肌萎缩;防止肌肉大量失水和发生电解质、酶系统等代谢紊乱;抑制肌肉纤维化;防止其硬化和挛缩;还可促进神经再生和神经传导功能的恢复。②应用:运动神经受损、麻痹,以及神经断裂。

（2）痉挛肌及其拮抗肌的交替电刺激疗法。①治疗作用:是利用两组电流交替刺激痉挛肌及其拮抗肌的方法。刺激痉挛肌,通过兴奋神经肌梭和腱器,反射性地引起痉挛肌本身抑制;刺激拮抗肌时,通过交互抑制对痉挛肌发生抑制性影响,由于两组电流交替出现,所以两种抑制亦交替出现,以使肌肉在治疗期间始终处于抑制状态,从而达到松弛痉挛肌的目的,促进肢体血液循环、肌力和功能的恢复。②应用:适用于脑血管意外引起的偏瘫、儿童脑性瘫痪、脊髓外伤引起的痉挛性瘫痪等。

2. 功能性电刺激疗法（FES）

功能性电刺激疗法是用电刺激作用于丧失功能的器官或肢体,以其产生的即时效应来代替或纠正器官和肢体的功能的一种方法。功能性电刺激的研究、发展、应用已涉及临床各个领域,如人工心脏起搏器就是通过电刺激来补偿儿童所丧失的心搏功能。

（1）治疗作用：上运动神经元损害时，下运动神经元是完好的，不仅通路存在，而且有应激功能，但它失去了来自上运动神经元的运动信号——神经冲动，就不能产生正常的随意收缩运动，这时给以恰当的电刺激，就可以产生相应的肌肉收缩，以补偿所丧失的肢体运动，如足背屈和伸趾等。电刺激在刺激运动神经肌肉的同时，也刺激传入神经，经脊髓投射到高级中枢，促进功能的重建，影响儿童的心理及整个生命活动、社会活动。因此神经肌肉功能性电刺激在康复治疗中具有十分重要的意义。

（2）应用：适用于偏瘫、脑性瘫痪、截瘫引起的下肢运动障碍，马尾或其他脊髓损伤引起的排尿功能障碍、呼吸功能障碍、特发性脊柱侧弯等疾病。

3. 经皮电刺激神经疗法（TENS）

经皮电刺激神经疗法是将特定的低频脉冲电输入人体以治疗疼痛的方法。

（1）治疗作用：外周神经和急性疼痛较多应用高频电流，中枢神经的慢性疼痛临床上多采用低频电流。近年来证明 3～10 Hz 的高强度刺激可加强镇痛效果。

（2）应用：适用于各种急、慢性疼痛（如偏头痛、神经痛、肩痛、关节痛、术后切口痛、癌痛等）以及骨折后儿童。

4. 间动电疗法（DCT）

间动电疗法是将 50 Hz 正弦交流电整流以后叠加在直流电上而构成的一种低频脉冲电流，这种电流经调制后可以连续或断续出现，半波或全波整流出现或半波与全波交替出现。常用的波形有 6 种：①疏波（MF）：频率 50 Hz 的正弦波，间隔 10 ms，幅度恒定。②密波（DF）：频率 100 Hz，周期 10 ms。③疏密波（CP）：MF 和 DF 交替出现，各持续 1 s；④间断波（LP）：又称慢交替疏密波，其中 MF 持续 4 s，DF 持续 8 s，密波中一组电压保持稳定，另组电压缓慢起伏；⑤断续波（RS）：MF 断续出现，通断各 1 s；⑥起伏波（MM）：MF 断续出现，通断时间各 4 s，且 MF 出现和消失是缓慢的。

（1）治疗作用：①短时止痛用 DF，较长时间止痛用 CP 或 LP；②改善外周血循环；③用阴极的 DF 作用交感神经节，MF 作用于局部，通过降低交感神经的兴奋性起作用；④促进渗出物吸收用 CP；⑤锻炼骨骼肌，以 RS 及 MM 作用明显。

（2）应用：常用于治疗较表浅的神经痛（如枕大神经痛、三叉神经痛）、颞颌关节功能紊乱、网球肘、狭窄性腱鞘炎、中心性视网膜炎等。适用于急性扭挫伤、肩周炎、关节痛、坐骨神经痛、雷诺氏病、废用性肌萎缩等。

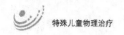

（四）低频电流的特点

第一，均为低频小电流，电解作用较直流电弱，有些电流无明显的电解作用。

第二，对感觉神经和运动神经都有强的刺激作用。

第三，无明显热作用。

（五）适应证与禁忌证

1. 适应证

（1）兴奋神经肌肉作用。适用于各种神经炎、脑与脊髓损伤所致的肢体瘫痪、废用性肌萎缩、尿潴留、格林巴利综合症、弛缓性便秘、癔症性瘫痪、外周神经损伤等。

（2）止痛作用与促进血液循环作用。适用于各种扭挫伤、肌筋膜炎、疤痕、粘连、慢性炎症等软组织疾病，各种骨关节疾病、脉管炎、偏头痛等疾病。

2. 禁忌证

（1）全身情况。出血倾向、癫痫、传染性疾病、各种重要脏器疾病急性进展期和危重期。

（2）局部情况。体内有金属异物，有心脏起搏器；心前区、颈动脉窦区、体腔等特定部位；皮肤过敏、破损、感染、皮疹等区域。

（六）设备与用具

根据治疗需要选择具有相关波形和参数的低频电疗机，如神经肌用治疗仪、肌兴奋治疗仪、痉挛肌治疗仪、间动电疗仪、经皮神经电刺激治疗仪、功能性电刺激治疗仪等，仪器有相应的电极、衬垫、导线等配件。

（七）操作方法与步骤

1. 治疗前准备

按照治疗目的与部位选择电极，检查电极、导线连接是否正确，仪器电流输出调零后开机。暴露儿童治疗区域皮肤，按照需要放置电极，采取并置法或对置法，电极紧密平整接触皮肤。

2. 治疗操作

选择所需波形与物理参数，缓慢调节电流强度直至达到治疗剂量，治疗剂量可用电流量直接表示，也可用感觉阈、运动阈等人体反应情况表示，在治疗时间内可根据需要调节电流输出。当需要移动法治疗时，可采用单点手柄电极或滚动电极为主电极。

3. 治疗结束

输出调零,取下电极后检查治疗部位皮肤,关机。

(八) 注意事项

1. 治疗前

以兴奋神经肌肉为主要治疗目的时,神经肌肉电诊断有助于治疗参数的合理选择。将治疗中的正常感觉和可能的异常感觉告知儿童,使其更好地配合治疗。

2. 治疗中

皮肤细微损伤局部可用绝缘衬垫后使用低频电疗法。局部感觉障碍区域治疗时,需采取低电流强度谨慎治疗。电极需有良好的固定,保证治疗过程中电极不滑落。详细参考各种仪器说明及操作注意事项。

三、中频电疗法

(一) 定义

应用频率为 $1\,000\sim100\,000$ Hz 的正弦电流治疗疾病的方法,称为中频电疗法。中频电疗法对植物神经内脏功能的调节作用优于低频电疗法,可作用到组织的深处,并且无明显的刺痛。目前认为中频电流是刺激病变肌肉最合适的电流。

(二) 中频电流的生理和治疗作用

1. 镇痛作用

中频电流可使局部皮肤痛阈明显增高,临床上有良好的镇痛作用,尤其是低频调制的中频电流作用最明显,其镇痛作用包括即时止痛及后续止痛。

(1) 即时止痛(直接止痛)作用。即时止痛的机制有以下几种假说:①掩盖效应;②闸门控制假说;③皮层干扰假说;④体液机制:目前多用内源性吗啡样多肽理论解释,与镇痛有关的主要有脑啡肽(即时止痛达 $3\sim4$ 分钟)和内啡肽(镇痛持续 $3\sim4$ 小时)。中频电流刺激可激活脑内的内源性吗啡样多肽能神经元,达到镇痛效果。这些物质镇痛效果较吗啡强 $3\sim4$ 倍,又无吗啡的副作用。

(2) 后续止痛(间接止痛)作用。目前认为中频电流治疗后的止痛作用主要是因为这种电流作用后,改变了局部的血液循环,使组织间、神经纤维间的水肿减轻,组织内张力下降,使缺血所致的肌肉痉挛缓解,缺氧状态改善,促进钾离子、激肽、胺类等病理致痛化学物质清除,以达到间接止痛效果。

2. 促进血液循环

$50\sim100$ Hz 的低频调制中频电流,有明显的促进局部血液和淋巴循环的作

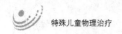

用,可使皮肤温度上升,小动脉和毛细血管扩张,开放的毛细血管数目增多等。其主要作用机理主要包括以下4个方面:①轴突反射。②血管活性物质的作用。③肌肉活动代谢产物的作用。④对植物神经的作用。

3. 锻炼骨骼肌

低频调制的中频电流与低频电流的作用相似,能使骨骼肌收缩,因此常用于锻炼骨骼肌,且较低频电流更为优越:①对皮肤感觉神经末梢的刺激小,又无电解作用,有利于长期治疗。②人体对此电流耐受好,电流进入深度广,特别对深部病变效果好。

4. 软化疤痕和松解粘连的作用

等幅中频电流(音频电)有软化疤痕和松解粘连的作用,临床上广为应用,但其作用机制研究尚不够明确。

(三)中频电疗法的分类

目前临床上常用的有干扰电疗法、调制中频电疗法和等幅正弦中频电疗法三种。

1. 干扰电疗法

干扰电疗法同时使用两组频率相差0~100 Hz的中频正弦电流,交叉地输入人体,在交叉处形成干扰场。

(1)治疗作用:频率相差50~100 Hz的中频正弦电流具有较明显的促进局部血流循环的作用;频率相差100 Hz或者90~100 Hz中频的干扰电疗有良好的止痛作用;频率相差0~100 Hz的中频电流可促进内脏平滑肌活动,对运动神经和骨骼肌有较好的刺激作用。

(2)应用:适合于治疗各种软组织损伤、关节痛、肌肉痛、神经痛、局部血循环障碍性疾病、废用性肌萎缩及锻炼失神经肌肉等。

2. 调制中频电疗法

调制中频电流是一种低频调制的中频电流,其频率为2 000~5 000 Hz,调制频率为10~150 Hz,波形有连调、交调、间调、变调四种波形。

(1)治疗作用:有显著的止痛、促进血液循环和炎症吸收的作用,通过对神经肌肉兴奋性的影响防止过度刺激引起的肌肉疲劳,具有抗肌痉挛和促进淋巴回流作用等。

(2)应用:可用于治疗脑性瘫痪、脑炎、脑外伤所致痉挛性瘫等。

3. 等幅中频电疗法(音频)

应用频率为1 000~5 000 Hz的等幅正弦电流治疗疾病的方法称音频疗法,目前常用频率为 2 000 Hz。

(1) 治疗作用:具有软化疤痕和松解粘连的作用,早期应用有预防疤痕增生、镇痛、止痒作用。

(2) 应用:临床上常用于各类肌肉外伤、术后疤痕增生、肠粘连、声带小结等的治疗。

(四) 中频电流的特点

(1) 无电解作用。

(2) 易穿透组织,增加作用深度。

(3) 对机体组织有兴奋作用。

(4) 可以提高电流强度引起深部肌肉强烈地收缩,但不致引起电极下的烧灼刺痛感。

(5) 由低频调制的中频电流兼有低、中频电流的特点。

(五) 适应证与禁忌证

1. 适应证

(1) 促进血液循环、消炎止痛:适用于各种扭挫伤、肌筋膜炎、神经炎、关节损伤与疾病等。

(2) 兴奋神经肌肉:适用于废用性肌萎缩、尿潴留、中枢神经和周围神经伤病所致运动功能障碍等。

(3) 软化瘢痕,松解粘连:适用于瘢痕挛缩、浸润硬化粘连、血肿机化、血栓性静脉炎等。

2. 禁忌证

出血倾向,体内有金属异物、心脏起搏器,心前区区域等特定部位。含有低频成分的中频电疗需参考低频电疗法的禁忌证。

第二节　磁疗法

一、概述

利用人造磁场(外加磁场)作用于人体的经络、穴位和病变部位,以达到治疗某些疾病的方法称为磁疗法(magnetotherapy)。我国医学对于磁场、磁石以及磁疗

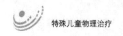

的认识已有上千年的历史。公元前 2 世纪的西汉时代,我国已开始用磁石治病。随着科技的进步,我国磁场疗法发展迅速,研究出多种磁疗器件和磁疗方法,并对磁疗作用机制和基础理论进行了深入的研究。

磁场有许多特性,主要的是吸引人体内的所有含铁体液,对炎症、软组织损伤和腹泻有辅助的治疗作用。

（一）分类

1. 按磁场分类

（1）恒定磁场。磁场的大小和方向不随时间变化而变化的叫恒定磁场,即静磁场,如磁片和电磁铁通以直流电产生的磁场。

（2）交变磁场。磁场的大小和方向随时间变化而变化的叫交变磁场,如工频磁疗机和异极旋转磁疗器产生的磁场。

（3）脉冲磁场。磁场强度不但随时间变化,而且是突然产生、突然消失,两个脉冲之间有间隙的叫脉冲磁场,如各种脉冲磁疗机产生的磁场。

（4）脉动磁场。磁场强度随时间变化而变化,但方向不变的叫脉动磁场,如同极旋转磁疗机、电磁铁通以脉动直流电和磁按摩器产生的磁场。

2. 按应用磁场类型

按应用磁场类型分为静磁场疗法(静磁疗法)、脉动磁场疗法(动磁疗法)、低频交变磁场疗法、中频交变磁场疗法、高频交变磁场疗法。

3. 按使用磁疗器械

按使用磁疗器械分为敷磁法、旋磁法、磁电法、脉冲磁疗、脉动磁疗等。

（二）磁疗的作用

（1）有促进软组织损伤的修复和止痛作用。

（2）对小儿腹泻有较好的治疗效果。

（3）促进脑损伤患者的功能恢复,经颅磁刺激可以在脑损伤急性期减少皮质的过度兴奋,减轻受伤的程度。

（4）磁场可加速骨折愈合,改善骨折部位血液循环和局部的营养,促进骨组织细胞的新生,磁场产生的微电流对软骨细胞有直接促进生长作用。

二、静磁疗法

在治疗过程中磁场强度、方向恒定不变时,该磁场称为恒定静磁场。应用磁片产生的恒定磁场作用于人体穴位或病变部位治疗疾病的方法称为静磁疗法。

（一）直接敷磁法

直接敷磁法具有消炎、消肿、止痛、促进创面及骨折愈合等作用。该法是将磁片或磁珠同名极并置直接敷贴于痛点或腧穴，刺激穴位的一种治疗方法。最简单、运用较广的磁疗器件，按磁片数量分为单磁片法、双磁片法、多磁片法。见图3-2-1、图3-2-2磁片直接贴敷法。

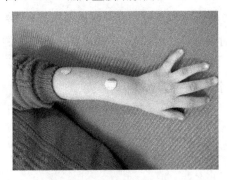 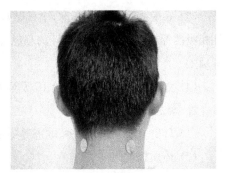

图3-2-1　磁片直接贴敷法（1）　　　　图3-2-2　磁片直接贴敷法（2）

1．操作方法

（1）选取有足够磁感应强度的1片至数片磁片。

（2）暴露治疗部位，选好痛点（阿是穴）或穴位等贴磁部位。

（3）用热毛巾或75％酒精棉球清洁皮肤，然后将磁片分别置于需要的治疗部位。

（4）疗程无严格限制，一般1周～1个月为一疗程。

2．临床应用

急慢性软组织损伤、关节炎、支气管哮喘、腱鞘炎等。

3．注意事项

（1）磁片贴每天更换，要观察贴磁片局部的皮肤反应，如无不良反应，可继续治疗。

（2）贴磁片处皮肤如果发生了刺激反应，产生疼痛或出现水泡时，应立即取下磁片，局部消毒，并停止或更换其他治疗方法。

（3）皮肤过敏、破损处先做局部消毒处理后，保持皮肤干燥，再用消毒纱布覆盖破损皮肤处，预防感染。

（二）耳穴贴磁疗法

耳穴贴磁疗法是用磁珠或小磁片贴敷在耳廓穴位上治疗疾病的方法。该疗法

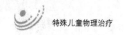

对荨麻疹等疾病有辅助治疗作用。

1. 操作方法

(1) 选取若干磁片。磁场强度一般为 0.02～0.05 T 或 0.1 T 以上,使磁场作用于耳廓穴位。

(2) 耳穴的选穴原则与耳针疗法相同。每次选用 2～4 个穴位,将磁片直接贴在耳穴上。

(3) 一般先贴敷一侧耳廓,次日贴敷另一侧耳廓穴位。也可根据同性相斥、异性相吸的原理,将两个不同极性的小磁片对置于耳廓的前后,小磁片便互相吸附在耳廓上。

(4) 疗程无严格限制,一般 15 天至 1 个月为一疗程。

2. 禁忌证

(1) 耳廓上有湿疹、溃疡、冻疮等病变。

(2) 体质极度衰弱。

(3) 有内分泌疾病、肾脏疾病等。

(4) 有严重的心、肺、肝功能障碍及血液疾病。

3. 注意事项

每次 1～2 个磁片贴敷在耳朵穴位,不宜过多,以免磁场互相干扰。小儿建议用磁片,因磁珠强度很难控制,要注意观察反应、预防感染。

三、动磁疗法

将高磁场强度的磁体安装在一个动力机械上,使磁片随转动而产生脉动磁场或交变磁场,在治疗过程中磁场强度随时间而变动,称为动磁疗法。动磁疗法的磁场分交变磁场和脉动磁场。下面介绍动磁疗法中的旋转磁疗法、电磁疗法、脉冲磁疗法和脉动磁疗法。

(一) 旋转磁疗法

用旋转磁疗机的磁头对准治疗部位进行治疗,如为同极旋转磁疗机则产生脉动磁场,如为异极旋转磁疗机则为交变磁场。

立式磁疗机,可将机头紧密平行接触于穴位或痛点等治疗部位。无外罩的应与治疗部位保持一定的距离。

(1) 操作方法:①打开电源开关,调节输出电压旋钮从零位调节至所需电压值。②调整磁头对准所选穴位或痛点,每个穴位或部位治疗 5～15 min,5～10 次为一个疗程。③治疗完毕按逆时针方向转动旋钮,将电压降至零位,关闭电机开关,将机头移开。④机头保护罩应用 75％酒精擦拭消毒。⑤机器马达应避免空转,以减轻碳刷磨损。

(2) 临床应用:适用于软组织损伤、婴幼儿腹泻、脑瘫等。

(二) 电磁疗法

电磁疗法使用电磁疗机产生的低频交变磁场,作用于需要治疗的部位进行治疗。

1. 操作方法

(1) 将磁头导线插入插孔内,选择合适的磁头置于治疗部位,然后接通电源。

(2) 如有磁场强度调节旋钮、脉冲频率调节旋钮,应按机器说明顺序调好。

(3) 电压旋钮有弱、中、强三档,儿童多选用弱、中档。

(4) 每次治疗 15～20 min,每日 1 次,10 次为一个疗程。

(5) 治疗结束,按相反顺序关闭。

2. 临床应用

可治疗软组织损伤、类风湿性关节炎等疾病。

3. 注意事项

治疗中应询问患者局部是否过热,如过热应用纱布等隔垫。磁头过热还可更换磁头,或降温后再用,防止烫伤。

(三) 脉冲磁疗法

用脉冲磁场磁疗机的磁极对准治疗部位进行治疗的方法,称为脉冲磁疗法。脉冲频率为 40～100 次/min,磁场强度为 0.15～0.8 T。常用的设备有经颅磁刺激仪、脑循环系统治疗仪、电脑骨伤治疗仪等。

1. 经颅磁刺激仪

经颅磁刺激(Transcranial Magnetic Stimulation, 简称 TMS)是一种利用时变的脉冲磁场作用于中枢神经系统(主要是大脑),改变皮质神经细胞的膜电位,使之产生感应电流,影响脑内代谢活动和神经电活动,从而引起一系列生理生化反应的磁刺激技术。

(1) 操作方法:①病人取坐位或仰卧位,将治疗线圈放于需要治疗的部位。②根据病情需要调节刺激参数:强度、频率、刺激时间、时间间歇。③开始治疗,一般 15～20 分钟后,设备自然停止。

(2) 适应证:脊髓损伤、脑性瘫痪、自闭症、注意缺陷多动症、尿失禁等疾病。

(3) 禁忌证:①10 岁以下的儿童建议不使用。②治疗部位有金属物、电子耳蜗等体内植入体。③颅内埋置电极者。④严重或近期心脏病有发作者。

2. **脑循环系统治疗仪**

（1）脑循环系统治疗仪以脑生理学、磁生物学和临床脑病治疗学为基础，输出特定规律交变电磁场作用于脑细胞和脑血管，以改变病灶区代谢环境，使参与代谢的酶活性增高。属于低频脉冲磁场。

（2）治疗作用：①扩张脑血管并有促进血液循环和建立侧支循环的作用。②对损伤的脑细胞可起到促进新陈代谢、增强其修复能力的作用。

（3）操作方法：①将治疗帽插头插入磁疗输出接口内，开启电源开关键。②设置治疗帽的治疗强度、振动幅度、振动频率和治疗时间。③参数设置完成后，按"启动键"进入工作状态，开始倒计时。④治疗完成后治疗帽自动进入停止状态，所有参数返回初始值。

（4）临床应用：①适应证。脑损伤性疾病和小儿脑性瘫痪的辅助治疗。②禁忌证。全身及颅内出血性疾病的急性期患者，颅内感染、癫痫、重症心脏病者。

（5）注意事项：①治疗帽应细心使用，防止摔碰，外壳或导线断裂应禁止使用。②治疗线不能承受外来拉力，严禁拉扯治疗帽和治疗线。③上次关机至下次开机的时间间隔必须大于5秒，否则易导致治疗仪程序出错。

3. **电脑骨伤治疗仪**

该仪器是由微机控制的数字电路，通过大功率电容的充放电，产生低频交变脉冲电流，再通过磁疗头线圈的耦合作用，产生脉冲磁场，通过改变电流的方向改变磁场的极性，经磁疗头作用于人体骨创伤的部位。见图3-2-3骨伤疗法。

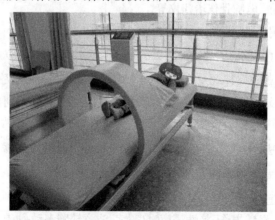

图 3-2-3　骨伤疗法

（1）治疗作用：同磁疗法的作用。

（2）临床应用：①适应证。适用于骨折创伤的辅助治疗，减轻肿胀、缓解疼痛、促进骨折愈合。②禁忌证。心脏病、骨肿瘤、骨关节结核者禁用。

（3）注意事项：①磁疗头不能随意摆放，以免造成磁疗头破裂或线路断开，影响治疗效果。②仪器按键为轻触式按键，不宜用指甲或过度用力按键。③不能和高频设备同时连接到同一患者身上。④远离高频设备，以免影响设备运行。

（四）脉动磁疗法

使用脉动磁疗法要先检查磁疗机运行是否正常，及患儿有无磁疗禁忌证，然后将脉动磁疗机头置于需要治疗的部位。

操作方法为：①患儿躺卧床上，将治疗部位置于两磁头之间，使磁力线垂直通过治疗部位。调节上磁头的高度，使上磁头降到距皮肤最近距离或接触皮肤（另一类型机器的磁头铁芯延长，其铁芯端已无温热感，故可接触皮肤）。②仪器开关应在关的位置，电流表指针应在"0"位。③打开电源开关、接通电流。根据病情需要，转动电流调节钮，增加电流强度，使患者受到一定强度的磁场作用。④治疗结束后，将电流强度调回到"0"位，然后关机，升高上磁头的高度，移开磁头。每次治疗时间 20 分钟，每天治疗 1 次。

四、磁疗的临床应用

磁场对脑外伤恢复期、脑瘫、单纯性婴幼儿腹泻、遗尿、支气管肺炎、软组织损伤、骨折恢复期等有一定的疗效。慢性炎症和损伤选用电磁法、脉动电磁和脉冲磁场。

五、磁疗法的注意事项

应用磁疗法应注意以下事项。

（1）磁疗具体的副作用如下：诱发癫痫是磁疗最严重的副作用，但是非常罕见。其他副作用包括晕厥、恶心、头痛和肌肉抽搐带来的不适等，发生较为频繁，但停用后或休息后一般可以缓解或消失。

（2）白细胞较低者要定期检查白细胞。

（3）长时间通电时磁头会发热，避免发生烫伤。

（4）血压波动、头晕、恶心、嗜睡、躁动不安者应停止治疗。

（5）眼部、幼儿、体弱者不宜强磁场治疗，也不宜长时间治疗。

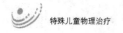

第三节 水疗法

一、概述

（一）水疗法相关表述

水疗（SPA）一词源于拉丁文 Solus Par Aqua，其中 Solus、Par 和 Aqua 分别是健康、透过和水的意思，SPA 意思是以水作为媒介物，如大自然的山泉、瀑布、矿泉，以浸泡、冲击等方式给予人体外因环境刺激，通过神经—体液的调节机制，引起人体器官疾病的改善和心理调节，感受身、心、神皆舒畅自在，并达到平衡，起到精神健康变化的作用。

在现代儿童康复医学中，水疗已是特殊儿童综合康复治疗中一种重要的物理治疗方法。水疗法运用转换医学概念，将水的生物学、生理学、动力学效应与水的温度（热动力学）、水静压（静水压力）、水浮力、阻力等不同信息传递和作用于人体，以水和游戏为载体，将运动、感觉、感知、意识和行为管理融合在治疗学软环境中，丰富了物理治疗的内容，在保健、医疗、康复等方面，收到防治疾病和促进功能障碍康复的效果。

我国儿童水疗康复刚刚起步，治疗技术及方法介绍源自于国外的知识和经验。目前国内儿童水疗康复多见于盆池浸浴、药浴医疗池等，不能实现水疗功能性康复。苏州博爱学校从 2004 年起与国际儿童康复专业工作者合作设计了适合特殊儿童（涵盖智障、孤独症、肢体功能障碍儿童）的水疗馆，在水疗实践中，充分考虑到影响功能发育的多种因素，诸如肌力、心血管承受力、心肺适应能力、运动能力，将个体功能状况、社会参与程度、环境因素需求整合为功能性康复目标，尝试将 ICF 的功能性康复理念与水疗康复技术相结合，将从损伤水平开始的治疗方法转换为满足功能性康复需求的技术，在很大程度上帮助患儿实现了预期康复目标，探索和积累了适合中国国情和特殊儿童需求的水疗康复经验。

（二）水疗的治疗作用

水疗的治疗作用：①运用水温、水浮力、静水压力、导热等水的物理学性质，有效为损伤功能障碍康复提供优越的环境。水中安全的减重环境，能起到缓解肌肉痉挛与疼痛，降低肌张力，增加关节活动度，增强肢体运动协调性，提高平衡和感觉统合能力的作用,对提高肢体运动认知功能,建立自主运动感觉,增强自信心特别有效。②水可提供不同的阻力,对改善肢体功能,改善心肺功能,提高有氧耐力有不可替代的作用。③水疗本身提供了优越的激发动机和运动学习的环境,提供本体感受和超感受输入,是提高特殊儿童生命质量的一种有效物理治疗方法。

（三）水疗的治疗原理

机械刺激在儿童康复水疗的效果和作用中是主要的,它主要体现在以下几个方面。

1. 浮力（Buoyancy）

水疗应用水浮力的物理特性,是最具有治疗意义的疗法。人体相对密度为0.97,当人体97％的躯体体积浸在水中时,体重会减轻85％,身体能达到漂浮平衡状态。水浮力作用,显著减弱了重力对血液循环的影响,为心脏的工作提供了有利条件。浮力使人体处于减重状态中,肌肉、骨骼、脊椎的负荷大大减轻,减小了运动阻力,有利于机体运动的诱发和启动（图3-3-1）。水疗对于特殊儿童运动感知的输入具有显著疗效。

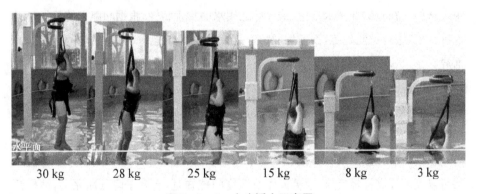

| 30 kg | 28 kg | 25 kg | 15 kg | 8 kg | 3 kg |

图3-3-1　水疗浮力示意图

2. 静水压力（Hydrostatic Pressure）

在普通盆浴时,静水压力为$40\sim60 \ g/cm^2$。静水压力的影响在浸入水后即刻出现,短期内便可引起身体的塑性应变,静水压可压迫胸廓、腹部,使自主呼吸感受到一定的阻力,从而以用力呼吸来代偿,加强了呼吸运动和气体代谢,使得肺活量增加,对胸廓的发育有良好的作用,同时静水压力还作用于血液循环,压迫体表的血管和淋巴管,使体液回流（图3-3-2）。经常"游泳"儿童的心率比一般不参加

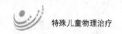

"游泳"儿童的心率平均低 6～8 次/分钟,静水压力在特殊儿童水疗中有循证医学的临床意义。

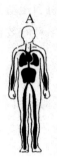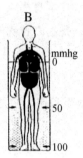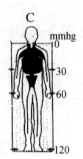

图 3-3-2　水疗的静水压力示意图

3. 水的阻力(Hydraulic Resistance)

根据牛顿第三定律,人体每一个动作都会对水产生作用力,同时也受到水的反作用力。这种作用力和反作用力的大小相等,方向相反。在人体活动停止时,水的阻力几乎立刻降至为零,水中的任何运动都可以得到水的反作用力信息反馈,对运动感知发展至关重要。水的阻力对肌肉力量和心肺功能的增强也是十分有利且效果显著的。在特殊儿童水疗中,治疗师运用水的物理特性,根据功能训练目标设计训练计划,进行抗阻训练,逐渐发展特殊儿童自我调节能力。这些技巧的运用因人而异。

4. 热能转移(Thermal Energy Transfer)

热能转移理论在成人水疗康复中得到验证。不同的水温对人体系统器官的作用是不同的,临床多用不同的水温刺激肢体的局部,以达到一定的治疗效果。

根据特殊儿童的发育特性和儿童水疗的实践,治疗中不宜采用冷水浴。温水浴可以显著提高神经反射,改善人体对温度的感知觉,有利于降低肌张力,减轻痉挛,缓解肌肉疼痛,增加关节活动度,增加水感舒适度,满足特殊儿童水疗康复的需要。水疗环境要求水温和室温相适宜。

二、水疗康复治疗技术

特殊儿童的水疗康复治疗技术是以 ICF-CY"个体—任务—环境"功能要素为核心观点,设置适合不同障碍儿童的水疗康复训练,充分利用水浮力、静水压力、阻力和热能转移等特性优势,最大限度运用物理治疗动作设计,在多感官训练趣味游戏活动中，实现个体功能的改善。特别要强调的是，水疗的训练活动是需要治疗师策划和设置的，训练动作安排要有针对性、目的性、主动运动，优化动作组织性、时序性，帮助运动功能重建。

（一）特殊儿童水疗法

1. 适应性运动训练

（1）水疗前热身训练：水疗前预先做皮肤扫刷、肢体的被动或主动运动 5～10 分钟。

（2）水温适应性训练：减少特殊儿童因体温调节能力差异而出现的不适感。水疗前用接近人体温度的水做周身淋浴并抚擦周身皮肤，约 30 秒后，逐渐降低淋浴水温（至相等于水疗池的水温），待患儿适应水温后进入水疗池进行训练。

（3）水适应性训练：特殊儿童初次接触水疗时均有不同程度的紧张、恐惧、兴奋等表现，通过皮肤扫刷和抚触，可给予孩子安全感，使其情绪稳定。利用儿童喜欢水的天性，让儿童呈卧姿或坐姿在不同水位阶梯平面（图 3 - 3 - 3），拍打水面做玩水游戏（图 3 - 3 - 4），建立对水疗训练环境的安全感、信任感和认同感，使孩子身心愉悦，循序渐进地实施目标性训练治疗。适应性活动时间依据儿童功能需要，以 5～15 分钟为宜。

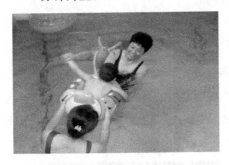

图 3 - 3 - 3　水适应性训练（1）

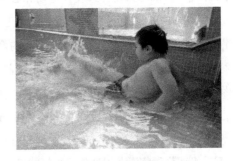

图 3 - 3 - 4　水适应性训练（2）

2. 心肺调节运动训练

由于特殊儿童心肺功能低下的生理特征，在儿童水疗中需根据个案的心肺功能水平，运用静水压力原理设计个性训练方案，以达到改善呼吸运动、气体代谢和促进体液循环的目的。水疗对特殊儿童心肺功能训练是安全、有效且不可替代的。

（1）水压呼吸训练：在水疗中将患儿置于由浅至深的不同水位，通过水压对身体腹部、胸廓产生的压力，诱发自主呼吸及用力的代偿性呼吸运动。

（2）吐气呼吸训练：水疗中让患儿的嘴接近水面，教导其进行吹气（乒乓球）动作，观察水面波纹和乒乓球移动（图3-3-5）；逐渐引导其头面部置于水中做吹泡泡吐气训练（图3-3-6），循序渐进发展心肺功能，在测定吐气水平改善基础上做递增性憋气、换气有氧训练。

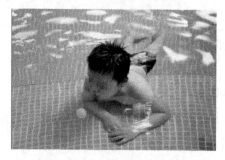

图3-3-5　吐气呼吸训练（1）

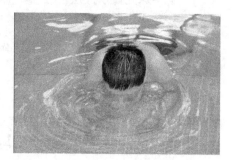

图3-3-6　吐气呼吸训练（2）

3. 基础运动训练

活动与环境相互制约、相互协调，是维持人体生命存在和有机体机能正常活动的必要条件。虽然特殊儿童的运动障碍表现不尽相同，但均阻碍了基础运动的协调发展。通过水疗运动训练，可诱发肢体的主动运动，增加关节活动度和随意运动控制能力，同时提高肌力，改善运动和心理感知。

（1）头控训练：头是一切运动的出发点，头控对正确姿势的维持和对称型功能性运动起到关键作用。水疗中运用水的浮力，配合颈圈辅具，给予患儿颈部、肩部稳定的感觉输入（图3-3-7）。由于颈部得到稳定支撑，肩带处于稳定状态，患儿易保持头颈控制于中线位，抑制颈部过度伸展或前屈的异常模式，利于头颈部功能性运动发展。同时治疗师可根据障碍儿童的不同需求，设置视觉注视、追视引导物等认知训练目标（图3-3-8），亦可配合律动音乐完成头控训练。

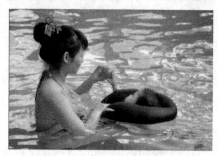

图3-3-7　头控训练（1）

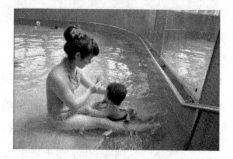

图3-3-8　头控训练（2）

（2）肩带与上肢训练：上肢训练时可取卧位与坐位，运用水的浮力和阻力分别进行肩带上提、上旋、下旋、外展，肩关节的屈伸（图3-3-9）、外展内收和内外旋等关节活动（图3-3-10）。亦可根据任务需求，选用不同水疗辅具（浮力棒，水中哑铃100 g、200 g、300 g）进行渐进抗阻训练。

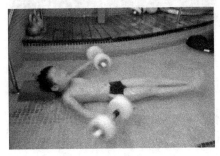
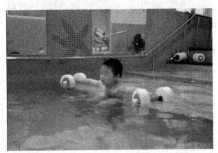

图3-3-9　肩带与上肢训练(1)　　　　图3-3-10　肩带与上肢训练(2)

（3）躯干发展训练：躯干稳定是运动发育的基础，而运动障碍儿童普遍存在躯干控制障碍，无法维持稳定的姿势及控制主动运动。躯干训练一直是临床儿童康复治疗中存在的棘手问题。水浮力的物理特性克服了重力因素，为躯干发展训练创造了良好的环境基础。

助力运动：治疗师选择不同水平面，做躯干45°水平摆动（图3-3-11）、25°躯干旋转（图3-3-12）和垂直钟摆运动，发展躯干在伸展状态下的运动感觉，降低肌张力，实施功能训练计划。

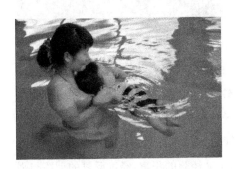
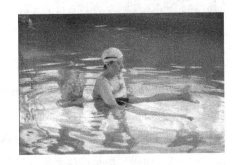

图3-3-11　助力运动(1)　　　　　图3-3-12　助力运动(2)

主动运动：儿童肘或手支撑，水位高于肩胛下缘，双足远端固定于浮力棒上，做躯干下肢主动水平摆动训练（图3-3-13）、下压运动训练（图3-3-14）。

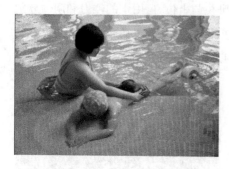

图 3-3-13 水平摆动训练

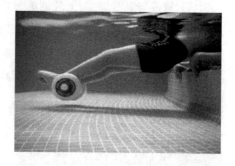

图 3-3-14 下压运动训练

（4）下肢运动训练：下肢功能是维持人体站立和行走的基础，也是康复治疗的重点和难点。水温和水浮力能较好地缓解肌张力，促进下肢主动运动和分离运动感觉的输入。患儿亦可站立在水位齐腰的平台上，双手抓握池边扶手，可借助水的浮力，做高抬腿、后伸、外展、交叉内收、下蹲（图 3-3-15）、跨越（图 3-3-16）等适应性技能训练，完成地面上难以完成的任务。

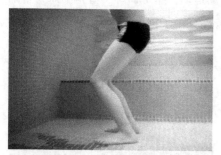

图 3-3-15 下蹲

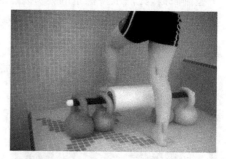

图 3-3-16 跨越

4. 平衡协调运动训练

平衡是人体所处的一种姿势或稳定状态，需通过视觉、前庭觉、本体觉、触觉等神经系统进行整合。水疗为平衡训练提供了独特的治疗环境，在水疗中所进行的各种动态性主动运动训练，如水中平台翻身（图 3-3-17）、爬行（图 3-3-18）、跪走（图 3-3-19）等，均是维持平衡的过程和运动经验的积累，经过反复的训练与强化，可逐渐提高平衡能力。

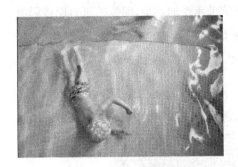

图 3 - 3 - 17　平台翻身

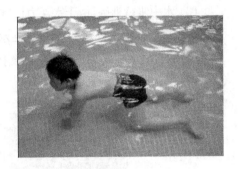

图 3 - 3 - 18　爬行

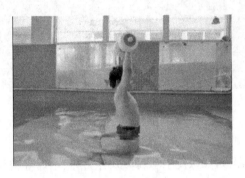

图 3 - 3 - 19　跪走

（1）足踝控制与微调训练：足踝是维持站立稳定的支撑基础，通过引导物的信息反馈训练，诱发足踝的随意控制（图 3 - 3 - 20）。患儿站立于水中平衡气垫上，运用身体重心的移动，发展足踝跖屈、背伸等足踝微调的平衡控制能力（图 3 - 3 - 21）。治疗师亦可从不同方向朝患儿身上推水，运用水流冲击，让患儿感受平衡挑战，通过足踝调节，使身体保持平衡。

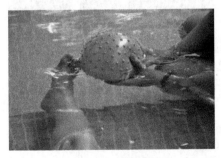

图 3 - 3 - 20　随意控制

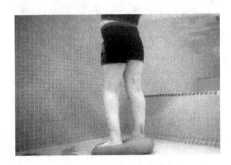

图 3 - 3 - 21　平衡控制

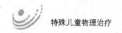
（2）水中步行训练：由于水浮力可减轻下肢承受的重量，即使是肌力比较弱或下肢骨折恢复期的患者，也会感受到在水中站立和行走较在地面上容易得多，儿童站在水中双杠内，水面与肩胛下缘持平，双手抓住双杠保持安全状态（图3-3-22）。

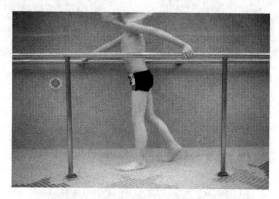

图 3-3-22　双杠水平步行训练

5. 肌力训练

利用水疗辅助器械，如橡皮手掌、脚蹼、浮力棒、水球等辅具，进行各种渐进抗阻运动训练，以提高肌力，所有这些都是较地面运动更为有效的方法。水中设置的各种器械，如池边扶手、水中浮木、步行双杠等，亦可作为患者身体的支撑物以保障安全（图3-3-23，图3-3-24）。

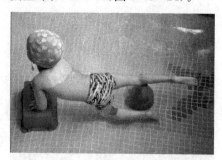

图 3-3-23　水平肌力训练（1）

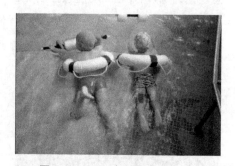

图 3-3-24　水平肌力训练（2）

6. 运动感知游戏训练

游戏是儿童心理发展的重要活动方式，在水疗训练中，运动感知训练与游戏相结合，掌握基础运动功能的同时，帮助儿童主动学习、自我感知、循序渐进地掌握平衡协调能力。特别对于智障或自闭症儿童，水疗中运用小组互动游戏，可激发竞争、促进情感交流和社会行为发展(图3-3-25)。

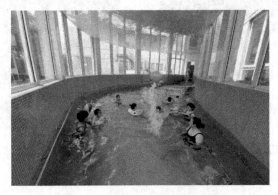

图3-3-25 运动感知游戏训练

(1)功能性游戏训练:"小球钻洞"游戏。配合节律性音乐,发展上肢的功能性训练:将手中的球抛向水球网,在抛球过程中发展视觉专注、距离辨识能力,逐渐增加球穿洞的成功率,不仅发展了儿童的协调能力,也激发了其对游戏规则的认同感和社会交往的参与能力。又如"火车接龙"(图3-3-26)、"看谁投得准"(图3-3-27)水中感知游戏。

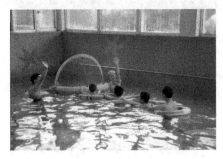
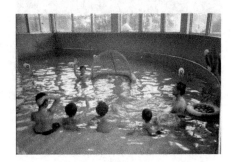

图3-3-26 功能性游戏训练(1)　　　**图3-3-27 功能性游戏训练(2)**

(2)协调功能性游戏训练:游戏"船桨动起来",特殊儿童抓住浮力棍两端,双上肢伸直,头颈后仰,确保人体漂浮于水面,在"出发"的口令发出时,儿童双下肢膝关节交替屈伸,拍打水面,推动身体向前滑行,到达指定目标。这个游戏可以训练儿童耐力和意志力,同时提高四肢的协调能力(图3-3-28,图3-3-29)。

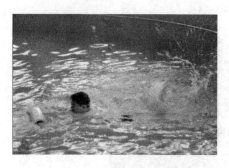

图3-3-28　四肢协调能力训练(1)

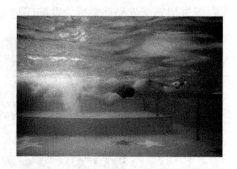

图3-3-29　四肢协调能力训练(2)

（3）动作模仿游戏：猴子—鱼。

口令：猴子。

儿童双手抓住扶手，双下肢充分屈曲，双足支撑于墙面上，呈猴子屈曲状（图3-3-30）。

口令：鱼。

儿童双手松开，同时双下肢伸直，用力蹬墙，身体像鱼样仰面游出（图3-3-31）。

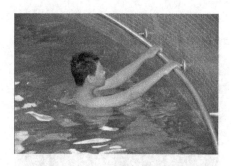

图3-3-30　动作模仿游戏(1)

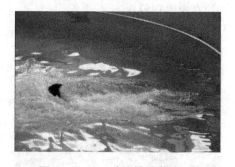

图3-3-31　动作模仿游戏(2)

游戏意义：①遵照指令完成动作，提高儿童专注力。②训练四肢协调能力。③主动蹬墙活动，改善本体感觉，发展患儿自主动作协调控制性。

（二）特殊儿童水疗适应证和禁忌证

水疗的适应证：脊髓损伤、脑外伤、脑瘫、神经肌肉疾病、多发性硬化症、脊椎骨折、肥胖症、关节炎、骨科手术后、智障、孤独症儿童。

水疗的禁忌证：传染性疾病，如各种皮肤传染性疾病，急、慢性肝炎等，有液体排便（腹泻）的患儿，有裸露的伤口或有溃疡的患者，癫痫发作期、发热、感冒、严重的循环系统疾病、心功能不全在Ⅱ级以上、安静状态下脉搏超过120次/分的患者，害怕水的患儿。

在儿童康复的水疗中,有些会采用中药浸泡的方法,这不适用于大的水疗池,严格地说这也不属于功能治疗的范围。水疗池中一般不添加各种矿物盐类、药物和气体。

（三）特殊儿童水疗硬件及管理

1. 水疗池的硬件设计

特殊儿童水疗池依据不同特殊儿童功能障碍、康复需求、心理发展和安全需求而特别设计。水疗池的设计宜无边角,设置稳定的不锈钢扶手,设置辅助移动、悬吊或水中稳定设施,其中阶梯水疗池是功能需求的特别设计,将水疗区域分为 300×100×20 立方厘米、300×100×40 立方厘米、300×100×80 立方厘米、300×100×120 立方厘米的四个深度不等的浅水和深水区域（图 3-3-32）。

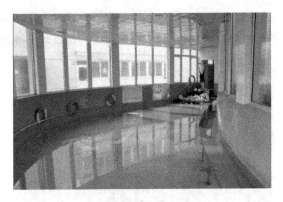

图 3-3-32 水疗池

水疗池建设中需配置水温、水循环、水过滤、水净化、水监测、空气温控、除雾、除湿、通风等控制装置,保持室内恒温,避免水疗室的雾气（增加水疗安全性）,减少湿气（有益于呼吸）,保障特殊儿童水疗康复效果。

表 3-3-1 水疗池的硬件标准

硬件要求	水疗设施参数
水温	特殊儿童水疗适宜水温在 30～33℃
室温	特殊儿童水疗适宜水温在 28～33℃
通风	室内空气外排、新风从除湿热泵送进,保持空气新鲜
除湿	恒温恒湿除湿热泵排除高湿空气,维持空气 65％湿度（是人体最佳舒适度）

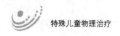

续表

硬件要求	水疗设施参数				
除雾	恒温恒湿除湿热泵同时排除高湿雾气,水疗池内视线透明,确保水疗安全性				
水质	pH 值 6.5~8.5	浑浊度 ≤5	尿素 ≤3.5	细菌总数 ≤1 000	大肠菌群 ≤18
安全	水疗池通道、沐浴间均铺设栅栏防腐木地板,防止滑倒				

2. 安全与器材管理

安全是水疗实施和效果的最重要的保证,参与水疗的每一成员,包括治疗师、水池管理员、家长都要接受安全管理制度培训,严格遵守水疗的适应证与禁忌证。水疗实施过程中遵守安全规则。

特殊儿童水疗需要准备特殊水疗辅具,包括用于支撑头颈部、肢体或作为在水中进行抗阻力运动、促进运动的辅助工具,如橡皮圈、马鞍形气垫、浮力棒、水中哑铃、水中平衡气垫等(图 3-3-33)。其形状规格同一般游泳用品,亦可按需要专门设计。这些器材必须有固定的安放位置,使用后需放回原处,定期做清洁消毒和安全检查。

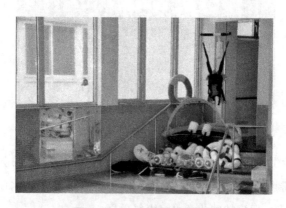

图 3-3-33　特殊水疗辅具

(四) 参考国外水疗对小儿运动神经障碍治疗的概括

1. 水疗患者

水疗患者中,63% 为小儿脑瘫(其中 39% 为双侧瘫,31% 为偏瘫),另外 33% 为肌发育障碍患儿。年龄范围很广,从 2 个月到 19 岁。

2. 水疗时间

平均每周 1~2 次,每次 30 分钟。疗程时间因人而异,6~8 周最普遍。

3. 平均水温

32～33 ℃。

4. 常见水疗临床效果

常见水疗临床效果主要是改善了粗大和精细运动协调功能,改善了步态,同时发展了游泳技能,并促进了生命体征的改善。

5. 常见水疗方法

Halliwick 方法为常用。该理念最早由 James McMilan,一位液压工程师提出。原始主要的目的是让肢残患者学会水中独立游泳。共有 10 项内容,包括意志的调整、矢状位旋转的控制、横切面旋转控制等。该理念符合功能恢复为主的 ICF 治疗原则,强调了肢体平衡控制、肌力恢复和运动功能。此法是系统性的水中运动功能的训练方法,类似于传统的 Bobath 疗法和引导式教育。

除了水中运动,还可根据特殊儿童的不同需求,借助一些水疗设备,如哈伯特槽浴、涡流浴、喷流浴、气泡浴、蒸气浴等,根据浴槽不同、浴法不同,满足不同患者的康复需求。

第四节　生物反馈疗法

一、概述

生物反馈疗法是应用现代科学技术,将人们正常意识不到的身体生物信号,如肌电、脑电、皮温、心率、血压等转变为可以被人察觉到的信号,如视觉、听觉信号,让患者根据这些信号,学会在一定范围内控制脏器的活动,纠正偏离正常范围的脏器活动的治疗方法。

（一）生物反馈疗法的生理和治疗作用

生物反馈疗法的生理作用和治疗作用主要包括:生物反馈的心理生理机制及生物反馈训练的原理。

1. 生物反馈的心理生理机制

神经系统的随意和不随意活动之间存在着密切的联系和相互影响,意识活动与无意识活动是以皮层与皮层下丰富的神经联系为基础的,这就是不随意的生理活动接受随意控制的解剖基础。皮层下边缘系统,既有调节情绪的作用,又有调节

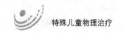

内脏功能的作用,这一事实本身就表明心理(情绪)反应和生理(内脏)活动之间存在联系,心理社会因素可以通过意识影响情绪反应,使受意识活动支配的体内各项活动发生异常改变,导致疾病的发生。生物反馈疗法是将无意识的生理活动置于意识的控制下,即通过生物反馈训练学会有意识地控制肌肉、肌张力、内脏活动和腺体的变化。人对外界现实或事物的感知会同时激活大脑皮质和边缘系统,从而引起认知和情绪反应。

2. 生物反馈训练的原理

生物反馈训练的原理大致可以概括为让人了解自己的生理反应,其理论基础是操作制约学习与现代电子技术的发展控制论。把一个人学习的后果告知他自己,是学习得到最佳效果的必要条件之一,在心理上叫作学习"效果律"。生物反馈就是这样一个通过操作条件反射、不断尝试错误的内脏学习过程。具体的操作流程是借助现代电子技术,把人体连接于一个由他自己产生的生理反应的回路当中,将人体内部某些不受意识支配或不被觉察的特定生理活动,如皮温、肌电、肌张力、血压、心率、心律、胃肠道平滑肌收缩以及脑电节律等动态信息,经仪器检验、放大和转换,以声、光、仪表指针,或监控装置显示的符号、数字等信号形式,直接而又连续不断地反馈给被测试者本人,使其随时能够觉察自己体内某些生理过程的即刻动态变化,与此同时,被测试者根据反馈信息,有意地用意念在一个可能变动的范围内,学习控制这些原本不受意识支配的生理活动过程。

(二)生物反馈疗法的分类

常用生物反馈仪都是由生理信息检测、信号处理、反馈显示、数据收集记录四部分组成。根据检测和反馈的信息的不同可分为皮温生物反馈疗法、脑电生物反馈疗法、心率生物反馈疗法和肌电生物反馈疗法等。

(三)生物反馈疗法的特点

生物反馈的各种研究可大致归为三大类效应:骨骼肌系统的生物反馈、自主神经系统的生物反馈、内分泌系统的生物反馈。这三种系统都涉及心理应激过程和当事人的应对反应。实验表明,生物反馈的训练可以改善被试者对应激的适宜反应,从而有利于心身健康。总结前人研究成果,一般认为对骨骼肌控制的生物反馈训练最易取得疗效,对自主神经系统反应的训练可以引起中等程度的变化,但表现有较大的个体差异。另外,生物反馈也可通过间接的途径使腺体反应发生变化,从而达到对内分泌系统的自我控制。

二、治疗技术

(一) 皮温生物反馈疗法

1. 治疗作用

指尖温度与肢体血液循环有密切关系,可反映血流动力学改变。

2. 应用

目前常用此方法治疗雷诺氏病、高血压,也有用于治疗糖尿病间歇性跛行和银屑病的报道。

(二) 脑电生物反馈疗法

1. 治疗作用

脑电图有 α、β、θ、δ 四种波形。α 波是安静休息时出现的波形,β 波焦虑时出现,θ 波与睡眠有关。感觉运动节律(SMR)波是频率为 $12\sim15$ Hz 而无 $4\sim7$ Hz 的高电压 θ 波成分。

2. 应用

目前常用 α 波反馈治疗精神忧郁症;β 波反馈治疗神经衰弱、失眠等;用 SMR 波反馈治疗癫痫,近年来治疗儿童轻微脑功能失调的报道也较多。

(三) 心率生物反馈疗法

1. 治疗作用

心率受植物神经控制,根据操作条件反射学说,人可以随意调节心率快慢。目前常用此法治疗各种心律失常,尤其对伴有心理障碍者有较好疗效。

2. 应用

此法与血压生物反馈联合应用可增强高血压降压效果。

(四) 肌电生物反馈疗法

1. 概述

在特殊儿童治疗中应用最为广泛,这里重点介绍。肌电生物反馈治疗是通过反馈仪将肌电信号叠加输出,转换成患者能直接接受的反馈信息(如颜色、数字、声响等),患者根据反馈信息对骨骼肌进行放松训练或对瘫痪肌群进行运动功能训练的方法。它是涉及物理医学、控制学、生理学、解剖学、心理学及康复医学知识和技术的多学科、综合应用的一项新技术,在国外已成为一个独立的边缘学科。它借助肌电接收设备记录自主收缩肌肉时的微弱电信号,并以此为源,通过视觉或听觉通

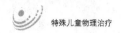

路反馈信号,将人们平时不易感知的体内功能变化转变为可以感知的视听信号,并让患者根据这些信号通过指导和自我训练学会控制自身不随意功能。肌电生物反馈治疗用的反馈信息是脑细胞控制肌肉的电信号,因为骨骼肌是可以随意控制的,肌电自身调节比较容易掌握,治疗方法简单易学,疗效可靠,患者容易接受,是目前西方国家临床广泛应用的一种生物反馈疗法。

肌电生物反馈疗法是将生物反馈技术与电刺激方法相结合,通过对无任何主动运动肌肉的电刺激引起微弱的肌电信号,或将患者有意识的肌肉收缩引发的肌电信号转化为放大了的反馈电流,再刺激肌肉收缩,使瘫痪肢体运动幅度加大,使中枢神经系统获得有效的本体感觉反馈,完成闭环刺激模式和随意运动。其基本原理包括促进神经轴浆运输、营养神经、增强肌肉力量及增加肌纤维数量、增强感觉、促进血液循环。这种较大幅度的肌肉收缩和关节运动,向中枢神经系统提供了大量的、本体的、运动的、皮质感觉的输入冲动,传入并影响相应的大脑中枢,使大脑中枢逐渐恢复对瘫痪肌肉的控制,促使脑损伤后中枢神经系统形成新的连接和重塑神经通路,动员相关部位的神经组织承担病变组织所承担的某些功能,促使神经肌肉功能的恢复。

2. 治疗优点

(1)可感知信号的输入,充分调动患儿主动参与积极性,增强其自信心和治病的决心。

(2)患儿主动参与引发的肌电信号,经反馈对大脑皮质也是一种条件性重复刺激,经过长期反复训练能形成相应的条件反射。

(3)可在大脑皮质相应部位形成兴奋灶,有助于重组或再塑中枢神经功能。

(4)用于肌力弱或控制能力障碍的肌肉康复,通过训练可提高某块肌肉或肌肉群的紧张度和活动性。

(5)可以增加几组肌肉的协调性。

3. 治疗作用

用于反馈的信息是肌电信号,可直观地反映肌肉紧张和松弛水平。由于骨骼肌受随意神经系统控制因而简便易学,且疗效显著,是目前应用最成功、最广泛的一种。肌电生物反馈疗法按临床应用目的分为两类:一类是松弛性反馈治疗,治疗时根据病种不同选择适当的肌肉放置肌电电极,检测肌电信号,同时让患者根据输出信号设法松弛肌肉,达到治疗目的。另一类是再训练反馈治疗,治疗时肌电电极放在被训练肌肉的体表,让病人努力提高肌肉电位水平,达到改善肌肉功能的目的。概括来讲肌电生物反馈治疗的作用就是增强肌力、降低肌张力(直接作用、间接作用)、增加肌肉的协调性、加强感觉反馈、促进脑功能重组。

4. 临床应用方案推荐

对于特殊儿童来说,一定要在熟悉解剖学、生理学、神经发育学、运动学基础上,根据神经学发育规律,由上到下,由近端到远端,重视头部、躯干的控制来制订方案。在治疗中,应以发育的观点对患者进行评估,从患者当前所处的发育水平开始,沿着发育的顺序进行治疗。发育顺序可帮助治疗师找到病人治疗开始的位置,循序渐进直至达到较高水平。治疗要连续每日不断重复刺激肌肉,同时获得听觉刺激反馈,直至条件反射发生。下面推荐几例治疗方案。

(1)尖足—小腿三头肌痉挛。

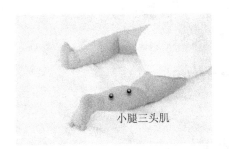

图 3-4-1　放松肌肉

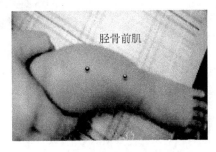

图 3-4-2　增强肌肉力量

(2)肘屈—肱二头肌痉挛。

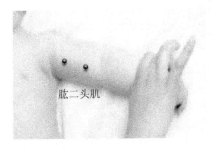

图 3-4-3　放松肌肉

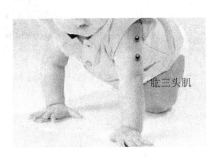

图 3-4-4　增强肌肉力量

（3）屈腕—桡侧腕屈肌、尺侧腕屈肌痉挛。

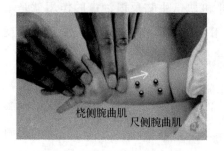

图 3 - 4 - 5　放松肌肉

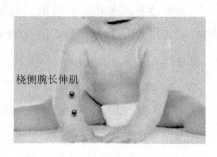

图 3 - 4 - 6　增强肌肉力量

（4）头颈部肌群。

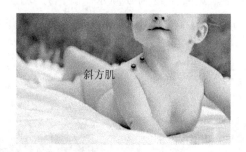

图 3 - 4 - 7　增强肌肉力量

（5）手支撑—上肢肌群。

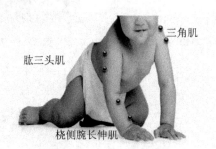

图 3 - 4 - 8　增强肌肉力量

（6）坐位—腰背部肌群。

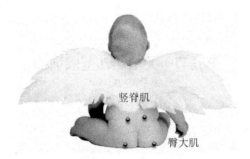

图 3 - 4 - 9 增强肌肉力量

（7）站立—下肢肌群。

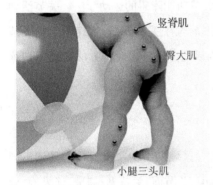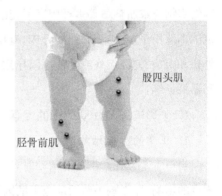

图 3 - 4 - 10 增强肌肉力量

（五）适应证与禁忌证

1. 适应证

（1）重建和矫正。由于神经功能与某些器质性病变所致的局部肌肉痉挛、抽动、不完全麻痹有密切关系，可以通过生物反馈对病人进行局部肌肉的肌力恢复训练或肌肉放松训练的治疗，如小儿脑瘫、面肌抽动、偏瘫、小儿麻痹症、脊髓不完全损伤后遗症、痉挛性斜颈、口吃、脑损伤后遗症、格林巴利综合症等。另外，还可通过对括约肌功能的训练来治疗遗尿、便秘或大便失禁。

（2）神经症。如焦虑症、恐怖症、失眠症、学习困难、注意力缺陷、多动障碍等。

（3）心身疾病。如高血压病、心律不齐、溃疡病、哮喘、偏头痛、瘙痒症等。

2. 禁忌证

严重的智力缺陷者、病因不明不能做出明确诊断者、意识障碍和认知障碍者、精神分裂症急性期患者以及反复解释仍不理解信息的意义者均不适用此疗法。另

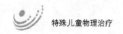

外,训练期间出现不应有的反应,如血压升高、头痛、头晕、失眠、妄想、癫痫发作等时应停止训练。

第五节　关节活动范围训练

一、概述

(一)定义

关节活动范围训练(range of motion training)是指利用各种方法以维持和恢复因组织粘连或肌痉挛等多种因素引起的各种关节功能障碍的运动疗法。关节活动范围训练用于预防制动(长期卧床、瘫痪、固定)时发生关节挛缩,治疗由于骨关节外伤和疾病、神经疾病或其他原因导致的关节活动障碍等。训练方法有徒手训练和器械训练。

(二)影响关节活动范围的因素

1. 正常的生理结构因素

当一个部位在产生关节活动时,该部位所在区域的结构和组织均会受到不同程度的影响,即影响关节活动范围的因素有肌肉、关节面、关节囊、韧带、筋膜、血管及神经等,如拮抗肌的肌张力、软组织相接触、关节的韧带张力、关节周围组织的弹性情况、骨组织的限制。

2. 病理性因素

(1)关节周围软组织挛缩、神经性肌肉挛缩。

(2)粘连组织的形成。发生于关节内、关节周围软组织的粘连以及引起该关节活动的主要肌肉的粘连。例如,关节组织受损伤后,大量的浆液纤维组织渗出,局部出现胶原纤维,导致粘连形成,加之有疼痛,关节活动不充分,使韧带、肌腱等被胶液粘在一起,一旦形成组织粘连,将影响关节的运动范围。

(3)关节内异物。例如关节外伤后,关节腔内纤维软骨撕裂,使关节内产生异物,造成关节活动受限。

(4)关节疾患。例如类风湿性关节炎、关节僵硬、异位骨化、骨性关节炎等,也将影响关节的活动范围。

（三）关节活动范围训练方法

维持关节活动范围的训练是以维持正常或现存关节活动范围和防止关节挛缩、变形为目的。训练的方法包括被动关节活动训练、主动—助力关节活动范围训练、主动关节活动范围训练。同时由于儿童的配合度和依从性较差，主动运动及主动—助力关节活动训练的难度较大，本章节重点介绍被动关节活动范围训练。

1. 被动关节活动范围训练

根据力量来源分为两种：一种是由经过专门培训的治疗人员完成的被动运动，如关节可动范围内的运动和关节松动技术；一种是借助外力由儿童自己完成的被动运动，如滑轮练习、关节牵引、持续性被动活动等。

（1）关节可动范围运动：治疗者根据关节运动学原理完成的关节各个方向的活动，具有维持关节现有的活动范围、预防关节挛缩的作用。

（2）关节松动技术：利用关节的生理运动和附属运动被动活动儿童关节，以达到维持或改善关节活动范围，缓解疼痛的目的。常用手法包括关节的牵引、滑动、滚动、挤压、旋转等。

（3）持续性被动活动（Continuous Passive Motion，简称CPM）：由加拿大著名骨科医生 Albert Robert 在 1970 年提出并运用于临床的一种治疗方法，该方法是利用机械或电动活动装置，使手术肢体在术后能进行早期、持续性、无疼痛范围内的被动活动。实验证明，CPM 可以促进伤口的愈合和关节软骨的修复及再生，加快关节液的分泌和吸收，促进关节周围软组织的血液循环和损伤软组织的修复。临床实践证明，CPM 可以缓解疼痛，改善关节活动范围，防止粘连和关节僵硬，消除手术和制动带来的并发症。

2. 主动—助力关节活动训练

常用的有器械练习和悬吊练习。

（1）器械练习：利用杠杆原理，以器械为助力，带动活动受限的关节进行活动。应用时应根据病情及治疗目的，选择相应器械，如体操棒、火棒、肋木，以及针对四肢关节活动障碍而专门设计的练习器械，如肩关节练习器、肘关节练习器、踝关节练习器等。器械练习可以个人参加，也可以小组集体进行，由于趣味性大，儿童很愿意参加。

（2）悬吊练习：利用挂钩、绳索和吊带组合将拟活动的肢体悬吊起来，使其在去除肢体重力的前提下主动活动，类似于钟摆样运动。悬吊练习的固定方法可以

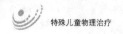

分为两种，一种是垂直固定，固定点位于肢体重心的上方，主要用于支持肢体；另一种是轴向固定，固定点位于关节的上方，主要是使肢体易于活动。

（3）滑轮练习：利用滑轮和绳索，以健侧肢体帮助患侧肢体活动。

3．主动运动

主动运动可以促进血液循环，具有温和的牵拉作用，能松解疏松的粘连组织，牵拉挛缩不严重的组织，有助于保持和增加关节活动范围。最常用的是各种徒手体操，一般根据儿童关节活动受限的方向和程度，设计一些有针对性的动作，内容可简可繁，可以个人练习，也可以将损伤程度相同的儿童分组集体练习。主动运动适应面广，不受场地限制，缺点是运动强度一般不太大，在重度粘连和挛缩时治疗作用不太明显。

（四）适应证和禁忌证

1．被动关节活动范围训练

（1）适应证：四肢骨折切开复位内固定术后，关节成形术、人工关节置换术、关节韧带重建术后，滑膜切除术后，各类关节炎、关节挛缩粘连松解术后等。

（2）禁忌证：正在愈合的组织和使用抗凝治疗时，不宜采用或谨慎使用。

2．主动—助力关节范围活动训练

（1）适应证：肌力低于3级，能主动运动的儿童；各种原因所致的关节粘连或肌张力增高而使关节活动受限，能进行主动运动的儿童；用于改善心肺功能的有氧训练等。

（2）禁忌证：骨折内固定不稳定、关节脱位未复位、关节急性炎症、骨关节结核和肿瘤等。

3．主动关节活动范围训练

（1）适应证：肌力3级以上，能主动运动的儿童；需要改善心肺、神经协调功能的儿童等。

（2）禁忌证：骨折未完全愈合、关节急性炎症、关节脱位未复位、骨关节结核和肿瘤等儿童。

（五）关节活动范围训练的程序

关节活动范围训练的程序如下。

（1）检查和评估儿童的机能损伤后功能障碍的程度。

（2）确定目标和预后。

（3）判断儿童能否参加关节活动训练,是否在适应证范围内,同时确定进行此项训练是否能够达到目标。

（4）确定运动处方(包括项目、强度、时间、频率及注意事项)。

（5）进行治疗,同时观察注意事项的内容。

（6）记录治疗的过程和儿童的反应。

（7）再次评估。

（8）对照目标,修订治疗方案。

（六）关节活动范围训练的注意事项

关节活动范围训练的注意事项如下。

（1）儿童应在舒适体位下进行,并尽量放松,必要时脱去妨碍治疗的衣物或固定物。

（2）应在无痛或轻微疼痛、儿童能忍受的范围内进行训练,避免使用暴力,以免发生组织损伤。

（3）感觉功能障碍者进行关节活动范围训练时,应在有经验的治疗师指导下进行。

（4）进行多个关节活动范围训练时,可按照从远端向近端的顺序,逐个关节或数个关节一起进行训练。

（5）关节活动训练中如果配合药物和理疗等镇痛或热疗措施,可增加疗效。

（6）主动—助力和主动关节活动范围训练时治疗师应对适龄儿童解释动作要领,使儿童了解训练的作用和意义,密切合作。

（7）训练时,给予有力的语言鼓励,以增强训练效果。

（8）对于骨折未愈合等应给予充分的支持和保护。

（9）尽量选择适宜的助力,常加于运动的起始和终末,以鼓励儿童主动用力为主,随治疗进展逐渐减少助力的帮助。

（10）训练强度由低到高,训练时间逐渐延长,训练频度逐渐增多,根据儿童的疲劳程度调节运动量。

（11）主动活动范围训练时尽可能达到最大关节活动范围,用力至引起轻微疼痛为最大限度。必要时结合肌肉抗阻练习。

（12）训练中动作平缓、柔和、有节律地重复数次,尽可能到达最大活动范围后维持数秒。

（13）对神经系统疾病的儿童进行主动活动范围训练时,早期以闭链主动活动为主,恢复期后以开链和闭链运动交替进行训练。

二、上肢关节

（一）肩胛骨上举、下压、外展、内收、内旋和外旋（图3-5-1）

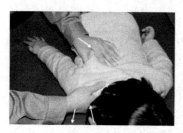
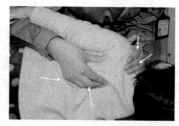

A.俯卧位　　　　　　　　　　　B.侧卧位

图3-5-1　肩胛骨活动训练

1．儿童体位

采用俯卧位,上肢置于体侧;侧卧位,面向治疗师,上肢置于治疗师的手臂之上。

2．操作手法

治疗师一手呈握杯状置于肩峰处,另一手放在肩胛骨下角周围;双手配合做上举、下压、外展、内收、内旋和外旋的动作。

3．注意事项

在做旋转动作时,将肩胛骨下角的旋转方向和肩峰的方向相反,以形成一对力耦合的旋转效果。

（二）肩关节屈曲（图3-5-2）

1．儿童体位

仰卧位。

2．操作手法

一手置于肘关节以下握住儿童的上肢,另一手横跨握住儿童的腕关节和手掌,做肩关节的屈曲并复位。

3. 注意事项

正常运动时,肩胛骨应该在肩关节屈曲时可以自由上举。如果仅仅盂肱关节产生动作,则可以固定肩胛骨。

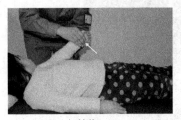
A. 起始位

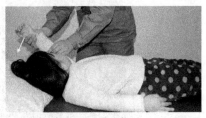
B. 终末位

图 3 - 5 - 2　肩关节屈曲

（三）肩关节的后伸（图 3 - 5 - 3）

1. 儿童体位

仰卧位时肩关节置于床边,也可以使用侧卧或俯卧位。

2. 操作手法

一手呈持杯状,拇指置于肩胛骨后上部,其余四指置于肩关节前部固定肩胛骨,另一手握住腕关节,做肩关节后伸的动作。

3. 注意事项

肘关节可以微屈。

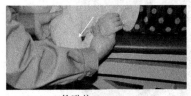
A. 仰卧位

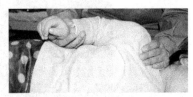
B. 侧卧位

图 3 - 5 - 3　肩关节后伸

（四）肩关节外展和内收（图 3 - 5 - 4）

1. 儿童体位

仰卧位。

2. 操作手法

一手置于肘关节以下握住儿童的上肢,另一手横跨握住儿童的腕关节和手掌,肘关节屈曲,做肩关节的外展和内收动作。

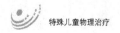
3. 注意事项

要达到全关节活动范围的外展,会伴有肱骨的外旋和肩胛骨的上举。

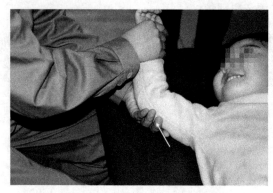

图3-5-4　肩关节外展和内收

(五) 肩关节内旋和外旋(图3-5-5)

1. 儿童体位

仰卧位,肩关节外展90°,肘关节屈曲90°;也可以坐位。

2. 操作手法

一手的拇指置于儿童的拇指和食指之间,其余四指置于儿童的手背握住儿童的腕关节,另一只手固定肘关节,移动前臂以旋转肱骨,达到内旋和外旋。

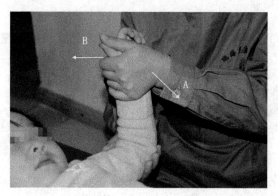

A.内旋　　　　　B.外旋

图3-5-5　肩关节内旋和外旋

(六) 肩关节水平内收和外展(图3-5-6)

1. 儿童体位

仰卧位,肩关节置于床边并外展90°。

2. 操作手法

一手握住儿童腕关节上方的背侧，另一只手握住肘关节上方的内侧，移动前臂至对侧方向，达到水平内收；复位达到水平外展。

3. 注意事项

在水平内收和外展过程中可以有肘关节的屈曲。

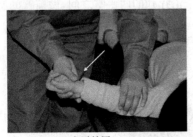

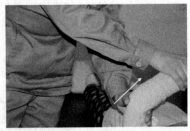

A. 水平外展　　　　　　　　　　　　B. 水平内收

图 3 - 5 - 6　肩关节水平内收和外展

（七）肘关节屈曲和伸展（图 3 - 5 - 7）

1. 儿童体位

仰卧位。

2. 操作手法

一手置于上臂远端，固定儿童的上肢，另一手从背侧握住儿童的腕关节和手掌，做屈伸肘关节的动作。

3. 注意事项

治疗师的手指围绕儿童前臂远端，要控制前臂的旋前和旋后。

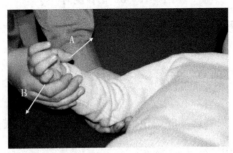

A. 屈曲　　　B. 伸展

图 3 - 5 - 7　肘关节屈曲和伸展

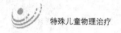

（八）前臂的旋前和旋后（图3-5-8）

1. 儿童体位

仰卧位，肘关节屈曲90°。

2. 操作手法

一手从桡侧握住腕关节，拇指置于手背，其余四指置于腕关节的掌侧，另一只手固定肘关节，也可以将儿童的前臂远端置于治疗师的两手掌之间，做前臂的旋前和旋后动作。

3. 注意事项

前臂的旋前和旋后应在肘关节屈曲和伸展时分别进行，不要压迫腕关节。

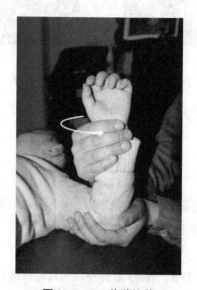

图3-5-8　前臂旋前

（九）腕关节：屈曲和伸展、尺侧偏和桡侧偏（图3-5-9）

1. 儿童体位

仰卧位，肘关节屈曲90°。

2. 操作手法

一手握住刚过腕关节远端的部位，另一只手握住肘关节或前臂，做腕关节的屈曲、伸展、尺侧偏和桡侧偏。

3. 注意事项

掌指关节肌张力高会影响腕关节的活动范围。

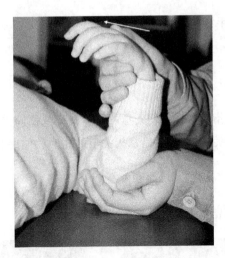

图 3-5-9　腕关节屈曲

（十）腕掌关节和掌间关节（图 3-5-10）

1. 儿童体位

仰卧位或坐位。

2. 操作手法

面向儿童,治疗师的手指放在儿童的手心中,治疗师的大鱼际置于儿童的手背,握住儿童手掌两侧,将掌骨向手心推滚以增加手弓,再向手背推滚以拉平。

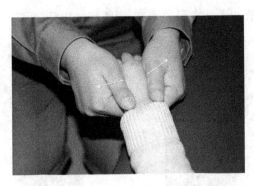

图 3-5-10　腕掌关节和掌间关节

3. 注意事项

拇指在腕关节的伸展和桡偏对于维护手的功能运动空间很重要。应该在稳定小多角骨的情况下移动第一掌骨,进行这个关节独立的屈曲—伸展和外展—内收动作。

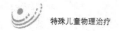

（十一）拇指与手指各关节（图3-5-11）

1. 儿童体位

仰卧位或坐位。

2. 操作手法

治疗师一手以拇指和食指握住儿童的掌指关节或指间关节的近端，另一只手握住掌指关节或指间关节的远端，做掌指关节的屈曲和伸展及指间关节的屈曲和伸展。

3. 注意事项

拇指和手指各关节的活动度受腕关节的影响。

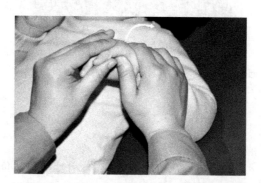

图3-5-11　拇指掌指关节的屈曲和伸展

（十二）腕关节和手外在肌的伸直：屈肌和伸指肌（图3-5-12）

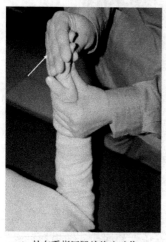 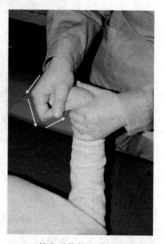

A. 外在手指屈肌的终末动作　　　　　　B. 外在手指伸肌的终末动作

图3-5-12　腕关节和手外在肌的伸直

1. 儿童体位

仰卧位或坐位，肘关节屈曲 90°。

2. 操作手法

治疗师一手从背侧握住儿童的腕关节，以拇指为支持，另一只手分别活动指间关节、掌指关节和腕关节，达到活动的终末。

3. 注意事项

不要压迫腕关节。

三、下肢关节

（一）髋关节和膝关节结合：屈曲与伸展（图 3-5-13）

1. 儿童体位

仰卧位，双手置于体侧。

2. 操作手法

治疗师的一只手从内侧置于膝关节腘窝的上方，另一只手置于足跟的下方，做髋关节和膝关节的屈曲和伸展。

3. 注意事项

要达到髋关节完全屈曲，膝关节必须屈曲以缓解腘绳肌的肌张力；同样，要达到膝关节的完全屈曲，髋关节必须屈曲以缓解股直肌的肌张力。

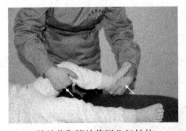 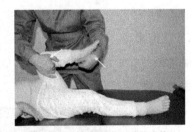

A.髋关节和膝关节屈曲起始位　　　　B.髋关节和膝关节屈曲终末位

图 3-5-13　髋关节和膝关节结合

（二）髋关节伸展（图 3-5-14）

1. 儿童体位

侧卧位或俯卧位。

2. 操作手法

侧卧位，治疗师一只手固定骨盆，另一只手置于膝关节内侧提起大腿；俯卧位，治疗师一只手固定骨盆,另一只手置于膝关节前面提起大腿。

3. 注意事项

如果要髋关节完全后伸,膝关节需要完全伸展,因为跨双关节的股直肌会限制髋后伸。

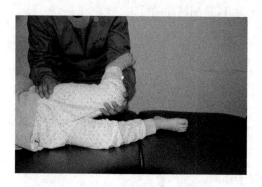

图 3 - 5 - 14　侧卧位髋关节后伸

(三)髋关节外展和内收(图 3 - 5 - 15)

1. 儿童体位

侧卧位,膝关节伸展。

2. 操作手法

治疗师一只手置于膝关节腘窝上方,另一只手置于跟腱部位,做髋关节内收和外展的动作。

3. 注意事项

保持膝关节伸展和不被旋转的位置,同时在做髋关节内收动作时,对侧髋关节被动置于外展位。

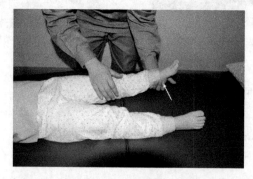

图 3 - 5 - 15　髋关节外展,保持膝关节伸展和不旋转

（四）髋关节内旋和外旋（图 3 - 5 - 16）

1. 儿童体位

侧卧位，髋关节屈曲 90°，膝关节屈曲 90°。

2. 操作手法

治疗师一只手置于膝关节近端的前面，另一只手置于足跟部位，做髋关节内旋和外旋的动作。

3. 注意事项

膝关节要稳定。

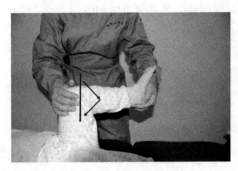

图 3 - 5 - 16 髋关节和膝关节屈曲 90 度时的髋关节内旋和外旋

（五）腘绳肌的伸展（图 3 - 5 - 17）

1. 儿童体位

仰卧位，膝关节伸展。

2. 操作手法

治疗师一只手置于膝关节近端的前面，另一只手置于踝关节上方的小腿后部，保持膝关节伸直的状态下屈曲髋关节。

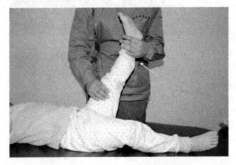

图 3 - 5 - 17 腘绳肌的伸展

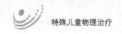

3．注意事项

膝关节不稳定时要支持小腿，同时要注意根据腘绳肌的紧张程度而决定屈曲的角度。

（六）股直肌的伸展

1．儿童体位

仰卧位，膝关节屈曲超过治疗床的边缘；俯卧位。

2．操作手法

仰卧位时，对侧髋关节、膝关节屈曲以稳定腰椎；俯卧位时治疗师一只手固定骨盆，另一只手屈曲对侧的膝关节直到感觉到阻力。

（七）踝关节背屈（图3-5-18）

1．儿童体位

仰卧位。

2．操作手法

治疗师一只手握住踝关节的前方以稳定，另一只手以持杯状握住足跟并把前臂沿足底放置，治疗师用拇指和手指把足跟向远端拉，同时前臂将足掌向近端推。

3．注意事项

膝关节的屈曲和伸展影响踝关节的背屈活动范围。

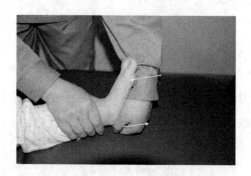

图3-5-18　踝关节的背屈

（八）踝关节跖屈

1．儿童体位

仰卧位。

2．操作手法

治疗师一只手握住足跟，另一只手置于足背，将踝关节置于跖屈。

3. 注意事项

卧床时,踝关节重力作用自然处于跖屈,因此可以不进行此动作。

（九）踝关节内翻和外翻（图3-5-19）

1. 儿童体位

仰卧位。

2. 操作手法

治疗师一只手从前方握住踝关节以稳定,另一只手以持杯状握住足跟将足跟向内或向外旋转即内翻和外翻。

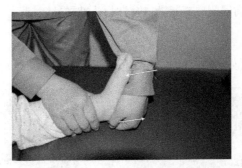

图3-5-19 踝关节的内翻

（十）足趾关节屈曲与伸展及外展和内收（图3-5-20）

1. 儿童体位

仰卧位。

2. 操作手法

治疗师一只手从足内侧握住足掌或握住关节的近端,另一只手移动远端的骨骼做各方向的运动。

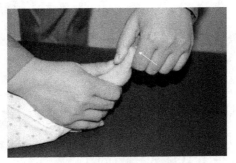

图3-5-20 姆趾关节的伸展

四、躯干

（一）颈椎的屈曲、伸展、侧屈和旋转（图 3-5-21）

1. 儿童体位

仰卧位，头部稍悬空。

2. 操作手法

治疗师位于治疗床的一端，儿童的头顶位置，双手稳定地置于儿童枕骨的下方以稳定头部。前屈时，将头部抬起，下颌向胸部运动（点头动作）；后伸时，头部向后倾斜；侧屈时，耳朵向同侧肩部运动；旋转时，头部转动。

3. 注意事项

注意保证头部的稳定。

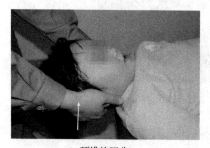
A. 颈椎的屈曲

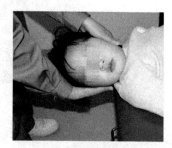
B. 颈椎的旋转

图 3-5-21　颈椎的屈曲和旋转

（二）腰椎的屈曲（图 3-5-22）

1. 儿童体位

仰卧位。

2. 操作手法

治疗师一只手握住双侧踝关节的足跟，另一只手置于双侧膝关节后部，充分屈曲膝关节和髋关节。

3. 注意事项

脊柱屈曲发生在髋关节完全屈曲而骨盆开始向后倾斜时。

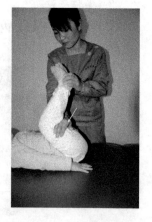

图 3-5-22　腰椎的屈曲

（三）腰椎的伸展

1. 儿童体位

俯卧位。

2. 操作手法

治疗师双手置于大腿下方将大腿向上提起，直到骨盆旋转、腰椎伸直。

（四）腰椎的旋转（图 3 - 5 - 23）

1. 儿童体位

屈膝仰卧位。

2. 操作手法

治疗师一只手置于肩部，另一只手置于双侧膝关节上方，向一侧推动直到对侧骨盆离开床面，再向相反方向运动。

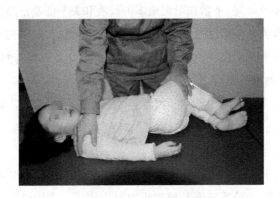

图 3 - 5 - 23　腰椎的旋转

第六节　牵伸技术

一、概述

（一）定义

牵伸（stretching）指在上肢、下肢或躯干的某一部位施加作用力，用于牵伸关节附近的肌肉和其他软组织（包括皮肤、韧带和关节囊等）的技术。可以通过徒手和使用牵伸带完成。牵伸技术可分为上肢牵伸技术、下肢牵伸技术和脊柱牵伸技术。

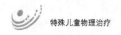
（二）影响牵伸的因素

如同其他形式的运动治疗,有些基本的因素决定牵伸的有效性,如牵伸时身体的体位和稳定性、牵伸的强度、牵伸的时间、牵伸的速度、牵伸的频率和模式,可以融合到牵伸措施中的神经肌肉抑制作用或促进作用与功能性活动。治疗师可以从影响牵伸的众多因素中设计安全有效同时能够满足儿童康复目标和功能的牵伸计划。

（三）牵伸的种类

根据牵伸力量来源、牵伸方式和持续时间,可以把牵伸分为手法牵伸、器械牵伸和自我牵伸三种,儿童中最常用的是手法牵伸。

1. 手法牵伸

治疗师对发生紧张、挛缩的组织或活动受限的关节,徒手牵伸,并通过控制牵伸方向、速度和持续时间,来增加挛缩组织的长度和关节活动范围。与关节的被动活动不同,被动牵伸是使活动受限的关节活动范围增大;而关节的被动活动是在关节活动未受限、可利用的范围内进行活动,目的是维持关节现有的活动范围,但无明显增加关节活动范围作用。与机械被动牵伸相比,手法被动牵伸是一种短时间的牵伸,一般每次牵伸持续 10～15 秒,重复 3～4 次。这种牵伸不容易诱发肌肉的牵张反射和增加已经被拉长了的肌肉张力,有时也称为静态牵伸。

2. 机械装置被动牵伸

利用小强度的外部力量,较长时间作用于缩短组织的一种牵伸方法。其牵伸力量通过重量牵引、滑轮系统或系列夹板而发生作用。牵伸时间至少要 20 分钟,甚至数小时,才能产生治疗效果。

3. 自我牵伸

由儿童自己完成的一种肌肉伸展性训练,可以利用自身重量作为牵伸力量。

此外,在牵伸治疗中,还常常使用主动抑制的方法,即在牵伸肌肉之前,儿童有意识地放松该肌肉,使肌肉收缩机制受到人为地抑制,此时进行牵伸的阻力最小。这种牵伸主要用于肌肉的神经支配完整、儿童能自主控制的情况下,而对那些由于神经肌肉障碍引起的肌无力、痉挛或瘫痪,则无太大作用。临床上常用的主动抑制方法有以下几种:收缩—放松、收缩—放松—收缩、拮抗肌收缩。

（四）适应证与禁忌证

1. 适应证

因组织粘连、挛缩或疤痕引致软组织失去延展性,关节活动度受限,功能受限或障碍;肌肉无力而对侧紧绷、组织短缩;作为整体运动程序的一部分,用于预防骨骼肌肉系统损伤;用于激烈运动前后特别是减轻运动后的肌肉酸痛。

2. 禁忌证

骨性的关节活动受限,新发骨折或骨折未完全愈合,急性炎症或感染(红肿),关节活动或肌肉延展时有剧痛,血肿,继发性的关节过伸/过屈,以及有利于结构稳定、神经肌肉控制或瘫痪等因素的短缩软组织等。

(五)牵伸的程序

1. 牵伸前的检查和评估

认真询问儿童的病史,深入系统地进行检查;选择合适的测试和测量方法;确定活动受限是否与其他机能受损有关,能否造成目前的功能障碍;确定软组织受损的原因;评估软组织的愈合情况;确定康复的目标;确定牵伸的计划及其牵伸与目标的关系。

2. 牵伸前的准备

牵伸前要和儿童及其家属沟通和解释,让儿童及其家属明白治疗的目标;选择合适的牵伸方式;提供安全舒适的环境;提供适当的物理因子的热疗有助于提高牵伸的效果。

3. 牵伸

将肢体缓慢移动,通过自由活动范围,直到组织的限制点;抓握动作在关节的近端和远端,但是要固定,尽量使儿童舒适;牵伸一条跨越多关节的肌肉时,单次单关节地牵伸肌肉,然后再同时牵伸多个关节;牵伸时缓慢增加力量和减少力量。

4. 牵伸后的处理

牵伸后在伸长的位置上冰敷软组织,牵伸后要让儿童在新的活动范围内做主动关节活动和肌力训练;拮抗肌要建立新的活动范围的肌力平衡。

5. 牵伸后的评估和修订治疗方案

牵伸后要进行评估,对照目标,修改牵伸的强度、速度、方式、时间和频率等,以期达到制定的康复目标。

(六)牵伸的注意事项

牵伸的注意事项如下。

(1)低强度、长时间牵伸能够提高组织耐受性,利于维持在拉伸后的位置。

(2)低强度、长时间的徒手牵伸对儿童来说较舒服,能够达到最佳效果。

（3）高强度、长间隔的牵伸利于组织修复和肌肉酸痛的消除。

（4）徒手和自我的静态牵伸可选择 15～30 秒,重复 8 次,每天 2 组。

（5）避免使用弹跳式牵伸,以免引致张力反弹性增高或拉伤组织。

（6）利用器械的机械式牵伸,每次可维持 20～30 分钟。

（7）注意儿童的适宜与舒适体位、治疗师的体位及操作手的摆放位置。

二、上肢

（一）肩关节屈曲（图 3-6-1）

1. 儿童体位

仰卧位。

2. 操作手法

治疗师一只手握住肱骨远端后面,略高于指关节;另一只手稳定肩胛骨的腋窝缘,以牵伸大圆肌,或稳定胸部的外侧面与骨盆上方以牵伸背阔肌;移动儿童的上肢完全屈曲肩关节,以伸长肩关节的后伸肌群。

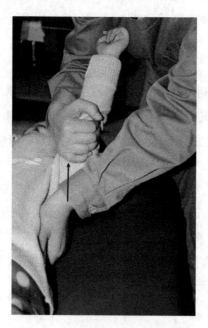

图 3-6-1 牵伸大圆肌和背阔肌

（二）肩关节后伸（图 3-6-2）

1. 儿童体位

俯卧位。

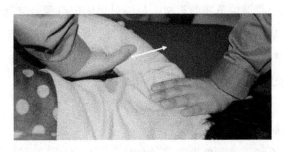

图 3-6-2　牵伸肩关节屈曲肌群

2. 操作手法

治疗师一只手固定肩胛骨的后方以稳定肩胛骨，防止代偿动作，另一只手支撑儿童的前臂握住肱骨远端肘关节的上方，移动上肢做肩关节的后伸动作，以牵伸肩关节的屈曲肌群。

（三）肩关节外展（图 3-6-3）

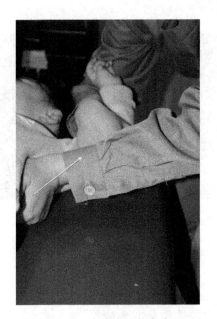

图 3-6-3　牵伸肩关节内收肌群

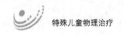

1. 儿童体位

仰卧位,肘关节屈曲90°。

2. 操作手法

治疗师一只手将肘关节屈曲至90°,另一只手固定肩胛骨腋窝边缘,移动上肢做肩关节的外展动作,以牵伸肩关节的内收肌群。

(四)肩关节外旋(图3-6-4)

1. 儿童体位

仰卧位。

2. 操作手法

治疗师一只手将肩关节外展至舒适的位置可以从30°逐渐到45°最后到90°,如果盂肱关节是固定钉可以把手臂置于一侧,同时肘关节屈曲至90°,以前臂作为杠杆,另一只手握住前臂中段的掌侧面,肩胛骨通过治疗床来稳定,移动前臂外旋肩关节,以牵伸肩关节内旋肌群。

3. 注意事项

肩关节稍外展并屈曲,放置一块毛巾于肱骨远端下维持肩关节轻度屈曲。同时注意肘关节是否有疼痛。

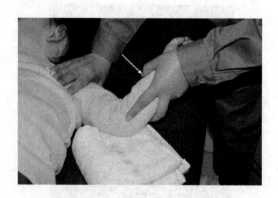

图3-6-4 牵伸肩关节内旋肌群

(五)肩关节内旋(图3-6-5)

1. 儿童体位

仰卧位。

2. 操作手法

肩关节外旋至舒适的位置,同时肘关节屈曲至90°,以前臂作为杠杆,治疗师一只手握住前臂中段的背面,并且以另一只手和前臂支持儿童的肘关节,肩胛骨通过治疗床来稳定,移动前臂内旋肩关节,以牵伸肩关节外旋肌群。

3. 注意事项

肩关节稍外展并屈曲,放置一块毛巾固定远端,维持肩关节轻度屈曲。同时注意肘关节是否有疼痛。

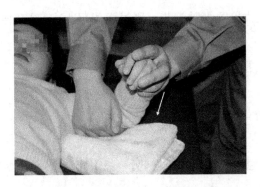

图 3-6-5 牵伸肩关节外旋肌群

(六)肩关节水平外展(图 3-6-6)

1. 儿童体位

仰卧位,肩关节置于床的边缘,肩关节外展 60~90°,同时肘关节可以屈曲。

2. 操作手法

治疗师一只手握住肱骨远端的前面,另一只手稳定肩关节的前面,移动上臂至治疗床的边缘下方,以牵伸肩关节水平内收肌群。

3. 注意事项

肩关节水平内收肌群通常两边均是紧的,因此双侧均需要牵伸。

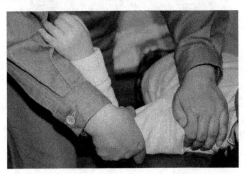

图 3-6-6 牵伸肩关节水平内收肌群

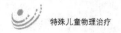

（七）肘关节屈曲之牵伸跨单肘伸肌

1. 儿童体位

仰卧位。

2. 操作手法

治疗师一只手握住前臂远端靠近腕关节，另一只手置于儿童的身旁并有治疗床支持固定肱骨近端，屈曲肘关节至刚过组织阻力点，以牵伸跨单关节的伸肘肌群。

（八）肘关节屈曲之牵伸肱三头肌长头（图3-6-7）

1. 儿童体位

坐位或仰卧位，屈曲肩关节。

2. 操作手法

治疗师一只手握住上臂远端背侧，另一只手固定肩胛骨，尽量屈曲肘关节，以牵伸肱三头肌长头。

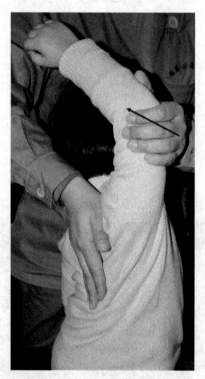

图3-6-7 牵伸肱三头肌长头

（九）肘关节伸展之牵伸肘关节屈曲肌群（图 3-6-8）

1．儿童体位

仰卧位。

2．操作手法

治疗师一只手握住前臂远端靠近腕关节处，另一只手置于儿童的身旁并有治疗床支持固定肩胛骨和肱骨近端，伸展肘关节至刚过组织阻力点，以牵伸肘关节屈曲肌群。

3．注意事项

前臂一定要旋后、旋前、中立位分别牵伸，以牵伸每一个屈肘肌。

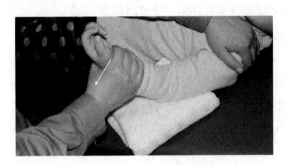

图 3-6-8　牵伸肘关节屈曲肌群

（十）肘关节伸展之牵伸肱二头肌长头

1．儿童体位

仰卧位，肩关节置于床边或俯卧位。

2．操作手法

仰卧位时，治疗师一只手固定肩关节的前面，俯卧位时固定肩胛骨，另一只手握住前臂，尽量伸展肘关节，然后再伸展肩关节，以牵伸肱二头肌长头。

（十一）前臂的旋前和旋后

1．儿童体位

仰卧位。

2．操作手法

儿童的肱骨由治疗床支持，肘关节屈曲 90°，治疗师一只手握住肘关节背侧固定肱骨，另一只手握住前臂，旋前或旋后前臂至刚刚超过软组织的阻力点，以牵伸前臂旋后或旋前肌群。

3. 注意事项

牵伸力量避免压迫腕关节,肱骨一定要稳定,以防止肩关节内旋或外旋。

（十二）腕关节屈曲

1. 儿童体位

坐位,前臂以治疗床支持固定前臂。

2. 操作手法

前臂处于中立位或旋前位,治疗师一只手握住腕关节上方,另一只手握住手掌,屈曲腕关节同时被动伸直手指,以牵伸腕关节伸展肌群。

3. 注意事项

伸直肘关节可以进一步牵伸腕关节伸展肌群。

（十三）腕关节伸展（图3-6-9）

1. 儿童体位

坐位,前臂以治疗床支持固定前臂。

2. 操作手法

前臂处于中立位或旋前位,治疗师一只手握住腕关节上方,另一只手握住手掌伸展腕关节,同时被动屈曲手指,以牵伸腕关节屈曲肌群。

3. 注意事项

如果有严重的腕关节屈曲挛缩,尽可能把手放在治疗床的边缘。

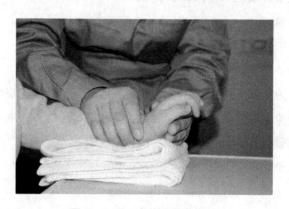

图3-6-9　牵伸腕关节屈肌

（十四）腕关节桡侧偏

1. 儿童体位

坐位,以治疗床支持固定前臂。

2. 操作手法

前臂处于中立位,治疗师一只手握住腕关节上方,另一只手沿着第五掌骨以尺侧方向握住儿童的手,同时被动向桡侧偏移腕关节,以牵伸腕关节尺侧偏肌群。

（十五）腕关节尺侧偏

1. 儿童体位

坐位,以治疗床支持固定前臂。

2. 操作手法

前臂处于中立位,治疗师一只手握住腕关节上方,另一只手沿着第二掌骨以桡侧方向握住儿童的手,同时被动向尺侧偏移腕关节,以牵伸腕关节桡侧偏肌群。

（十六）拇指掌指关节

1. 儿童体位

坐位或仰卧位。

2. 操作手法

治疗师一手的拇指和手指握住稳定大多角骨,另一只手握住第一掌骨,将第一掌骨往所欲往的方向牵伸,以牵伸拇指掌指关节的屈曲、伸展、内收和外展肌群。

（十七）手指掌指关节

1. 儿童体位

坐位或仰卧位。

2. 操作手法

治疗师一手握住患儿手掌以稳定掌骨,另一只手握住近端指骨,保持腕关节中立位,将掌骨或指骨往所欲往的方向牵伸,以牵伸手指掌指关节的屈曲、伸展、内收和外展肌群。

（十八）手指近端和远端指间关节

1. 儿童体位

坐位或仰卧位。

2. 操作手法

治疗师一手的拇指和手指握住中间指节或末端指节,另一只手握住近端指节或中间指节,将近端指节或远端指节向屈曲或伸展方向牵伸,以牵伸指间关节屈曲或伸展肌群。

三、下肢关节

（一）髋关节屈曲

1. 儿童体位

仰卧位。

2. 操作手法

治疗师一手固定对侧的膝关节处于伸直状态,另一只手握住踝关节上方屈曲膝关节和髋关节,将该侧的膝关节和髋关节充分屈曲,以牵伸髋关节的伸展肌群。

（二）髋关节屈曲与膝关节伸展（图3-6-10）

1. 儿童体位

仰卧位。

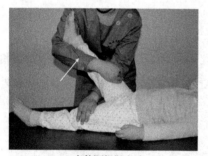 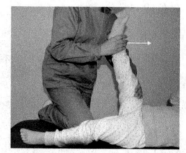

A.牵伸腘绳肌方法一   B.牵伸腘绳肌方法二

图3-6-10　牵伸腘绳肌

2. 操作手法

膝关节伸展状态下,治疗师一手固定对侧肢体膝关节保持伸直,另一侧上肢从牵伸侧小腿下方绕过,将手置于牵伸侧大腿前方,并将牵伸侧大腿向上牵伸,以牵伸腘绳肌。或治疗师一手握住踝关节上方,另一手置于大腿前方,用其他工具固定对侧下肢,将大腿向上牵伸,以牵伸腘绳肌。

3. 注意事项

髋关节屈曲之前,向外旋髋关节可以牵伸腘绳肌内侧肌群(半腱肌和半膜肌),向内旋髋关节可以牵伸腘绳肌外侧肌群(股二头肌)。

（三）髋关节伸展（图3-6-11、图3-6-12）

1. 儿童体位

儿童坐在治疗床的边缘后仰卧,牵伸侧髋关节后伸超过中立位,对侧髋关节和膝关节向对侧胸部屈曲,以稳定脊柱和骨盆。儿童也可以采用俯卧位。

2. 操作手法

治疗师一手固定置于对侧膝关节上,将对侧下肢髋关节和膝关节向胸部屈曲,另一只手从牵伸侧大腿前方向下牵伸,以牵伸髋关节屈曲肌群。俯卧位时治疗师一手固定对侧骨盆,另一只手屈曲膝关节并从膝关节下方将大腿向后牵伸髋关节,以牵伸髋关节屈曲肌群。

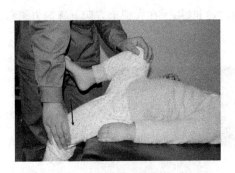 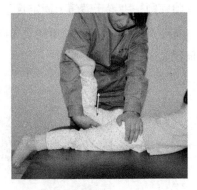

图 3-6-11 坐于床边仰卧位　　　　图 3-6-12 俯卧位

（四）髋关节外展（图 3-6-13）

1. 儿童体位

仰卧位。

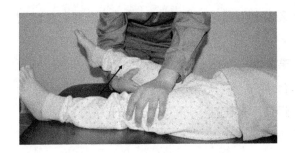

图 3-6-13 牵伸髋关节内收肌群

2. 操作手法

治疗师一侧前臂和上臂支持大腿远端,另一只手置于对侧大腿前方同时保持对侧髋关节轻度外展,外展牵伸髋关节,以牵伸髋关节内收肌群。

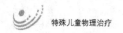

3. 注意事项

膝关节必须是稳定和无痛的。

(五) 髋关节内收(图3-6-14)

1. 儿童体位

侧卧位,牵伸侧置于上方,下方髋关节和膝关节伸展。

2. 操作手法

治疗师一手置于髂嵴上固定骨盆,另一上肢的前臂和手屈曲牵伸侧膝关节并伸直髋关节,使牵伸侧髋关节随重力内收,同时用手在大腿上方向下施加力量牵伸阔筋膜张肌和髂胫束。

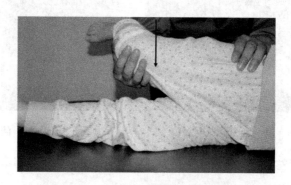

图3-6-14 牵伸阔筋膜张肌和髂胫束

3. 注意事项

如果髋关节不能伸直至中立位,必须牵伸髋关节屈曲肌群,才可以牵伸阔筋膜张肌。

(六) 髋关节外旋(图3-6-15)

1. 儿童体位

俯卧位,对侧膝关节伸直。

2. 操作手法

治疗师一手握住被牵伸肢体的胫骨远端,另一只手施压于臀部以固定骨盆,施加力于外踝或胫骨外侧面,尽量外旋髋关节,以牵伸髋关节内旋肌群。

3. 注意事项

膝关节必须是稳定和无痛的,如果膝关节不稳定,可以握住大腿远端进行牵伸,但是杠杆作用不强且易损伤皮肤。

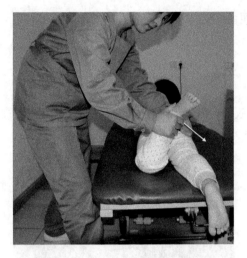

图 3 - 6 - 15　牵伸髋关节内旋肌群

（七）髋关节内旋（图 3 - 6 - 16）

1. 儿童体位

俯卧位，对侧膝关节伸直。

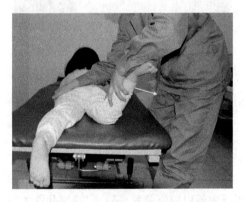

图 3 - 6 - 16　牵伸髋关节外旋肌群

2. 操作手法

治疗师一手握住被牵伸肢体的胫骨远端，另一只手施压于臀部以固定骨盆，施加力于内踝或胫骨内侧面，尽量内旋髋关节，以牵伸髋关节外旋肌群。

3. 注意事项

膝关节必须是稳定和无痛的，如果膝关节不稳定，可以握住大腿远端进行牵伸，但是杠杆作用不强且易损伤皮肤。

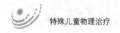
（八）膝关节屈曲（图 3-6-17）

1. 儿童体位

俯卧位。

2. 操作手法

治疗师一手施压于臀部以固定骨盆，另一只手握住踝关节前方的上部，尽量屈曲膝关节，以牵伸膝关节伸展肌群。

3. 注意事项

将毛巾卷置于大腿下方超过膝关节，防止对髌骨造成压迫，同时不宜用力过大。

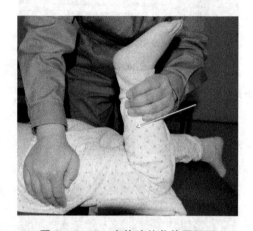

图 3-6-17　牵伸膝关节伸展肌群

（九）膝关节伸展（图 3-6-18）

1. 儿童体位

俯卧位。

2. 操作手法

治疗师一手施压于臀部以固定骨盆，另一只手握住踝关节后方的上部，尽量伸展膝关节，以牵伸膝关节屈曲肌群。

3. 注意事项

将毛巾卷置于大腿下方超过膝关节，防止对髌骨造成压迫，同时不宜用力过大。

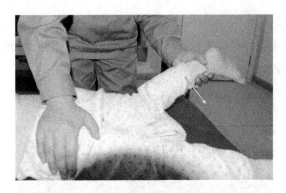

图 3 - 6 - 18　牵伸膝关节屈曲肌群

（十）踝关节背屈（图 3 - 6 - 19）

1. 儿童体位

仰卧位。

2. 操作手法

治疗师一只手握住踝关节的前方以稳定,另一只手以持杯状握住足跟并把前臂沿足底放置,治疗师用拇指和手指把足跟向远端牵拉,同时前臂将足掌向近端推以牵伸腓肠肌或比目鱼肌。

3. 注意事项

伸膝位牵伸的是腓肠肌,屈膝位牵伸的是比目鱼肌。

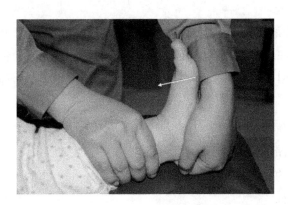

图 3 - 6 - 19　牵伸腓肠肌

（十一）踝关节内翻或外翻（图 3 - 6 - 20）

1. 儿童体位

仰卧位或坐位。

2. 操作手法

治疗师一只手握住踝关节的远端以稳定距骨,另一只手握住足骨,于距下关节横向移动以牵伸踝内翻或外翻肌群。

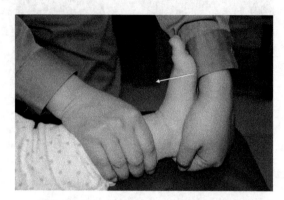

图 3-6-20　牵伸踝关节内翻或外翻肌群

四、脊柱

（一）颈椎屈曲、后伸、侧屈和旋转

1. 儿童体位

仰卧位,头部稍悬空。

2. 操作手法

治疗师位于治疗床的一端,儿童的头顶位置,双手稳定地置于儿童枕骨的下方以稳定头部,前屈时将头部抬起,下颌向胸部运动（点头动作）以牵伸颈椎后伸肌群;头部向后倾斜以牵伸颈椎屈曲肌群;耳朵向同侧肩部运动以牵伸对侧颈椎侧屈肌群。

3. 注意事项

注意保证头部的稳定。

（二）腰椎的屈曲

1. 儿童体位

仰卧位。

2. 操作手法

治疗师一手握住双侧踝关节的足跟,另一只手置于双侧膝关节后部充分屈曲膝关节和髋关节,以牵伸腰椎后伸肌群。

（三）腰椎的伸展

1. 儿童体位

俯卧位。

2. 操作手法

治疗师双手置于儿童大腿下方，将大腿向上提起，直到骨盆旋转、腰椎伸直，以牵伸腰椎屈曲肌群。

第七节 肌力训练

一、概述

肌力是指肌肉收缩时产生的最大力量。肌力训练主要针对各种原因引起的肌肉力量下降和不足，通过对肌肉力量的训练，可以使肌肉的结构、形态及功能发生适应性的变化。肌力训练通常需要遵守阻力原则、超常负荷原则和适度疲劳原则。但是，特殊儿童在智力、感官、情绪、肢体、行为或言语等方面，低于正常儿童，很难像正常儿童那样执行指令，这就要求治疗师和训练者，针对特殊儿童的不同特点，利用图片、灯光、视频、玩具、游戏等方法，激发和诱导儿童进行相应的肌力训练。

二、具体训练方法

根据特殊儿童发育规律不同，具体训练方法分为躯干肌力训练、上肢肌力训练和下肢肌力训练。

（一）躯干肌力训练

躯干肌肉是加固脊柱和人体稳定性的肌肉，因此，又被称为核心稳定肌群，特殊儿童躯干肌群训练可以分为颈部肌群训练、胸腰椎肌群训练和骨盆周围肌群训练。

1. 颈部肌群训练

正常人头颈的运动有前屈、后伸、左右侧屈和旋转，控制患儿颈部各个方向运动的肌肉主要有前部的胸锁乳突肌，侧方的前、中、后斜角肌，后方的斜方肌上部、夹肌、半棘肌等。儿童颈部肌肉力量是否与他们的年龄相符，对儿童的整体运动功

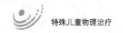

能的高低起着相当重要的决定作用。训练颈部肌肉力量相对较弱的患儿,通常取坐位或者卧位。

例1:坐位训练颈部肌群。患儿坐于海绵垫上,治疗师坐在儿童后方,利用两手控制患儿的肩带,治疗师缓慢地使儿童向前方、后方和侧方倾倒,这样可以诱导患儿的头颈始终向竖直方向伸展,以此实现儿童颈部前屈、后伸和侧屈肌群收缩。此外,治疗师可利用一些玩具吸引儿童的注意力,使儿童头颈旋转,训练患儿颈部旋转肌群的收缩(图3-7-1)。

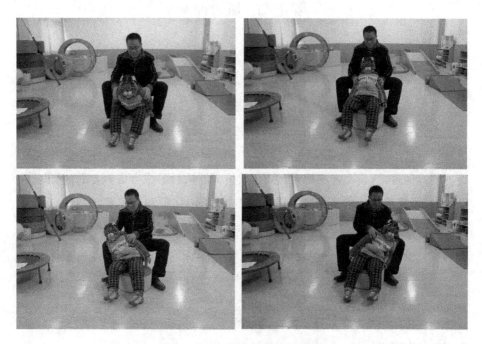

图3-7-1 颈部旋转肌群训练

例2:卧位训练颈部肌群。儿童放松平卧于治疗床上,训练颈伸肌群置于俯卧位,训练侧屈肌群置于侧卧位,训练颈屈肌群则置于仰卧位。治疗师可以选择控制患儿的双肩,轻柔地晃动儿童躯干(躯干位置可以垫枕头或者海绵垫),利用玩具诱使儿童做抬头和旋转的颈部等动作,治疗师同样可以选择利用巴氏球完成以上动作(图3-7-2)。

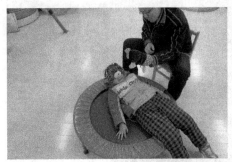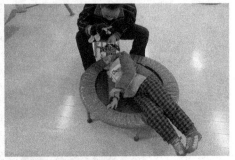

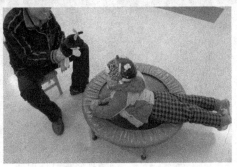

图 3-7-2 用巴氏球进行颈部旋转肌群训练

2. 胸腰椎肌群训练

与颈部运动类似,胸腰椎躯干的运动有前屈、后伸、侧屈和旋转,控制儿童胸腰椎躯干运动的肌肉主要有:腹直肌、腹外斜肌、腹内斜肌、腰方肌、竖棘肌、背半棘肌和多裂肌等等。针对胸腰椎躯干肌群,0级至1级肌力的儿童,一般选择卧位训练;2级至3级肌力的儿童,选择坐位训练;4级以上肌力的儿童,选择抗阻训练。

例1:卧位训练。分别让儿童处于仰卧位、俯卧位和侧卧位,身体下方可垫楔形垫或枕头,利用玩具诱使儿童做躯干屈曲、伸展和体轴内回旋。玩具高度不可以太高,防止儿童过分屈曲和伸展颈部。很多时候需要治疗师协助儿童做躯干运动动作,仰卧位训练时,治疗师可以拉儿童双手;俯卧位训练时,利用玩具诱引,同时需要拉肩抬头;练习旋转肌群时,通过一侧肩部向另一侧对角线方向压迫,可以使躯干部分体重向侧方移动并旋转(图3-7-3)。

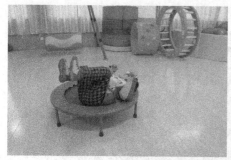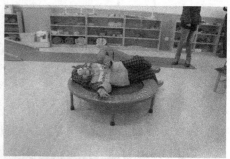

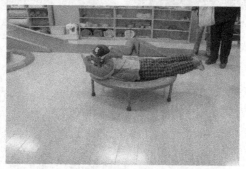

图 3-7-3　胸腰椎肌群卧位训练

　　例 2：坐位训练。儿童取坐位，治疗师坐于儿童的后方，利用身体和双手保护儿童，手部力量需要能够诱使儿童躯干前倾、后倾、侧倾和旋转，有些患儿并不能完全按照治疗师的指示进行动作，因此，需要利用玩具、灯光、音乐，甚至游戏在前方逗引。当儿童躯干肌肉力量足够维持一级坐位平衡时，治疗师的双手可以转移控制儿童的骨盆，利用骨盆的前倾、后倾、侧倾和旋转，引导儿童躯干的肌肉力量训练（图 3-7-4）。

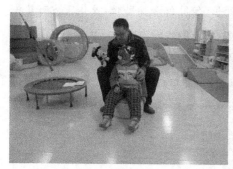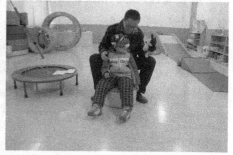

图 3-7-4　胸腰椎肌群坐位训练

　　例 3：抗阻训练。当儿童躯干有一定的肌肉力量，能够维持平衡，但不能对抗外来阻力或者仅能对抗较小阻力的时候,我们需要通过抗阻增加儿童的躯干肌力。根据特殊儿童的特点,阻力可以来自加在儿童身上的沙袋、弹力带和治疗师手的力量等等。更重要的是,很多儿童并不能正确理解治疗师的意思,所以需要结合玩具和游戏,现在比较普遍的是利用情景模拟游戏让患儿训练躯干肌肉整体力量。

3. 骨盆周围肌肉力量训练

骨盆是躯干的最下面部分,对整个躯干起到稳定的作用,好比碑石的"底座"。骨盆的运动主要有前倾、后倾、侧倾和旋转,控制骨盆运动的肌肉主要有腹直肌、腹外斜肌、腹内斜肌、髂腰肌、臀大肌、臀中肌、臀小肌、股直肌等等,训练骨盆周围肌肉常用的方式是坐位和跪位。

例1:骨盆坐位训练。大多数骨盆周围肌肉力量比较薄弱的儿童,一般是以弓背且骨盆后倾坐位,此时,治疗师需要强化儿童坐的感觉,提高骨盆周围肌肉的整体力量。训练时,让儿童坐于治疗床或者巴氏球上。首先,努力让儿童骨盆保持正常中立坐位,然后,促使儿童骨盆的主动运动,治疗师的一只手紧贴在需要训练的肌肉上,缓慢刺激引导,另一只手诱导儿童骨盆前后倾、侧倾和旋转,提高骨盆周围的肌肉力量(图 3 - 7 - 5)。

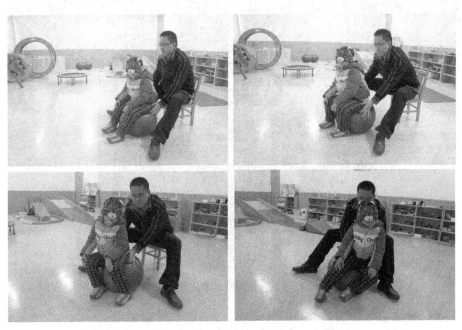

图 3 - 7 - 5 骨盆周围肌肉力量坐位训练

例2:骨盆跪位训练。近期研究表明,跪位训练可以有效提高骨盆周围的肌肉力量。治疗师让儿童跪在海绵垫上,根据儿童的个体情况,臀周肌力较弱的儿童练习静态跪位,包括半跪、直跪、并腿跪、分腿跪、单腿跪等等(图3-7-6);动态跪位训练适合那些臀周肌力大于2级的儿童,主要练习跪坐到半跪、半跪到直跪、跪走和跪位下情景模拟游戏等等。

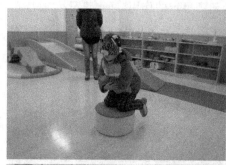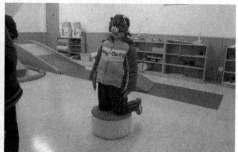

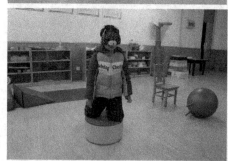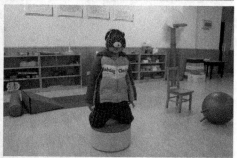

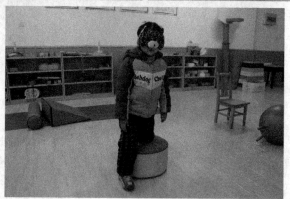

图3-7-6 骨盆周围肌肉力量跪位训练

(二)上肢肌力训练

上肢肌肉力量不充分,会直接影响到儿童操作物品、控制实物和手的其他精细活动。根据特殊儿童的上肢特点,上肢肌力训练分为肩关节肌力训练、肘关节肌力训练和腕手肌力训练。

1. 肩关节肌力训练

人体的肩关节运动主要有前屈、后伸、外展、内收、内旋、外旋、提肩胛和环转,肩关节周围的肌肉主要有三角肌、冈上肌、冈下肌、大圆肌、小圆肌、肩胛下肌、提肩胛肌、胸大肌和胸小肌,训练特殊儿童的肩关节周围肌群,并不能生搬硬套成人的训练,需要更多地使用促发和诱导来提高肌肉力量。通常采用的方法有徒手肌力训练、器械肌力训练和游戏肌力训练。

例1:徒手肌力训练。适合那些肌肉力量小于等于2级的儿童,治疗师让儿童坐于或仰卧于治疗床上,治疗师的手置于儿童前臂,鼓励儿童做肩关节的前屈、外展、外旋、后伸、内收、内旋等动作,治疗师根据儿童的具体情况,给予适当的助力和阻力。

例2:器械肌力训练。当儿童肌肉力量达到3级或者3级以上时,可以选择适合儿童的一些器械进行康复训练,例如弹力带、墙壁拉力器、前臂沙袋,治疗师将儿童固定于较稳定的坐位或者站位姿势,利用这些器械进行肩关节各方向的活动。

例3:游戏肌力训练。很多特殊儿童对于枯燥的肌力训练没有兴趣,甚至不配合,治疗师无法完成儿童的训练。结合儿童特点,很多公司推出了各种游戏训练方法,把很多我们熟悉的动画片场景融进游戏,把患儿的肩关节运动投射到游戏场景中,大大激发了特殊儿童训练的内在动力,提高了特殊儿童的肩关节肌肉力量。

2. 肘关节肌力训练

肘关节的运动仅有屈和伸,屈肘的主动肌群为肱二头肌和肱肌,伸肘的主要动作肌是肱三头肌。对于特殊儿童的肘关节屈伸肌肉力量训练,主要有徒手肌力训练、器械肌力训练和游戏肌力训练。

例1:徒手肌力训练。适合肌肉力量小于等于2级的儿童,嘱儿童仰卧于治疗床上,治疗师一手固定儿童的肱骨,另一只手置于儿童的前臂远端,让儿童主动屈肘和伸肘,根据儿童力量的强弱,适当给予助力和阻力。

例2:器械肌力训练。很多特殊儿童的肌肉力量是大于3级肌力的,此时的患儿更适合用器械训练,可利用哑铃、弹力带、墙壁拉力器、沙袋等,给予患儿适当的

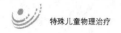

阻力,促使和诱发儿童最大程度的肌肉收缩。这样的训练,儿童适合在坐位或者站位下进行,治疗师应尽量控制好患儿的姿势和重心的稳定。

例3:游戏肌力训练。如前所述,游戏训练更能够激发特殊儿童的兴趣和潜能,对于那些年龄较小的或伴有认知障碍的儿童,把肌力训练融入到游戏中,更能够完成训练并提高肌肉力量。

3. 前臂、腕手的肌力训练

上肢的前臂运动是旋前和旋后,旋前肌肉主要是旋前圆肌和旋前方肌,旋后肌肉主要是肱二头肌、肱桡肌和旋后肌。腕关节的运动主要有腕背伸、腕掌屈、尺侧偏和桡侧偏,手指功能主要是拇指对掌、抓握和伸展。与其他上肢关节肌力训练不一样,上述关节运动范围较小,并结合有手指的精细运动,因此,分为前臂旋前旋后、腕关节屈伸和手指运动三部分。

例1:前臂旋前旋后。治疗师让儿童在坐位或者仰卧位,摆放儿童的前臂在旋后或者旋前最大范围的终末端,嘱儿童做前臂旋前和旋后的动作。儿童肌力较弱可以做助力运动;儿童肌力超过3级,可以在儿童前臂绑重物或者让儿童手抓重物进行前臂的旋前和旋后训练。有很多儿童并不能配合治疗师完成训练,因此需要结合玩具、游戏训练前臂的旋前和旋后。

例2:腕手的肌力训练。特殊儿童腕手的肌力训练,一般不会刻意安排徒手肌力训练和抗阻肌力训练,大多数腕手的肌力训练会跟手功能的作业治疗结合起来,治疗师可以安排儿童进行捏橡皮泥、穿珠子、搭积木、插孔板、拉橡皮筋等训练(图3-7-7)。当儿童手的肌力很弱,并不能够完成功能性活动的时候,治疗师会通过神经促通和给患儿助力的方法增加患儿的肌肉力量。

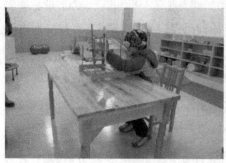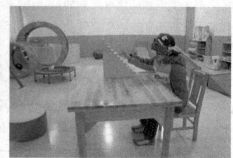

图3-7-7 腕手的肌力训练(未完)

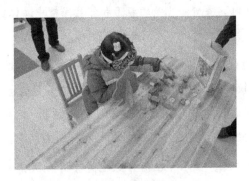

图 3-7-7　腕手的肌力训练（续）

（三）下肢肌力训练

下肢肌肉力量不充分会严重影响儿童的站立、转移和步行功能，根据特殊儿童的特点，把特殊儿童的下肢康复训练分为髋关节肌力训练、膝关节肌力训练和踝关节肌力训练。

1. 髋关节肌力训练

正常髋关节运动是前屈、后伸、内收、外展、内旋和外旋，髋关节周围最主要的肌肉是髂腰肌、股直肌、臀大肌、臀中肌、股二头肌、半腱肌、半膜肌、阔筋膜张肌、缝匠肌、耻骨肌、短收肌、长收肌和大收肌等等。特殊儿童的髋关节肌力训练分为徒手肌力训练、器械肌力训练和跪站位肌力训练。

例 1：徒手肌力训练。儿童在治疗床上，分别取仰卧位、侧卧位和俯卧位，治疗师坐于治疗床边，提示儿童做下肢的前屈、内收、外展、侧屈、后伸及旋转的一系列动作。当儿童力量较弱，小于 2 级肌力时，给予儿童一些助力；当儿童肌力较强，大于 3 级肌力时，给予儿童一定的阻力。通过这样的训练提高儿童髋关节周围的肌肉力量。

例 2：器械肌力训练。当一位治疗师同时徒手训练多位儿童时，可以利用一些器械训练儿童的髋关节肌肉力量，例如弹力带捆绑、沙袋负重、墙壁拉力器和 SET 的训练等等。

例 3：跪站位肌力训练。很多儿童尽管肌力不充分，但仍然可以实现跪位和站位的一级平衡。儿童跪于海绵垫上，在治疗师的保护下，进行半跪、直跪、分腿跪、动态半直跪等训练；儿童也可以在站立位姿势下，双手或者单手扶杠，进行髋关节的前屈、后伸、内收、外展和旋转的训练，站立位训练时，儿童很容易用躯干动作去

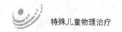

代偿髋关节运动,此时需要确保儿童的躯干和骨盆保持中立位。

注:目前很多体感游戏也可以练习髋关节周围肌群的力量。

2. 膝关节肌力训练

膝关节是人体较大和较复杂的一个关节,但是膝关节的运动仅有屈和伸两个方向,伸膝的主动肌是股四头肌,屈膝的主动肌是半腱肌、半膜肌和股二头肌。膝关节周围肌肉的康复训练分为徒手肌力训练和器械肌力训练。

例1:徒手肌力训练。让儿童在治疗床上处于卧位或者坐位,治疗师坐于床边,嘱儿童伸膝或者屈膝,通常伸膝是仰卧位或者坐位,屈膝是俯卧位或者坐位。如果患儿力量小于2级肌力,适当给予儿童助力;如果儿童力量大于等于3级肌力,给予儿童阻力。

例2:器械肌力训练。特殊儿童的膝关节肌力训练也可通过器械来完成,例如股四头肌训练椅、弹力带、沙袋、墙壁拉力器等等。目前也有一些适合儿童的体感游戏,通过娱乐的方式提高患儿的肌肉力量。

3. 踝关节肌力训练

特殊儿童的踝关节是功能障碍的多发部位,很多儿童的踝关节周围肌肉力量较弱,不能控制身体的平衡功能,踝关节周围的肌肉主要有踝背伸的胫骨前肌、踝跖屈的小腿三头肌、足内翻的胫骨前肌和胫骨后肌、足外翻的腓骨长短肌。踝关节肌力训练分为徒手抗阻训练和器械训练。

例1:徒手抗阻训练。让儿童坐于治疗床上,治疗师一只手控制儿童的小腿,另一只手放于儿童的足部,嘱儿童做各方向的运动。当儿童肌肉力量小于2级时,给适当助力;当儿童肌肉力量大于3级时,给予适当的阻力。

例2:器械抗阻训练。很多儿童踝关节周围的肌肉可以通过器械来进行训练,如弹力带、踝足训练器、动态平衡训练仪等等(图3-7-8)。

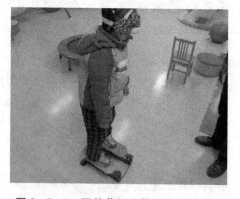

图3-7-8 踝关节肌力器械抗阻训练

三、注意事项

(一)训练方法和训练环境的选择

特殊儿童的肌力训练方法和成人大不一样,很多特殊儿童伴有视、听、肢体或认知障碍,针对不同的功能障碍,应选择不同的适合该儿童的训练方法,例如有视觉障碍的儿童要利用听觉反馈来执行训练指令,有听觉障碍的儿童要用镜子代替口令机制,有认知障碍的儿童要通过动作反复模拟和视频教学的形式来完成等等。

此外,儿童的训练环境应符合儿童的心理特征,例如可引入鲜艳的颜色、动画的人物、可爱的动物,附带有声光电的情景模拟等等。

(二)正确掌握合适的训练量

疲劳是肌力增强的重要指标之一,应学会正确观察儿童疲劳特征,很多特殊儿童并不能像正常患儿那样表述自己疲劳的症状,因此,医生、护士和治疗师需要密切观察患儿的言语、表情和动作。例如,一些儿童疲劳时表现为哭闹,一些儿童疲劳时表现为目光呆滞和动作缓慢,一些儿童疲劳时表现为反抗或者不配合等等。

对于特殊儿童的肌肉力量训练,整个过程不应该有疼痛,当天训练完后,可以有适度的疲劳感,这种疲劳感第二天应该消失。对于那些刚刚开始接受康复训练的特殊儿童,训练量应循序渐进,并在训练前增加必要的准备活动。

(三)代偿动作的适度控制

在增强特殊儿童肌肉力量时,通常不准许出现代偿性动作。如做肩关节前屈时,注意控制躯干后伸代偿;做髋关节屈曲时,注意控制缝匠肌代偿;做髋关节外展时,注意控制股四头肌代偿等等。患儿出现这些常见代偿动作时,治疗师需要徒手或用器械加以抑制。

然而,有些特殊儿童的功能障碍程度很重,并不能够完全恢复得像其他正常儿童一样,所以,我们需要仔细评估,在有些情况下,是把代偿动作抑制到最大,而不是完全抑制,治疗师必须要考虑功能和代偿动作之间的关系,首先追求的是功能,其次才要求动作完美。

(四)提高患儿的训练配合度

儿童做肌力训练的最大问题是如何取得他们的配合,由于儿童好动好玩的天性,在训练时,非常容易注意力不集中,或被其他项目所吸引。在给儿童训练时,治

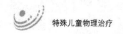

疗师首先需要学会跟他们交朋友,赢得患儿的好感或喜欢;其次需要设计他们感兴趣的项目进行训练,切忌训练内容枯燥的运动项目;最后需要掌握好时间,一个训练项目持续的时间不宜过长,最好中间穿插一些其他内容,这样可以使儿童的配合度更高更好。

第八节　体位转移训练

一、概述

（一）定义

1. 体位

体位在临床上指患者在病床上的身体姿势或检查、活动时所保持的身体姿势。常用的体位包括卧位、半卧位、坐位、跪位、站位等。

2. 体位转移训练

体位转移是指人体从一种姿势转变成另一种姿势,或转移到另一空间位置的过程。体位转移训练能够帮助特殊儿童独立地完成各项日常生活活动。

（二）常用的转移方式

1. 床上转移

（1）仰卧位的转移运动。儿童仰卧位的转移运动只有背爬一种,是以两下肢同时伸展和同时屈曲的方式进行移动。

（2）俯卧位的转移运动。儿童俯卧位转移运动发育的顺序基本上是:向后退行→腹爬→四爬→高爬。

2. 卧位—坐位转移

（1）仰卧位→俯卧位→四点支撑位→横坐位→坐位的转换模式。

（2）仰卧位上直接坐起的运动模式。

3. 坐（跪）—站转移

（1）跪位扶物站起运动模式:小儿从四点跪位→双膝跪立位→单膝跪立位→立位。

（2）坐—站位的转移运动模式。

（三）适应证与禁忌证

转移训练无明显禁忌证,应根据儿童的实际情况选择合适的主、被动转移方法,并循序渐进地按照由易到难、由分解到组合的方法进行训练。当对有脊髓损伤或骨折愈合不充分的儿童进行转移训练时应注意保护,避免在伤处产生剪切力而加重损伤。当给儿童进行被动转移时,应注意避免"拖""拉""拽"等行为,以免造成皮肤及关节等的损伤。

二、四肢瘫与截瘫儿童的体位转移训练

(一)四肢瘫

四肢瘫,即指运动障碍基本对称地累及两侧肢体和躯干,四肢受累程度相似。四肢瘫儿童缺乏良好的伸肘、屈腕能力,手、躯干和下肢功能差。儿童只能利用残存的肌力、上肢甩动引起的惯性、骨性支撑等方法完成各项转移。

1.床上翻身(图3-8-1)

其步骤为儿童仰卧,头、肩屈曲,双上肢伸展上举产生钟摆样运动,向左侧甩动,使右上肢越过中线至身体左侧,并带动躯干顺势翻转,力量不够时可反复多次地摆动双上肢或借助吊环、扶栏等进行。

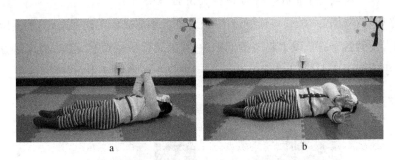

　　　　　a　　　　　　　　　　　　　　　　b

图3-8-1　四肢瘫床上翻身

2.床上坐起(图3-8-2)

在形成左侧卧位后,方法一:①利用肩及胸背部残存的肌肉力量形成左肘支撑,然后转体双肘体后支撑。②身体重心先转至右肘,顺势左肘伸展,利用肩内收的力量至肘过伸,形成较稳定的手支撑。③重心再向左上肢转移,右上肢同法成手支撑。④逐步前移,形成稳定的长腿坐位。方法二:①身体努力靠近腿部,右肘甩至双膝下。②左肘支撑床面,同时右肘屈曲膝后用力,带动躯干形成坐位。

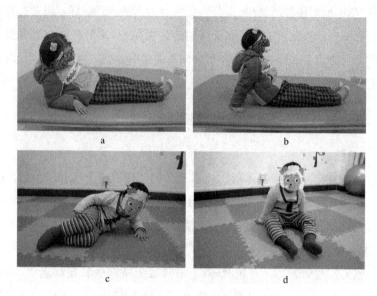

a b

c d

图 3 - 8 - 2　四肢瘫床上坐起

3. 床—椅转移:常用平行转移和直角转移法

平行转移(图 3 - 8 - 3):轮椅与床平行(如左侧靠床),制动锁闸;卸下近床侧扶手,患者前臂置于膝下发力将腿抬上床(右腿交叉置于左腿上);躯干向床缘方向前倾,左手支撑于床上(或上方吊环中),右手支撑于轮椅扶手上,双手同时发力抬起臀部向床移动。反之为床—轮椅的转移。

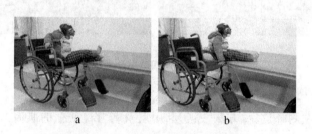

a b

图 3 - 8 - 3　四肢瘫床—椅转移

直角转移:轮椅与床成直角,其间距离约 30 cm,锁闸。为稳定躯干,右前臂勾住轮椅把手以保持平衡。将左腕置于右膝下,利用屈肘力量将右下肢抬起,放到床上。同法将左下肢放到床上,开闸向前推动轮椅,使轮椅紧贴床边后锁闸。双肘(手)支撑轮椅扶手,若儿童年龄较小,也可双手支撑在座垫上,逐步向前移动到床边。

（二）截瘫

截瘫是指运动障碍累及双下肢,损伤平面以上的躯干,上肢功能均正常。

1. 床上翻身

方法一：同四肢瘫翻身方法。

方法二：直接利用肘部和手的支撑,带动躯干、骨盆向一侧翻身。

2. 床上坐起

截瘫儿童上肢功能正常,躯干部分麻痹,下肢控制障碍,坐起动作的完成较四肢瘫容易。儿童利用向两侧翻身,完成双肘支撑,再将身体重心左右交替变换,最后形成手支撑,完成坐起动作。

3. 床—椅转移

截瘫儿童常用侧方转移法(图3-8-4)。轮椅与床成30°～45°锁闸,一手支撑床面,另一手支撑扶手,同时撑起躯干并向前、向侧方移动到床上;反之则由床向轮椅转移。一般利用儿童力量较大的上肢作为转移的主支撑手,如床向轮椅转移时,儿童右上肢力量较大,则将轮椅放置在儿童右侧。

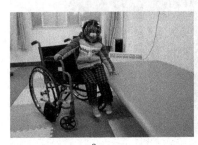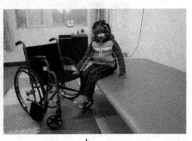

a　　　　　　　　　　b

图3-8-4　截瘫床—椅转移

4. 轮椅—地面转移

常用轮椅后方上、下法。儿童坐于地面,轮椅置于儿童后方摆好并锁闸,双上肢后伸支撑于轮椅脚踏板上缘的扶手架上,努力支撑上肢抬起臀部至部分坐到轮椅座垫上,躯干向前、臀部向后,完成轮椅坐位。反之则从轮椅至地面转移,由轮椅至地面时,应先将坐垫抽出放置在轮椅前的地面上。

5. 轮椅—站起转移

儿童配戴合适的辅助支具,训练初期可以将轮椅推进双杠中练习。若儿童配戴短腿支具,嘱儿童将双足平放于地面;若儿童配长腿支具,则让儿童一腿伸直以足后跟支撑,另一腿屈膝平放于地面。训练初期治疗师站在儿童前方,一腿插入儿童双腿间,一腿在后方成弓步稳定自己,控制儿童腰带或髋部,向前上方发力带动儿童至站立位。熟练后可让儿童自己身体前倾,双手握住平行杠发力撑起身体。待儿童在双杠中练习掌握要领后,可使用助行器或拐杖练习由轮椅坐位站起,训练方法同上。儿童体重较轻也可将双手支撑在轮椅扶手上,努力撑起身体并站立。

三、脑瘫儿童的体位转移训练

1. 床上翻身(以下均以仰卧位向左侧翻身为例)

(1) 反射式翻身(图 3-8-5):将儿童头转向左侧,治疗师一手固定儿童下颌,一手在胸骨中部往下压,同时双手给予推向胸前左侧的力,由躯干带动骨盆一起翻向左侧,完成翻身。

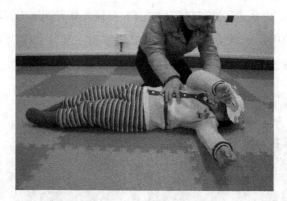

图 3-8-5 脑瘫反射式翻身

(2) 腿部控制翻身:治疗师双手轻握儿童右侧下肢,向左向下引导儿童躯干发力,带动骨盆,完成翻身。

(3) 手臂控制式翻身:治疗师轻握儿童右侧腕关节,并使这侧上肢先伸展,外展,继而引导儿童用力内收、内旋右上肢,并带动躯干、骨盆和下肢一起旋转到左侧,完成翻身。

(4) 头部控制式翻身:治疗师双手将儿童头部抬高并前屈,然后向左侧轻轻转动头颈,并带动肩部、躯干、骨盆旋转至左侧,完成翻身。注意避免颈部扭伤。

(5) 引导下主动翻身:当儿童具备一定的基础能力后,令儿童仰卧,治疗师利用其喜欢的玩具或用言语调动儿童主动性,可辅以"转头、伸手、翻过来"等引导语使儿童自己完成翻身。

2. 床上坐起

（1）卧位到手膝四点支撑位转换（图3-8-6）：儿童翻身成俯卧位，通过左右移动重心实现双肘支撑至手支撑位；双上肢向前上方推动，同时腹背肌肉收缩，臀部上提，形成四点跪位。在此训练过程中，治疗师位于儿童体侧，根据儿童情况，双手可放在儿童支撑不稳定的关节处保护，促进其稳定，也可放在希望儿童发力的肌肉处诱发收缩。常放位置如肩关节、下腹部、髋部等。

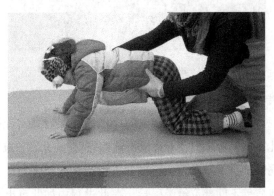

图3-8-6 脑瘫卧位到四点支撑位转移

（2）四点支撑位向横坐位转换（图3-8-7）：儿童手膝跪位形成后，治疗师一手稳定儿童右肩，一手在儿童左髋前刺激儿童腹内外斜肌收缩，双手配合引导儿童向右下方移重心，右臀着床，形成右横坐位；左侧横坐位训练方法同理。

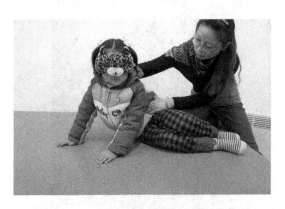

图3-8-7 脑瘫四点支撑位向横坐位转移

（3）横坐位向正坐位转换（图3-8-8）：治疗师引导儿童利用双上肢的支撑和躯干力量坐正身体，臀部大部分着床；双下肢伸直放于体前，形成正坐位。

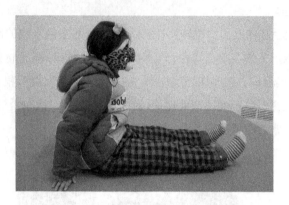

图 3-8-8　脑瘫横坐位向正坐位转移

3. 坐—站转移

（1）坐位到立位转换训练（图 3-8-9）：训练初期治疗师可轻扶儿童或借助工具稳定儿童，让儿童先学会如何使身体重心前移；感受到儿童下肢充分负重后鼓励儿童伸髋伸膝，同时挺直上身实现站立位并调整力线维持平衡。治疗师可视儿童情况在其髋、膝或肩等不同部位给予引导。在此过程中如儿童出现下肢肌张力异常，可配合进行下肢牵张解痉、肌力促进等训练；也可降低难度，如让儿童先从较高的坐位起立，熟练后逐步降低座椅高度。

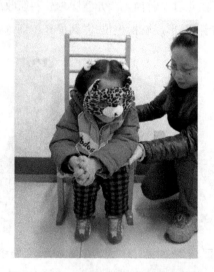

图 3-8-9　脑瘫坐位到立位转换训练

（2）立位到坐位的转换训练：先引导儿童学习弯腰，然后屈髋屈膝，双下肢稳定负重后重心缓慢向下、向后移动。训练初期治疗师应给予儿童适度的稳定和引导，或让儿童自己借助扶持栏杆增加稳定。对于一些下肢控制差的儿童，常出现"跌坐"现象，这时应降低动作难度，可让儿童先练习坐高椅子，能力增强后逐渐降低椅子的高度；也可采取让儿童边往下坐边数数的方法，使过于紧张的躯干放松，实现由立到坐的转换。

4. 地面—立位转移

儿童稳定坐于地面后，治疗师跪坐在儿童臀部后方，左右移动儿童身体重心，使儿童臀部坐于治疗师大腿上，若有困难可在移动儿童重心同时将治疗师大腿插入儿童臀下方，接着继续借助重心转移使儿童收回双腿，端坐于治疗师大腿上；然后一手环绕患儿躯干促进腹肌收缩，另一手在儿童臀下轻促其臀肌发力，治疗师自己向跪立位、立位转换的同时带动儿童重心向前上方移动，顺势帮儿童实现立位转换。

四、被动转移技术

1. 翻身

全辅助下翻身：以仰卧位向左侧翻身为例，将儿童身体右侧床单拉起，一人固定儿童头部，并将左侧上肢外展，视儿童情况，一到两人按照约定好的口令同时向左侧拉动床单，使儿童翻向左侧，并在背后、头、双上肢、双下肢等需要的部位垫上支撑枕头。

2. 床—床转移

(1) 单人转移法：儿童呈侧卧位，治疗师一侧上肢环绕儿童头颈后部，并用同侧手握住儿童肩部，使头躯干前屈；另一上肢从儿童屈曲的双膝下穿过，轻轻抱起儿童，并使儿童一侧靠紧自己。以此法抱住儿童转移至目的地后，仍呈侧卧位轻轻放下。

(2) 机械转移法：即借助器械的转移，利用升降机提举和转移儿童。除动力装置外还配有吊带和坐套，以保证安全舒适地转移。此法适合于残疾严重，体重较大的儿童。

3. 床—椅转移

(1) 二人转移法(图 3-8-10)：儿童靠坐位，一人在儿童身后，使儿童的躯干和头部靠在身前，同时双手从儿童腋下伸出分别抓住其交叉的前臂，两臂环绕儿童胸部并紧贴其胸廓下部;另一人站在儿童侧前方,双手环抱儿童大腿及膝部。两人按预先定好的口令同时发力抱起儿童,并移向轮椅轻轻放下。此转移法适合于体力较弱、过度肥胖、控制能力很差的儿童。在该转移过程中手要夹紧,将臀部尽量抬高,避免碰到轮椅。

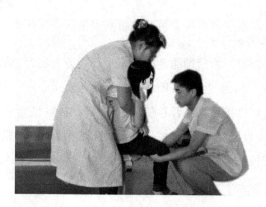

图 3-8-10　二人转移法

(2) 一人转移法(图 3-8-11):儿童靠坐或端坐床边,治疗师用双下肢夹住儿童的双脚和双膝外侧,尽量靠近儿童,如儿童上肢有力量,可用手臂抱住治疗师的颈部,如儿童两臂完全瘫痪,则将双上肢置于膝上。治疗师双手抓住儿童配戴的腰带或臀部,身体后倾向斜上方提起儿童臀部后,注意抵紧双膝,移动重心将儿童轻轻放到轮椅上,此时可以一手扶住臀部,另一手滑到儿童的肩背部以稳定躯干。

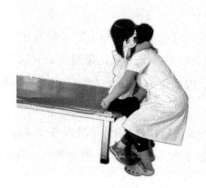

图 3-8-11　一人转移法

第九节 平衡训练

一、概述

平衡是指人体不论处在何种位置、运动或受外力推动时,自动地调整姿势并维持所需姿势的过程,是一种自动反应,包括平衡反应、保护性伸展反应等。平衡所提供的稳定性是一切技巧性活动所必需的。许多儿童疾病如小儿脑瘫、儿童感觉统合失调、视力障碍、听力障碍等都会导致平衡功能障碍,将会直接影响到儿童运动功能及一切技巧性活动的能力。在治疗上,除了针对病因进行药物或手术等治疗外,最为直接有效的治疗就是进行平衡功能的训练。

(一)平衡的定义与分类

1. 定义

平衡(balance,equilibrium)在力学上是指物体所受到的来自各个方向的作用力与反作用力大小相等,使物体处于一种稳定的状态(即牛顿第一定律)。人体平衡比自然界物体的平衡要复杂得多,医学范畴内的平衡指人体所处的一种姿势或稳定状态,以及在运动或受到外力作用时,能自动地调整并维持姿势的一种能力。

2. 分类

人体平衡可以分为以下两大类。

(1)静态平衡。静态平衡指的是人体或人体某一部位处于某种特定的姿势,例如坐或站等姿势时,保持稳定的状态。

(2)动态平衡。动态平衡包括两个方面:自动态平衡和他动态平衡。①自动态平衡:指的是人体在进行各种自主运动,例如由坐到站或由站到坐等各种姿势间的转换运动时,能重新获得稳定状态的能力。②他动态平衡:指的是人体对外界干扰,例如推、拉等产生反应、恢复稳定状态的能力。平衡的这种分类包括了人体在各种运动中保持、获得或恢复稳定状态的能力,具有一定的科学性和完整性。

3. 平衡反应

平衡反应,是指当平衡状态改变时,机体恢复原有平衡或建立新平衡的过程,包括反应时间和运动时间。反应时间是指从平衡状态的改变到出现可见运动的时间,运动时间是指从出现可见运动到动作完成、建立新平衡的时间。

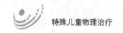

平衡反应使人体不论在卧位、坐位、站立位均能保持稳定的状态或姿势,是一种自主反应,受大脑皮层控制,属于高水平的发育性反应。例如,无论是用双手取物或是在不平整的地面上行走,均不会失去平衡。此外,人体可以根据需要进行有意识的训练,以提高或改善平衡能力,例如,体操、技巧等项目的运动员,或舞蹈、杂技演员的平衡能力明显高于普通人群。各种原因引起平衡能力受损后,通过积极的治疗和平衡训练,可以使平衡功能得到改善或恢复。

4. 平衡反应形成的时间

平衡反应的形成时间有一定的规律。通常在出生 6 个月时形成俯卧位平衡反应,7~8 个月形成仰卧位和坐位平衡反应,9~12 个月形成蹲起反应,12~21 个月形成站立反应。

5. 特殊平衡反应

除了一般的平衡反应之外,尚有两种特殊平衡反应。

(1)保护性伸展反应:是指当身体受到外力作用而偏离原支撑点时,身体所发生的一种平衡反应,表现为上肢和/或下肢伸展,其作用在于支持身体,防止摔倒。

(2)跨步及跳跃反应:是指当外力使身体偏离支撑点或在意外情况下,为了避免摔倒或受到损伤,身体顺着外力的方向快速跨出一步,以改变支撑点,建立新平衡的过程,其作用是通过重新获取新的平衡,来保护自己避免受到伤害。

(二)平衡的维持机制对平衡功能的影响

1. 与平衡有关的感觉的作用

视觉、本体感觉、前庭感觉与平衡有重要关系。正常在睁眼时控制平衡以本体感觉和视觉为主,反应灵敏;而在闭目时则需依靠前庭感觉,但反应不如躯体感觉、视觉灵敏。

2. 与平衡有关的运动控制系统

与平衡有关的运动控制系统主要有牵张反射、不随意运动和随意运动三个系统。运动控制系统功能下降,则平衡功能下降。

(三)重心和支撑面对平衡功能的影响

1. 重心

经过人体重心所作的垂线,必须落在支撑面之上才有可能保持平衡,否则将不利于平衡。重心越低,越容易保持平衡;重心越高,越难保持平衡。平衡状态的优劣,还可用重心与支撑面中心的连线同经过支撑面中心所作的垂线所形成的夹角的大小来评定,此夹角越小,平衡越佳,反之则越差。

2. 支撑面

人坐位时与接触物之间的面积或站立时两足之间的面积为支撑面积,支撑面大、硬、平整时利于保持平衡,小、软、不平时则不利于平衡。

(四)运动控制

中枢神经系统在对多种感觉信息进行分析整合后下达运动指令,运动系统以不同的协同运动模式控制姿势变化,将身体重心调整回到原范围内或重新建立新的平衡。多组肌群共同协调完成一个运动被称为协同运动。自动姿势性协同运动是下肢和躯干肌以固定的组合方式并按一定的时间先后顺序和强度进行收缩用以保持站立平衡的运动模式,它是人体为回应外力或站立支持面的变化而产生的对策。人体在对付外来干扰时采用三种对策或姿势性协同运动模式,即踝关节模式、髋关节模式及跨步动作模式。踝关节协同运动模式或对策指身体重心以踝关节为轴进行前后转动或摆动,类似钟摆运动。当站立者的稳定性显著下降,身体前后摆动幅度增大时,为了减少身体摆动使重心重新回到双脚范围内,人体通过采用髋关节协同运动模式或对策,通过髋关节的屈伸来调整身体重心和保持平衡。外力干扰过大使身体晃动进一步增加时,重心超出其稳定极限,人体则采用跨步动作模式,自动地向用力方向快速跨出一步来重新建立身体重心的支撑点,为身体重新确定站立支持面。

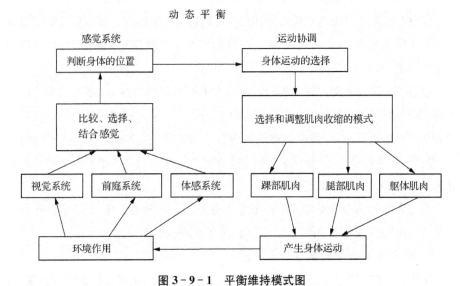

图 3-9-1 平衡维持模式图

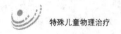

二、平衡训练原则

(一)循序渐进

1. 支撑面由大到小

训练时支撑面积逐渐由大变小,即从最稳定的体位逐步过渡到最不稳定的体位。开始时可以在支撑面积较大的体位进行训练,当患者的稳定性提高后,则减小支撑面积进行训练。例如,开始时进行坐位训练,再逐步过渡至站位,站位训练时两足之间距离逐渐变小至并足,然后单足站立再到足尖站立,逐渐增加平衡训练的难度。开始训练时除了支撑面由大变小外,还应由硬而平整的支撑面逐步过渡到软而不平整的支撑面下进行。例如,开始时在治疗床上进行训练,平衡功能改善后,过渡到软垫上和治疗球上训练。

2. 重心由低到高

仰卧位→前臂支撑下的俯卧位→肘膝跪位→双膝跪位→半跪位→坐位→站立位,这样重心由低到高,逐渐增加平衡训练的难度。

3. 从睁眼到闭眼

视觉对平衡功能有补偿作用,因而开始训练时可在睁眼状态下进行,当平衡功能改善后,可增加训练难度,在闭眼状态下进行。

4. 从静态平衡到动态平衡

首先要恢复患者保持静态平衡的能力,即能独自坐或独自站。

静态平衡需要肌肉的等长收缩,因此,可以通过训练维持坐或站立的躯干肌肉保持一定的肌张力来达到静态平衡。当患者具有良好的静态平衡能力之后,再训练动态平衡。

动态平衡需要肌肉的等张收缩。在动态平衡的训练过程中,要先训练他动态平衡,即当患者能保持独自坐或独自站立时,治疗人员从前面、后面、侧面或在对角线的方向上推或拉患者,将患者被动地向各个方向推动,使其失去静态平衡的状态,以诱发其平衡反应,然后让患者回到平衡的位置上。他动态平衡训练中要掌握好力度,逐渐加大,以防出现意外。

当患者对他动态平衡有较好的反应后,最后训练自动态平衡,即让患者在坐位和站立位上完成各种主动或功能性活动,活动范围由小到大。

5. 逐渐增加训练的复杂性

平衡反应的训练可在床、椅、地面等稳定的支撑面上,也可在摇板、摇椅、滚筒、大体操球等活动器具的支撑面上。一般先在稳定的支撑面上，后在活动的支撑面上。为增加难度，可在训练中增加上肢、下肢和躯干的扭动等。

（二）综合训练

存在平衡功能障碍的患者往往同时具有肌力、肌张力、关节活动度或步态等异常，在平衡训练同时，也要进行肌力、言语、认知、步态等综合性训练，如此也能促进平衡功能的改善，促进患者各项功能的恢复。

（三）注意安全

训练平衡功能的原则是在监护下，先将患者被动地向各个方向移动到失衡或接近失衡的点上，然后让其自行返回中位或平衡的位置上。训练中要注意从前面、后面、侧面或在对角线的方向上推或拉患者，让其达到或接近失衡点。要密切监控以防出现意外，但不能扶牢患者，否则患者因无需做出反应而失去效果。一定要让患者有安全感，否则其会因害怕而诱发全身痉挛出现联合反应，加重病理模式。

三、平衡训练方法

平衡训练时，一般先从卧位（如前臂支撑下的俯卧位）开始，因为卧位的支撑面最大、最稳定，患者比较容易掌握平衡技巧，再逐渐过渡到最不稳定的体位（如站立位）。训练顺序为：仰卧位→前臂支撑下的俯卧位→手膝跪位→双膝跪位→半跪位→坐位→站立位。不论在什么体位下训练，首先需要控制头部的稳定，其次是颈部和躯干肌肉的协同收缩，以保持躯干的稳定性。

（一）仰卧位

平衡训练的主要内容是躯干的平衡训练和脊柱的伸展练习。

1. 仰卧位圆滚训练

操作方法是让患儿仰卧于直径较大圆滚的长轴上，治疗师跪坐在患儿脚下方，用两手分别扶持住患儿的骨盆两侧，并用自己下肢和前臂固定患儿下肢。首先要对患儿予以语言的安慰和诱导，在确认其心理上处于松弛状态后，治疗师缓慢将患儿和圆滚一起向一侧滚动，使患儿的身体体重移动向一侧。然后将负荷体重侧的骨盆向下肢方向牵拉，将非负荷体重侧的骨盆向头部的方向推动，进行骨盆向侧方的倾斜运动。操作后再将圆滚向另一侧滚动，在患儿身体的两侧方向上分别进行上述操作，如此两侧交替地、反复地进行（图 3-9-2）。

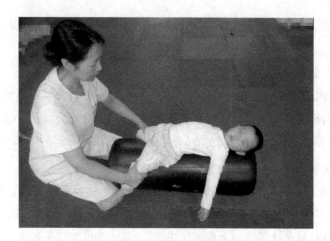

图 3-9-2 仰卧位圆滚训练

2. 桥式运动的训练方法

(1) 患儿仰卧于床上,双膝呈屈曲位,治疗师跪坐于患儿脚下方,用双手握持其骨盆处,诱导患儿进行骨盆的前倾和后倾运动,即抬起臀部和放下臀部的运动。患儿自己进行有困难时可由治疗师被动地操作这一运动,这样操作可以起到缓解骨盆周围肌肉痉挛的作用(图 3-9-3)。

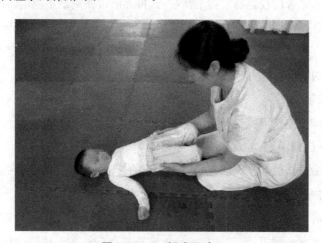

图 3-9-3 桥式运动 1

(2) 另一种操作方法是,患儿仰卧于三角垫上,双上肢伸展并沿身体长轴举向头顶方向。治疗师跪坐于其脚下方,两手握持患儿的双足部,使踝关节背屈,并使患儿的两下肢呈伸展状态放于自己的双膝上,让患儿进行臀部的抬起、放下运动(图 3-9-4)。

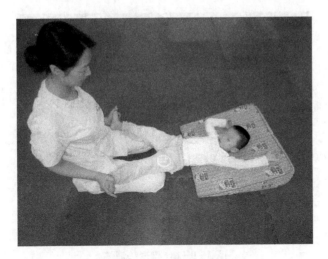

图 3 - 9 - 4　桥式运动 2

（二）前臂支撑下的俯卧位

1. Bobath 球训练法

使患儿俯卧于圆球上，两肘与肩同宽，肩关节和肘关节屈曲 90°，支撑上半身体重，治疗师可固定患儿肘部并活动圆球，调节肘支撑及对称抬头（图 3 - 9 - 5）。

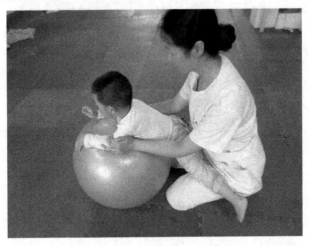

图 3 - 9 - 5　Bobath 球上肘支撑

2. 楔形垫上训练法

患儿俯卧于楔形垫上，以两肘或两手支撑。在其面前放置玩具，诱导患儿取物进行单肘或单手支撑练习（图 3 - 9 - 6）。

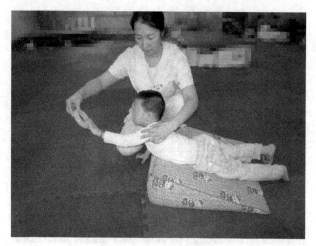

图 3-9-6 楔形垫训练

3. 母子对面训练法

使患儿俯卧于母亲身上,固定患儿上臂及肘关节,保持肘支撑位。母亲可与患儿"对话",患儿可学母亲表情或主动摸母亲脸部,达到促进肘支撑及主动抬头的目的。此法不需器械,简单方便,可在家庭中随时进行(图 3-9-7)。

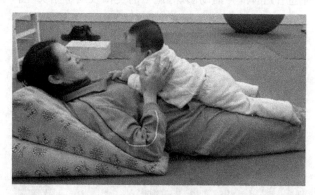

图 3-9-7 母子对面训练

(三)手膝跪位

1. 双手支撑训练

俯卧位,使患儿手指伸开,手掌着床,肘关节伸展,两手与两肩同宽,肩关节 90°(上肢与躯干成角)支持上半身体重,治疗者予以必要的辅助(图 3-9-8)。

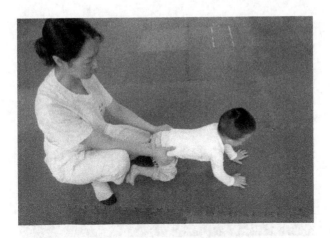

图 3-9-8 双手支撑训练

2. 滚筒上手膝位训练

两上肢在滚筒的前方支持体重,两下肢在滚筒的后方,当患儿的两上肢能支撑时,使小儿躯干前后移动,开始时体重移动的幅度要小,逐渐地将活动幅度增大。在操作中要抑制肩向前方突出,负荷体重的上肢要伸直,肩与手要保持上下垂直关系,不能使肩在肩与手形成的垂线前方(图 3-9-9)。

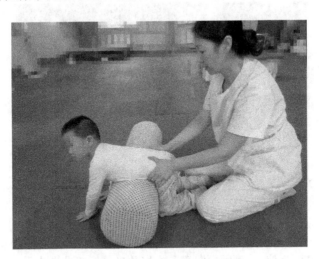

图 3-9-9 滚筒手膝训练

3. 平衡板上的训练

患儿呈四点支撑位,治疗师用双下肢控制平衡板的上下移动,使患儿随着平衡板的移动幅度调整自身的位置(图 3-9-10)。

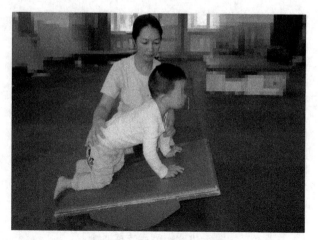

图 3 - 9 - 10 平衡板上训练

（四）双膝跪位和半跪位

第一，患儿跪立于大球前或相应高度（两上肢平举的高度）的桌子前，治疗师跪坐于其后。治疗师叩击患儿一侧臀部的外侧，通过这种操作方法使体重移向对侧，直至体重全部负荷于对侧下肢上（图 3 - 9 - 11）。

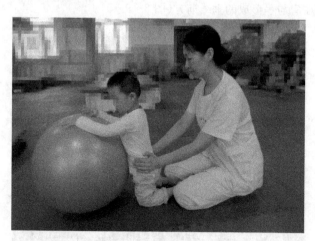

图 3 - 9 - 11 双膝跪位训练 1

第二，患儿膝立位，治疗师面向患儿也取膝坐位。患儿两上肢呈外旋位上，两手分别放于治疗师两肩上。治疗师对患儿的髋关节与腹部进行叩击，使患儿身体向后方倾斜，叩击手法要轻，在腹部时从下方向上方叩击，在髋关节部时则从上方向下方叩击。边叩击边轻轻向后推患儿的身体，使患儿身体向后倾斜，然后再使患儿恢复到直立的膝立位。在返回直立的膝立位的活动时，尽可能让患儿自主地进行,治疗师可在臀部予以协助(图3-9-12)。

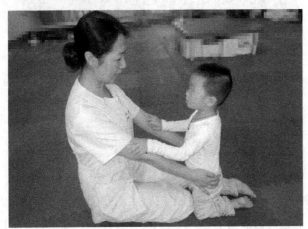

图3-9-12　双膝跪位训练2

第三,平衡板上训练:患者跪于平衡板上,治疗师向各个方向推动患者。由于平衡板会随着患者身体的倾斜而出现翘动,从而提供了一个活动的支持面,故此增加了训练的难度(图3-9-13)。

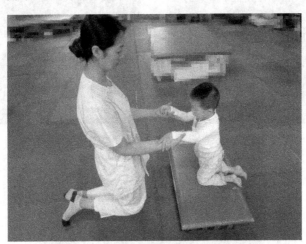

图3-9-13　平衡板双膝跪位训练

第四,抛接球训练:治疗师从患者的各个方向向患者抛球,患者接到球后,再抛给治疗师,如此反复。抛球的距离和力度可逐渐加大,以增加训练难度(图3-9-14)。

无论是患者自己活动,还是抛接球训练,都可以先在治疗床上进行,然后在平衡板上进行,逐渐增加训练的复杂性。

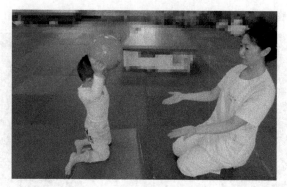

图 3 - 9 - 14　抛接球训练

第五,单膝立位训练:患儿取四点支持位,治疗师跪坐于其侧后方。首先使患儿向单膝立位转换时欲迈出下肢的对侧上、下肢外旋。与此同时将迈出下肢侧的上肢向后上方牵拉,促使患儿体重负荷移动到对侧下肢。然后促使患儿迈出对侧的下肢呈单膝立位(图 3 - 9 - 15)。两侧的操作手法交替进行。

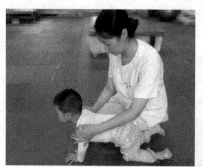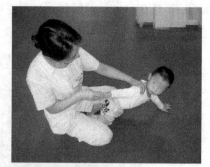

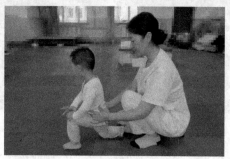

图 3 - 9 - 15　单膝立位训练

第六,膝立位至单膝立位:患儿在治疗师之前呈膝立位,根据患儿情况决定开始的部位。一般是从骨盆开始,治疗师扶持患儿两侧骨盆,使患儿体重负荷于一侧下肢上,然后使身体向非负荷体重侧回旋,其动作似将该侧下肢向后方牵拉,等待患儿向前方迈出这侧下肢(图3-9-16)。

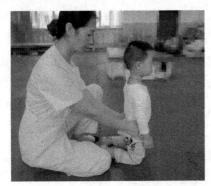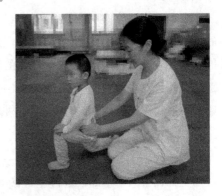

图3-9-16　膝立位至单膝立位

　　第七,四点支持位至单膝立位:当患儿不能取正确的膝立位时,可以促进患儿从四点支持位向单膝立位转换。患儿取四点支持位,治疗师跪立其后用两膝部固定患儿的一侧下肢,用手控制患儿的骨盆并向下方压迫使该侧下肢负荷体重,然后抬起非负荷体重侧的骨盆,协助患儿迈出非负重侧下肢,同时治疗师两手放于患儿腹部,协助患儿使躯干抬起,完成单膝立位。在患儿获得正确的单膝立位后,向前轻推患儿促进前方保护伸展反应(图3-9-17)。

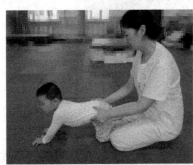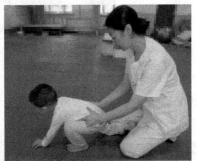

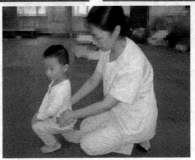

图3-9-17　四点位至单膝立位

（五）坐位

不会坐是指坐位的发育停留在扶腰坐（5～6个月）以前的阶段或出现跪坐、走位后倾等异常姿势。坐位是向立位发育过程中的中间姿势，不能坐就不能站。坐位的条件：①以上肢将身体支起到坐位的高度。②从四爬位独自进行体轴的回旋，臀部向一侧落下着床成侧坐位，躯干进一步回旋成正坐位。③坐位平衡反射出现。④躯干肌群的连锁反应，即协同收缩，是保持身体在空间的稳定性的条件。

1. 圆滚上坐位训练

患儿骑跨坐于圆滚上，将圆滚前方一端垫高，治疗师坐于其后方，支持患儿两上肢的上臂、前臂、手等部位进行左右移动，促通头部的控制、回旋及平衡反应（图3-9-18）。

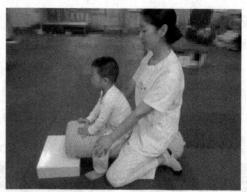

图3-9-18　圆滚坐位训练

2. 球上坐位训练

患儿坐于Bobath球上，可使球左右、前后移动，促进坐位平衡反应及脊柱伸展的发育（图3-9-19）。

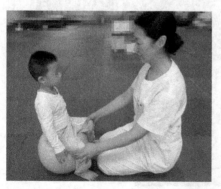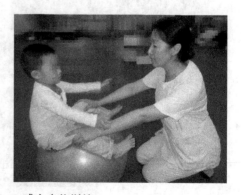

图3-9-19　Bobath球上坐位训练

3. 伸腿坐位平衡训练

患儿取床上伸腿坐位,治疗师将两下肢放于患儿两下肢旁,使患儿身体向一侧倾斜,体重负荷于一侧臀部上。治疗师用一只手扶持负荷体重侧下肢,另一只手扶持患儿的腰部或肩部等,使患儿身体向治疗师扶持的下肢侧(负荷体重侧)倾斜(图3-9-20)。

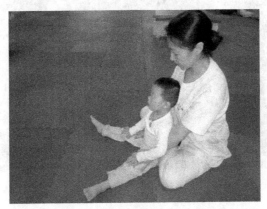

图 3-9-20　伸腿坐位平衡训练

4. 侧坐位上平衡训练

正确的侧坐位是两下肢向侧方伸出,躯干发生回旋,回旋的方向是向着伸出下肢的一侧,身体重心放在两侧臀部上,伸出的两侧下肢应该是一侧压住另一侧。促通侧坐位时,必须两侧交替进行。

5. 平衡板或独角椅上训练

患儿坐于平衡板或独角椅上,治疗师向各个方向摆动平衡板(图3-9-21)。

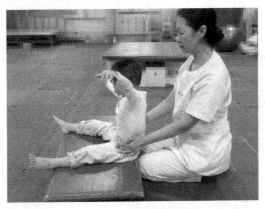

图 3-9-21　平衡板训练

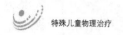

6. 平衡板或独角椅上抛接球训练

治疗师向患儿抛球,并逐渐增加抛球的距离和力度(图3-9-22)。

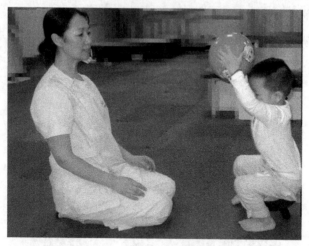

图3-9-22 抛接球训练

可以让患儿先在治疗床上自己活动和治疗师抛接球,平衡功能改善后,再坐在平衡板或治疗球,即活动的支撑面上训练,增加训练难度,这样有利于平衡功能的进一步改善。

（六）站立位

站立是行走的基础,正常儿童于11～12个月能够独立站立,扶物可以步行。膝立位时如果能对骨盆和髋关节的控制达到一定程度,即可进行立位训练。维持立位的主要因素有:头、颈、躯干、四肢的控制能力,抗重力能力,保护性伸展反应能力等。(图3-9-23)

1. 辅助站立训练

在患儿尚不能独立站立时,需首先进行辅助站立训练。可以由治疗师扶助患者,也可以由患儿自己扶助肋木、助行架、矫形器等,或者患者站于平行杠内扶助步行。当平衡功能进一步改善,不需要辅助站立后,则开始进行独立站立平衡训练。

2. 独立站立训练

患者面对镜子保持独立站立位,这样在训练时可以提供视觉反馈,协助调整不正确的姿势。独立站立并可保持平衡达到一定的时间,就可以进行他动态站立平衡训练。

3. 硬而大的支撑面上训练

患儿站在平地上,双足分开较大的距离,有较大的支撑面,以利于保持平衡。治疗师站于患者旁边,在不同方向拿患儿喜欢的物品让其够取,可以逐渐增加患儿离物体的距离以增加训练的难度。

4. 软而小的支撑面上训练

随着平衡功能的改善,可以由大而硬的支撑面改为小而软的支撑面,例如站在气垫上或软的床垫上等等,也可以缩小支撑面,并足站立,或单足站立。然后治疗师向各个方向推动患儿,使其失衡后再恢复平衡。

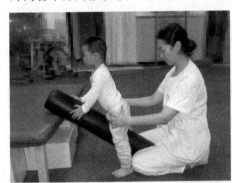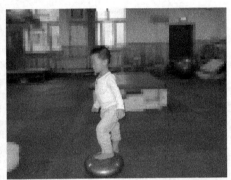

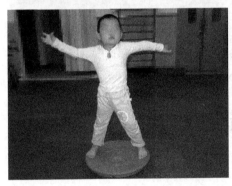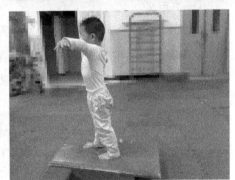

图 3 - 9 - 23 站立位训练

5. 活动的支撑面上训练

可以提供活动的支撑面给患者站立,如平衡板,进一步增加训练的难度。然后治疗师向各个方向推动患者。

6. 左右侧下肢交替负重

左右侧下肢交替支撑体重,每次保持 5~10 秒,治疗师需特别注意监护患者,以免发生跌倒,也需注意矫正不正确的姿势。

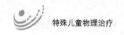

7. 练习从蹲位站起

站起时注意体重要支持在前足部,不可用足跟支持,因为这样会使小儿向后方倾倒,注意髋、膝、踝关节的协调性。

8. 抓物站立练习重心移动

(1) 使重心前后移动,注意不要抬起足跟,使两下肢轻度外旋。在患儿身后扶持他的双足或臀部,诱导重心的移动。

(2) 使重心左右移动,扶持患儿骨盆使重心在两下肢间移动,移动时足跟、足尖都不要离开地面。

(3) 进行两脚一前一后的站立练习。

(4) 抓物站立期间,两手交替地松开抓物的手。

第十节 协调训练

一、概述

(一)定义

协调(coordination)是指人体产生平滑、准确、有控制的运动的能力。所完成运动的质量应包括按照一定的方向和节奏、采用适当的力量和速度、达到准确的目标等几个方面。协调与平衡密切相关。协调功能障碍又称为共济失调(dystaxia)。

(二)分类

共济失调是由于小脑、大脑、脊髓、本体感觉和前庭功能障碍所致的运动不协调,运动笨拙,不是因肌无力所致。共济失调分为小脑性共济失调、大脑性共济失调、脊髓性共济失调、前庭迷路性失调、脑干性共济失调。

1. 小脑性共济失调

小脑是重要的运动调节中枢,其主要功能是维持身体的平衡、调节肌张力和随意运动,因此小脑障碍所致协调运动障碍主要是随意运动的速度、节律、幅度和力量的不协调,无深感觉障碍、肌力下降,伴有肌张力低、眼球运动障碍、言语障碍。

小脑性共济失调又可如下分类。

(1) 姿势性共济失调。小脑蚓部共济失调,站立不稳,双足分开,步态不稳,左右摇晃，用上肢协助维持平衡，可有语言障碍，也称躯干性共济失调。上蚓部损伤者易向前倾，下蚓部损伤者易向后倾，半球损伤时步行倾向患侧。

（2）运动性小脑共济失调。小脑半球或与半球有关神经部分损伤引起一侧上下肢共济失调。两侧半球或小脑红核结合臂交叉处损伤引起四肢运动性共济失调；结合臂交叉下损伤为同侧症状，交叉上损伤为对侧症状。肢体共济失调主要是协调运动障碍，上肢较下肢重，远端比近端重，精细动作比粗大动作受影响大。运动性小脑共济失调有如下表现。

辨距不良：因不能准确测量距离而使运动过早停止或运动过度。

协同不能：不能协调进行精细运动。单肌群可独立运动，多肌群复杂协调运动不能完成。

意向性震颤：上肢较重，动作越接近目标震颤越明显。

轮替运动障碍：不能完成主动肌和拮抗肌的快速交替运动。

书写障碍：字迹不整，笔画不均，字越写越大（大写症）。

言语障碍：言语缓慢，含糊，欠清晰，可呈断续、顿挫及爆发式发声，表现为吟诗样语言和爆发性语言。是唇、舌、喉参与的构音肌肉共济失调所致。

眼球运动障碍：可见眼球有静止或自发的异常运动，有明显的眼球震颤，可见眼球向左右、上下不定方向的跳跃样运动，可因注视而爆发性地增强。

肌张力低下：急性小脑损伤时出现。同侧肌群放松无力，运动幅度加大，深部腱反射迟钝，呈钟摆样活动，导致维持姿势和体位障碍。

反弹现象：对抗阻力向自身方向收缩屈曲的前臂，突然去除阻力，前臂收控不住，打击到自身，是由于不能调整肌张力变化所致。

2. 大脑性共济失调

额桥束和颞枕桥束是大脑额、颞、枕叶与小脑半球的联系纤维，其病变可引起共济失调，但较小脑病变的症状轻。大脑损伤的对侧肢体出现共济失调，可包括以下几种类型。

（1）额叶性共济失调。见于额叶或额桥小脑束病变，表现类似于小脑性共济失调，如平衡障碍、步态不稳、对侧肢体共济失调，肌张力增高、腱反射亢进和出现病理征，伴额叶症状如精神症状、强握反射等。

（2）顶叶性共济失调。对侧肢体出现不同程度共济失调，闭眼时明显，深感觉障碍不明显或呈一过性。损伤至旁小叶时可出现括约肌障碍。

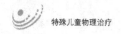

（3）额叶性共济失调。较轻，表现为一过性平衡障碍，早期不易发现。

3. 脊髓性共济失调

脊髓后索的病变会造成深感觉障碍，从而引起感觉性共济失调，是肌肉、肌腱、关节等深部器官的位置觉、关节觉、震动觉等深感觉传导路的障碍所引起。有深感觉障碍时患者无法辨别肢体的位置和运动方向，从而引起四肢与躯干的共济失调，表现为：肢体运动不稳、笨拙或动作不准确；有静止平衡障碍，不易保持一定姿势；躯干摇晃明显，站立不稳，迈步不知远近，落脚不知深浅，踩棉花感，并需要视觉补偿，常目视地面行走；黑暗处和闭眼时共济失调更明显，闭眼时身体向左右前后摇晃，幅度大。检查时会发现震动觉、关节位置觉缺失，闭目难立（Romberg）征阳性。

4. 前庭迷路性共济失调

前庭损伤时有身体空间定向功能障碍，以平衡障碍为主，静止和运动时均有平衡障碍，在站立、步行时躯体易向损伤侧倾斜，躯干摇晃；头部活动时可加重症状，常见不到肢体运动的共济失调，有眩晕和眼震。用昂伯征法检查时，睁眼站立不稳，闭眼一段时间后出现身体不稳和摇晃，逐渐加重，身体易向损伤侧倾斜。上肢指向偏向损伤侧，周围性损伤双侧均有指向偏斜，中枢性损伤为一侧性。

（三）协调的维持机制

保持人体协调与保持人体平衡一样，也需要三个环节的参与：感觉输入、中枢整合和运动控制。但与平衡有所不同，协调的感觉输入主要包括视觉和本体感觉；中枢的整合作用依靠大脑反射调节和小脑共济协调系统，其中小脑的协调系统起了更为重要的作用，小脑的损伤除了导致平衡功能障碍外，还可导致共济失调；运动控制要依靠肌群的力量。以上三个环节共同作用，就可以保证协调功能的正常，无论哪一个出现问题，都会导致协调功能障碍的产生。

（四）协调的评定

协调的评定主要包括指鼻试验、指—指试验、轮替试验、对指试验（食指对指试验、拇指对指试验）、跟—膝—胫试验、旋转试验等。主要观察动作完成是否直接、精确，时间是否正常，在动作的完成过程中有无辨距不良、震颤、速度改变，睁眼、闭眼时有无差别，什么部位最明显（头、躯干、上肢、下肢）。评定时同时需注意共济失调是一侧性还是双侧性。

具体评定方法详见本书第二章第六节"协调功能评定"中有关内容。

二、协调训练

(一)协调训练原则

1. 由易到难,循序渐进

先进行简单动作的练习,掌握后,再完成复杂的动作,逐步增加训练的难度和复杂性。

2. 重复性训练

每个动作都需重复练习,才能起到强化的效果,才能被大脑记忆,从而促进大脑的功能重组,进一步改善协调功能。

3. 针对性训练

针对具体的协调障碍而进行针对性的训练,这样更具有目的性。

4. 综合性训练

协调训练不是孤立进行的,即在进行针对性训练的同时,也需要进行相关的训练,如改善肌力的训练、改善平衡的训练等等。

(二)上肢协调训练

上肢协调训练包括轮替动作练习、方向性动作练习和手眼协调练习。

1. 轮替动作练习

(1)双上肢交替上举:左、右侧上肢交替举过头顶高度,手臂尽量保持伸直,并逐渐加快练习的速度。

(2)双上肢交替摸肩上举:左、右侧上肢交替屈肘、摸同侧肩,然后上举。

(3)交替屈肘:双上肢起始位为解剖位,然后左、右侧交替屈肘,手拍同侧肩部,逐渐加快速度。

(4)前臂旋前、旋后:肩关节前屈 $90°$,肘伸直,左右侧同时进行前臂旋前、旋后的练习。或一侧练习一定时间,再换另一侧练习。

(5)双手交替掌心拍掌背:双手放于胸前,左手掌心拍右手掌背,然后右手掌心拍左手掌背,如此交替进行,逐渐加快速度。

2. 方向性动作练习

(1)指鼻练习:左、右侧交替以食指指鼻,或一侧以食指指鼻,反复练习一定时间,再换另一侧练习。

(2)对指练习:双手相应的手指互相触碰,由拇指到小指交替进行;或左手的

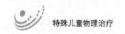

拇指分别与其余四个手指进行对指,练习一定时间,再换右手,或双手同时练习。以上练习同样要逐渐加快速度。

(3)敲击桌面:双手同时以五个手指交替敲击桌面,或一侧练习一定时间,再换另一侧练习。

(4)其他:画画,下跳棋,等等。

以上轮替动作和方向性动作练习过程中,每一个动作练习都需注意节律性,先慢后快,反复多次练习,逐步改善协调能力。

3.手眼协调练习

(1)插棒练习:从大到小、依次将木棒插入孔中,然后再将木棒拔出,反复多次练习。

(2)抓物训练:如将小球放在桌子上,让患者抓起,然后放在指定的位置;或者将花生、黄豆等排放在桌子上,让患者抓起放入小碗中。

(3)画画或写字:无论画画或写字,开始可以让患者在已有的画或字上描写,然后在白纸上画或写。

(4)下跳棋、拼图或堆积木等:这些作业训练均有助于提高手眼协调能力。

(三)下肢协调训练

下肢协调训练包括轮替动作练习、整体动作练习。

1.轮替动作练习

(1)交替屈髋:仰卧于床上,膝关节伸直,左右侧交替屈髋至90°,逐渐加快速度。

(2)交替伸膝:坐于床边,小腿自然下垂,左右侧交替伸膝。

(3)坐位交替踏步:坐位时左右侧交替踏步,并逐渐加快速度。

(4)拍地练习:足跟触地,脚尖抬起做拍地动作,可以双脚同时或分别做。

2.整体动作练习

(1)原地踏步摆臂:踏步的同时双上肢交替摆臂,逐渐加快速度。

(2)原地高抬腿跑:高抬腿跑的同时双上肢交替摆臂,逐渐加快速度。

(3)其他:跳绳,踢毽子,等等。

下肢协调训练同上肢协调训练一样,也需注意动作的节律性,先慢后快逐渐多次练习,逐步改善协调能力。训练开始时在睁眼的状态下进行,功能改善后,将部分训练项目改为闭眼状态下进行,以增加训练的难度,如,指鼻练习、对指练习,等等。

（四）Frenkel 平衡体操训练

Frenkel 平衡体操训练是中枢神经系统再学习的训练技术,其训练的主要原则为先简单后复杂、先粗后细、先快后慢、从残疾较轻的一侧开始系统有序地训练。患者通过视、听、触觉的代偿强化反馈机制,反复学习和训练基本动作,能熟练掌握后再逐渐学习复杂动作,以不同的协调运动模式,控制重心变化,建立新的平衡,在平衡形成的过程中增加协调性。Frenkel 平衡体操训练方法如下。

1. 卧位

患儿平卧于治疗床上,头略高能看到下肢的运动。双下肢轮流伸展、屈曲、上抬及保持平衡悬空位。

2. 坐位

患儿坐在椅子上,两手握住前面的肋木,两足后移,上身前屈,重心移到足上,起立、坐下、轮流用脚尖点击地面上所画的点等。

3. 立位

患儿两足分开再靠拢;身体左右、前后晃动;交替单足站立并保持平衡;平衡杆内双手抓握或不抓握扶杆,左右晃动身体保持平衡。

4. 步行

患儿立位,练习重心移动横走、前进、后退、原地转及双足轮流跨越障碍,走横8字训练等。

5. 手运动

指导患儿依次从大到小、有节律地用手来指桌上粉笔画的球、拔木钉、抓球等。

6. 负重

用沙袋做重物或用弹力绷带固定四肢近端关节,以产生阻力感,也可以与其他训练同时进行。

（五）感觉统合训练

保持人体协调需要三个环节的参与:感觉输入、中枢整合和运动控制。协调的感觉输入主要包括视觉和本体感觉,而感觉统合是大脑将身体各种感觉器官传来的感觉信息,进行多次组织分析,综合处理,做出正确决策,使整个机体和谐有效地运作。感觉统合是儿童发育的最重要基础,对其身心发展起着不可替代的作用。婴幼儿期是感觉统合发展的最重要时期。

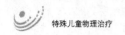

可利用悬吊旋转、滑板、滑梯、彩虹桶、蹦床、平衡台、羊角球、趴地推球等感觉统合训练项目增加前庭觉、本体感觉的输入从而提高患儿姿势反应、身体双侧统合、身体协调能力,平衡能力和视觉运动协调能力。

第十一节 步行功能训练

一、概述

(一)定义

1. 步行

步行是指通过双脚的交互移动来安全、有效地转移人体的一种活动,是躯干、骨盆、下肢各关节及肌群的一种规律、协调的周期性运动,也是一种典型的模式化运动。

行走对儿童的意义:行走是儿童生长发育的一次飞跃,扩大了儿童对外界的感知和对周围世界的认识,促进了婴幼脑的发育和智力的发展,在儿童心理发展上也有着非常重要的意义;通过行走,解放了双手,促进了手眼协调,扩大了儿童主动活动范围,也为今后进行跑跳等更加复杂的动作打下良好的基础。

正常儿童的步行发育期是在出生后 11～15 个月。开始独立行走时步幅宽,步距小,双手抬高,髋膝屈伸缺乏很好的控制性,且呈连续性步行状态。随着发育的不断完善,上肢能够自然摆动,并能和双下肢交互迈步时相互协调,形成上下肢及躯干协调、流畅的节律性的步行运动。对于有运动障碍或发育落后的儿童尽早地进行步行训练,可帮助儿童提高身体各部分的协调运动,也为以后跑跳的发育奠定基础。

2. 步行障碍

步行障碍是指因各种原因而导致的步行节律改变、平衡功能异常,或不能控制不随意运动等而引起的身体移动受限,或不能移动,或步行的方式异常。总之,不能进行稳定的、协调的、节能的步行状态称之为步行障碍。

(二)步行的发育过程

步行运动发育的过程包括五期,即新生儿步行期、抑制期、移行期、独立行走期和成熟步行期。

（1）新生儿步行期，主要表现为阳性支持反射和自动步行反射。

（2）抑制期，阴性支持反射，下肢屈曲不能持重。

（3）移行期，即立位上下跳跃，牵手可迈步行走。

（4）独立行走期，即具有两下肢持重能力及立位平衡反应、动态平衡反应及两下肢交互伸张能力，但有步距宽大、步幅小、上肢抬高、髋膝屈伸缺乏连续性等不足。

（5）成熟步行期，先用足跟着地，再用足尖离地，连续步行，上下肢配合与躯干运动协调，不易摔倒。

（三）步行条件

要能够协调、流畅地完成步行，走出正常的步态，必须具备以下的基本条件。

1. 良好的头部控制能力

头能够竖直保持中立位，抑制异常的姿势和异常的肌张力。

2. 良好的姿势控制能力（调整反应和平衡反应）

调整反应能使头部对躯干的位置、躯干对四肢的位置保持正常，平衡反应能够使人保持或重新获得平衡并保持重心在稳定范围内，以保证独立完成交替迈步，且保持稳定。

3. 单腿支撑能力

行走时支撑侧下肢的肌力，主要是股四头肌肌力需达到 3 级或以上，单腿能够支撑体重的 3/4 以上，以保证支撑侧下肢有足够的支撑能力，才利于另一下肢迈步。

4. 躯干伸展和髋膝屈曲伸展协调能力

躯干伸展和髋膝屈曲伸展协调能力是步行时维持步行稳定，抑制异常肌张力，充分廓清的基础。利用主动和协调的屈伸髋和膝关节、利用下肢拮抗肌的协调运动、利用下肢关节的灵活性来帮助完成步行的功能活动。

二、步行前基本训练

（一）从坐位到站立位训练（图 3-11-1）

治疗师首先为儿童选择合适高度的椅子，儿童坐位时屈髋屈膝≥90 度，双足分开平放于地面，治疗师蹲在儿童前方或患侧，诱导儿童躯干前倾，重心前移，再令其站起，在站起过程中治疗师双手可放在儿童的膝部，防止膝过伸或髋的内外旋，也可避免因下肢伸肌力量不足而突然屈膝。

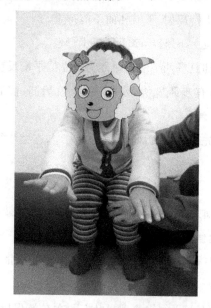

图 3 - 11 - 1 从坐位到站立训练

（二）站起训练的同时也需进行姿势转换和重心转移训练

如从不同方向或不同高度的桌子上传递玩具，活动时尽量保持双脚不要移动，训练中治疗师双手可固定在儿童骨盆两侧，使其在躯干旋转时，骨盆保持正确的位置，也能保证重心充分转移（图 3 - 11 - 2）。

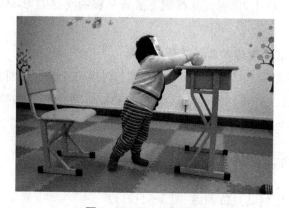

图 3 - 11 - 2 站起训练

（三）立位下的屈伸肌强化训练

治疗师在儿童后方，双手握住儿童膝关节，使儿童重心前移，同时给予向前下方的力,使其踝关节保持背屈位,这时指示儿童弯腰,捡地上的玩具,再缓缓站起,在弯腰向下或站起时,要避免髋关节内收内旋及足内翻的出现(图3-11-3)。

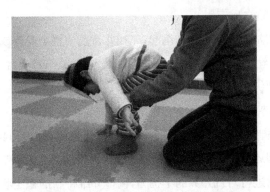

图3-11-3 立位下的屈伸肌强化训练

（四）单腿站立训练

儿童站立在肋木或楼梯台阶前,手抓住肋木或楼梯扶手等物,保持躯干直立姿势。屈曲一侧下肢使足离开地面,另一侧下肢支撑身体重量,一次保持10秒或以上,连续多组训练,提高单腿支撑和平衡能力(图3-11-4)。

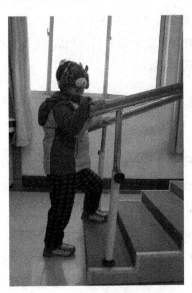

图3-11-4 单腿站立训练

（五）站立平衡训练

人体能够维持各种姿势并保持平衡稳定状态,均依赖于平衡反应,它是一种受

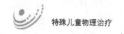

大脑皮层控制的自主反应。它的形成有一定的规律,一般在出生6个月时形成俯卧位平衡反应,7~8个月形成仰卧位和坐位平衡反应,9~12个月形成蹲起反应,12~21个月形成站立反应。

训练方法:从站立静态平衡训练起,先让儿童能使整个身体或身体某一部位保持稳定的姿势状态,需要双下肢同时支撑负重。注意躯干和骨盆的控制,防止不正确的代偿姿势,训练时可利用矫正镜,儿童可进行自我站立姿势调整,待能较好地保持静态站立姿势后,需要加强站立位的重心左右前后各方向转移训练。具体方法可以让儿童双脚左右分开站立于平衡板上,身体直立,缓慢地晃动平衡板,使重心左右移动;双脚还可以前后站立于平衡板上,缓慢前后晃动;待功能进一步提高后,还可以让儿童进行对抗外界的干扰力,调整并维持新的稳定状态的能力训练。

（六）感觉功能训练

1. **本体感觉训练**

儿童双足尽可能并拢,必要时双手或单手扶墙保持平稳,可先从站立于硬地板开始,逐渐过渡到在薄地毯、薄枕头或沙发垫上站立,亦可用弹力带捆绑躯干和下肢,增加躯干伸展和下肢伸展时的阻力,以增加本体感觉的输入。

2. **特殊感觉训练（睁眼、闭眼、口令）**

站立训练时可以先睁眼然后到闭眼站立训练;还可依据治疗师提供的口令,站立时身体向不同的方向转动训练。

三、步行能力训练

（一）治疗性步行

治疗性步行又称非功能性步行,是指借助于膝—踝—足矫形器(KAFO)、拐杖等器具能在室内特定的条件下行走。其虽不具备步行的功能,但对于预防并发症,增强儿童康复的信心有积极意义。

1. **双杠内迈步训练**

儿童双手扶握平行杠先保持好站立姿势,然后让儿童抬起左手向前抓握,同时身体重心移至左腿,迈出右侧下肢;然后右手抬起,向前抓握双杠,同时身体重心移至右腿,再迈左侧下肢,如此反复交替迈步练习。当儿童下肢的支撑及平衡功能改善后,可改用一侧手抓握双杠,先迈对侧下肢,再迈该侧下肢,反复进行交替迈步练习(图3-11-5)。

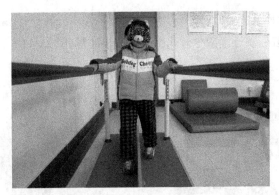

图 3-11-5 双杠内迈步训练

2. 控制骨盆步行训练

儿童站立位,治疗师在其身后双手放在儿童骨盆部,在儿童行走时,利用手的力量帮助儿童骨盆回旋和重心转移,如一侧下肢支撑时,治疗师辅助儿童重心向该侧转移,同时辅助对侧骨盆向后回旋,利于对侧下肢向前迈步。如此两侧交替进行,让儿童感受交替负重和交替迈步的感觉(图 3-11-6)。

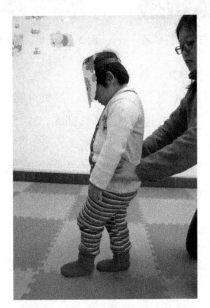

图 3-11-6 控制骨盆步行训练

3. 控制肩关节步行训练

儿童站立位,治疗师在其身后双手手指张开放在儿童的双肩及胸部给予支持,

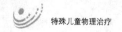

协助控制儿童身体姿势,同样儿童迈步时,给予辅助重心转移、骨盆旋转,但随着儿童步行能力的提高,要逐渐减少对儿童提供的辅助量(图3-11-7)。

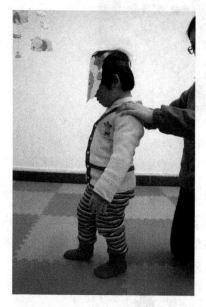

图3-11-7 控制肩关节步行训练

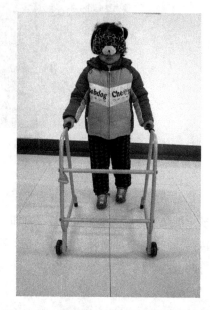

图3-11-8 利用辅助器具辅助步行训练

4. 利用辅助器具辅助步行训练

在儿童开始步行时,如果躯干控制不稳或下肢负重能力稍差,可利用站立行走架、助行器(图3-11-8)或拐杖进行辅助步行训练。

5. 其他步行训练

可通过向侧方行走、向后方退着行走、在不平坦的地面上行走、步行中跨越障碍、上下斜坡行走训练、行走在窄的支撑面上、利用跑步平台训练等,逐步提高步行的稳定性和速度。

(二)家庭性步行

家庭性步行是指借助手杖、助行器等在室内行走,但其不具备在室外长时间行走的能力。

助行器可移动、携带,宜在医院和家中使用。助行器适用于初期的行走训练,为准备使用拐杖或手杖行走前的训练。助行器辅助行走的操作方法为:用双手分别握住助行器两侧的扶手,提起助行器使之向前移动20~30 cm后,迈出患侧下肢,再移动健侧下肢跟进,如此反复前进。对于一侧下肢支撑负重差的儿童,可利用拐杖在家里练习行走,先练习手杖三点步行。方法是先伸出手杖,再迈出患足,最后迈健侧足,这种方法稳定性较好,利于儿童掌握。儿童功能改善、步行稳定性提高后,还可练习手杖两点步行。方法是,拐杖和患足同时向前伸出,重心前移,利用拐杖和患足支撑体重,再迈健足,反复交替进行,这种两点步行可大大提高步行速度。对于两侧下肢功能都不是很好的儿童,需要拄双拐进行步行练习。方法一是四点步行训练,向前伸出一侧拐杖,向前迈对侧足,再伸出另一侧拐杖,迈对侧足,这种方法步行速度慢但稳定性较好;方法二是拄拐两点步行训练,一侧拐杖和对侧足同时向前迈出,支撑体重,调整重心后再向前伸另一侧拐杖和相对的另一侧足,反复交替步行练习,这种方法步行速度快但稳定性比四点步差。

(三)社区性步行

当儿童具有室内安全步行能力后,为提高耐力和步行的实际应用能力,做好出院前的准备,使儿童能早日回归家庭和社会,提高其生活质量,应鼓励儿童进行社区步行训练。社区性步行训练是指儿童可借助踝足矫形器 AFO(ankle foot orthosis)、手杖等,独立地完成在室外和社区内行走,如散步、去公园、去诊所、去购物等,但时间不能持久,如需离开社区长时间步行时仍需坐轮椅。

1. 过马路

当儿童能够独立安全进行一般的室外步行即通常在城市的马路两边的人行道上步行时,治疗师应指导儿童学习正确的过马路的方法。通常要让其在步行时先加强步行速度的训练,可在跑步机上进行步行速度的训练,学会快速行走后,则可带儿童开始过马路训练。开始时保护儿童完成过街,必要时要持特制的交通指示牌,以提醒过往车辆和行人避让。注意过马路训练,必须选在人行横道线处进行,严格遵守交通规则,确保安全。

2. 超市购物

儿童具有一定的步行能力以后,为适应和满足日常生活的需要,儿童要学会独立购物,所以儿童要学会独立地上下自动扶梯。

首次带儿童上扶梯时,应有两人保护,一人先上扶梯,面向患儿,一手拉住儿童的腰带;儿童一手扶住自动扶梯的扶手,健腿先上楼梯,患腿再跟上;另一人双手稳住儿童的骨盆,帮助儿童顺利地上楼梯。如此多次训练,使儿童逐渐适应并掌握上下自动扶梯的方法。

3. 乘坐交通工具

儿童要能真正回归社会,还要学会正确使用交通工具。

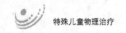

上下出租车：儿童入坐出租车以后排座为宜。进入出租车时，应以健手拉开车门，然后背对车门，臀部先入坐车座上，调整坐稳后，再将双腿移入车内；下车时，先将脚移出车外，落地踏实后头部再移出车外，最后手扶车身站起，关门站稳，安全离开快车道，走上人行道。

乘坐中巴车或公共汽车：开始应在治疗师指导下完成，要有家属陪同。上车时家属先上车，一手拉住儿童的腰带，将儿童往车上拉；儿童一手拉住车门把手，健腿先上车，患腿再跟上；治疗师双手固定儿童的骨盆，同时用力将儿童往上推，帮助儿童完成上车。下车时家属先下，一手拉住腰带以保护儿童；治疗师同样固定骨盆，帮助控制儿童的重心，以防失控摔倒；儿童应患腿先下，落地踏实后健腿再下车，注意站稳；最后是治疗师下车。

4. 注意事项

（1）注意安全，严格遵守交通规则。

（2）专人保护，治疗师应站在儿童的患侧，提高儿童的安全感，消除其紧张情绪。

（3）儿童必须具有站立位Ⅲ级平衡能力。

（4）遵循循序渐进的原则，逐步延长步行的距离和速度。

（5）先选择较平整的路面行走，逐渐到较复杂的路面行走。

（6）所有的实用技术的应用，应先在治疗室内进行模拟训练，待熟练后再到实际环境中训练，以逐步适应。

（四）常见异常步态

1. 偏瘫步态

站立时重心在健侧，行走时患侧髋上提，髋关节、膝关节屈曲不充分，踝关节跖屈内翻导致划圈步态。

2. 剪刀步态

行走时双腿交叉，平衡降低，步长降低，摆动腿交叉，足尖着地。

3. 鸭步摇摆步态

行走时躯干侧向摇摆增加骨盆下垂，髋外展肌无力。

4. 跨越步态

行走时抬腿过高身体后仰，挺腰（伸髋肌无力/屈髋紧张），足下垂（踝背屈无力/跖屈紧张）。

5．屈曲步态

行走时髋膝关节屈曲，髋屈曲紧张、伸髋肌无力、膝屈曲紧张、伸膝肌无力。

6．共济失调步态

儿童平衡障碍，两足间距过大，步态蹒跚，脚落时轻重不一。

7．手足徐动

儿童站立困难，头背屈，颈过伸展，下颌向前以代偿背部伸肌痉挛过度伸展造成的重心后移及向后跌倒，步态不稳。

第十二节　神经发育疗法

一、Bobath 治疗

Bobath 治疗方法是由英国物理治疗师 Berta Bobath 和她的丈夫 Karel Bobath 根据"运动控制的等级理论"，经过多年的实践经验确立的治疗方法。20 世纪，这一方法曾是用于中枢神经系统损伤所致的运动障碍最普遍的康复治疗方法之一。它主要采用抑制异常姿势、促进正常姿势的发育等策略来治疗中枢神经系统的损伤，因此该方法又被称为通过反射性抑制和促通而实现治疗目的的神经发育治疗法。

Bobath 治疗方法强调，所有的中枢神经系统损伤儿童都有学习比较正常的运动模式以及改善受损功能的潜力，而这种潜力应当被作为治疗的目的。该治疗方法既强调减少痉挛和异常活动的不利影响，又强调改善躯干、四肢的控制。经过多年的实践，Bobath 方法以其灵活的、发展的理念丰富着神经系统损伤的康复治疗。在该治疗方法中，摒弃了训练单个肌肉和单个关节活动甚或是针对单一肢体的方法，因为那些运动并不能解决肌张力异常和协调功能异常等问题(2003)。在发育过程中，中枢神经损伤的人士，如脑瘫儿童等，他们的中枢神经系统会以"自己"的方式控制"自己"的身体，其表现形式我们可以理解为代偿。Bobath 方法不是不允许代偿，而是用"抑制"及"促通"使其在控制的范围内代偿。

（一）概述

Bobath 治疗方法的理论基础是正常运动的发育顺序，例如抬头或独立坐起，这些动作或姿势反复发生后，才进入另一个发展阶段。一个新生儿不会在抗重力环境下将头抬起，只有当他开始学会用眼睛看时，他才学会抬头并转动头部，这样

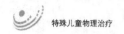

他才能看到东西。当他能够俯卧并将身体撑起去抓玩具时,伸展性的活动逐步发育。当他能够自如屈曲和伸展时,翻身的活动逐步发育。随着能够协调屈曲、伸展以及转动自己的躯干,平衡反应便产生了。对于儿童来说,学会坐、站需要一个相当长的过程。首先是他能够将头抬起,然后他必须能够平衡躯干,他能够很好地协调躯干和髋关节的屈曲和伸展,才能够保持功能性的坐位。一旦他能够独自坐,并且不用双手支撑,他便能够体验抓住玩具的快乐了。这些例子告诉我们,在治疗时,必须考虑到每个目标达到之前,哪些姿势控制是必须的。没有认真分析究竟是什么在妨碍儿童的下一步的运动发育,就不能够制订出好的治疗方案。

Bobath 认为,正常人容易做出的动作,有中枢损伤者却很难完成。过度活动会引起肌张力的异常增高而诱发不随意动作,它不仅不利于儿童功能活动,还会导致挛缩、畸形的发生。应避免诱发出广泛的联合反应,同时配合应用反射性抑制模式,使之从异常反射模式向有目的、系统的方向"转换"。因此,所有活动必须量力而行,使其自然完成。

（二）治疗技术

1. 反射性抑制与影响张力性姿势

利用与痉挛模式相反的体位或姿势来抑制痉挛。从早期的反射性抑制模式（Reflex Inhibition Pattern，简称 RIP）到越来越多地使用影响张力性姿势（Tonic Influenced Posture，简称 TIP），进一步说明了 Bobath 方法的促通和抑制是一项治疗技术的两面,不可分开使用。

正常神经支配情况下,肌群之间的活动存在相互作用,这种作用能够使我们固定身体的中心部位,例如躯干、肩胛带、骨盆带,并运动身体远端（肢体）。该作用是力与力之间的相互作用。换句话说,它协调了动作的时间、力度及方向。它使我们能够自如调节肌肉以适应不同的姿势。正常姿势张力是保持直立姿势的那些肌群的紧张度。如果张力正常,我们便能够自动调节姿势,并保持协调及平衡。正是缺乏这种准确的协调,脑瘫等情况造成的运动障碍儿童不可以在所处环境中正常活动。如果只是存在一定的姿势张力,那么他能保持静态的姿势,但却不能平衡或进行动态的活动。如果姿势张力过低或忽高忽低,那么他便不能保持静态的姿势,但会有自发的、不随意的活动。

根据 Bobath 理论,正常姿势控制的缺乏是由中枢神经抑制不足引起的。缺乏这种抑制,动作便不能变化,更不能协调。Bobath 夫妇认为,如果提供这种抑制,脑瘫儿童的运动质量就可以有所改善。因此必须在希望儿童产生有效活动之前，对产生痉挛模式的肌群进行与痉挛模式方向相反的抑制，如，上肢屈肌的痉挛模式通常为肩胛回缩、肩关节屈曲、内收内旋、肘关节屈曲、前臂旋前、腕关节掌屈、尺偏、拇指屈曲内收、手指屈曲，那么，其反射性抑制模式就应该为肩胛前伸、肩关节上举、外展外旋、肘关节伸展、前臂旋后、腕关节背屈桡偏、拇指外展、手指伸展。不论是屈肌痉挛模式还是伸肌痉挛模式，我们必须采用反射性抑制模式（RIP）或影响张力性姿势（TIP）对抗它（2006）。（图 3-12-1、3-12-2）如全身伸肌紧张的儿童，经常让他在侧卧位（躯干微屈）的姿势下活动。

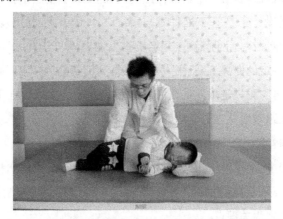

图 3-12-1　反射性抑制模式，抑制全身伸肌紧张（RIP）

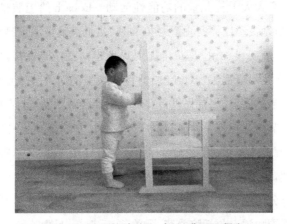

图 3-12-2　足跟着地站立，抑制腓肠肌紧张（TIP）

抑制的机制是通过位于肌腱内的高尔基腱器官达到的。由于该感受器的阈值比较高，必须在持续 6 秒钟之后，才能起到抑制作用（2011），所以，在达到该抑制体位时,要在该体位持续 6 秒钟以上的时间。此方法,也被称作持续牵伸。同理,对于其他需要反射性抑制的部位均需要遵循"持续足够的时间,才能达到抑制"的原则。只有这样才能使症状获得改善,减轻痉挛。但是经过一段时间后患肢又出现痉挛的现象,因而 Bobath 学派逐渐认识到,该抑制手法(RIP)的作用是有限的。必须在反射性抑制的姿势下主动使用这些肌肉,才能最终实现中枢神经系统对其的调控作用。他们从经验中发现,最佳抑制源自儿童的活动。假设让一个儿童体验一种姿势并让他频繁使用这些新姿势,那么大脑就会产生新的神经连接。这些新姿势使用得越多,就越容易产生新的神经网络,那么大脑皮层中新的结合将开始抑制脊髓的反射活动。正是基于这种观点,到了 1980 年代,利用反射性抑制模式(RIP)的机会逐渐减少,而更强调使用影响张力性姿势(TIP)。影响张力性的姿势指的是:在某些特定的姿势下,肌张力是可以得到抑制的,如,当下肢腓肠肌肌张力异常增高时,不再主张只是单纯地在仰卧位下做跟腱的被动牵伸(RIP),同时还要鼓励儿童采用足跟着地站立的姿势(TIP)加以抑制。

2. 控制关键点

在治疗过程中,治疗师操作儿童身体的某些部位,以达到抑制痉挛和异常姿势反射、促进正常姿势反应的目的。Bobath 将这种操作称之为控制关键点,将这些被操作的部位称之为关键点。

肌张力异常会大大干扰儿童的功能性活动。Bobath 给上肢呈严重屈曲痉挛的儿童治疗时,当她被动地伸展儿童肘关节时,儿童表现出明显抵抗,同时全身变得僵硬,痉挛的程度明显加重,儿童可能因局部疼痛而拒绝治疗。Bobath 经过反复思考,改变了那些治疗手法,不再在屈曲痉挛最强的肘关节处直接被动操作,而改为在远离肘关节的肩部,如首先进行肩胛骨的前伸性活动,这时由于痉挛造成的明显屈曲的肘关节就比较容易伸展。以后她又多次把这个经验用在其他类型的儿童身上,如四肢瘫的儿童,也得到了同样的效果。之后 Bobath 从神经生理学的角度阐明了该原理,肩部与躯干就是控制痉挛和姿势的关键点。

关键点可以分为中心关键点和周围关键点。中心关键点包括肩、骨盆、胸椎(剑突)、头颈,周围关键点包括腕关节、踝关节、手拇指、足踇趾。

根据中枢损伤的儿童的特异性,其与周围神经损伤及骨科损伤儿童的康复治疗有着根本性的区别。使用关键点来调整,不是以活动关键点部位为目的,而是以此来诱发整个身体正常化的运动模式为目的,如儿童不能保持坐位平衡时,或含胸圆背坐位时,很难有效地使用上肢,如不能将手伸出去玩玩具,此时治疗的切入点不是帮助上肢的伸展,而是操作者的手按住胸骨及胸椎(关键点)使躯干做前后的移动(图3-12-3);或使用肩胛骨(关键点)的前伸性活动,在这些关节点得到控制后,便可以改善上肢的活动性。

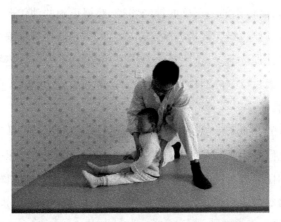

图3-12-3　协助稳定胸椎促进坐位平衡

髋关节周围的痉挛可以使儿童感到不适,甚至痛苦。当把他放在某种姿势,而他知道这种姿势会引起他的髋关节不适,他就会非常害怕,恐惧会加剧痉挛程度。必须做好准备活动,先减轻髋关节的屈肌痉挛,使发生髋关节不适的可能性减到最小。可以让他俯卧,治疗师用手按在其骨盆处,左右(轻轻)摇动,这样可以利用脊柱这个关键点减轻痉挛,也可以通过俯卧在滚桶上通过运动减轻痉挛。

当行走时,许多儿童不能保持胸椎伸展或缺乏躯干旋转。他们可能还会使重心过度向后,那样就阻止了正常的反应性摆动相的产生,而是下肢有意识地抬高迈步。治疗师可以利用胸椎作为关键点,立于儿童的侧面,一手放在儿童的剑突的位置,另一只手位于同等高度的胸椎,并且拇指向上,将其胸部稳定于伸展位。双手稳定地扶住胸部于正确位置,沿着行走平面使胸部同时前移,儿童相应地移动下肢。在他移动时,治疗师也可帮助支撑躯干的部分重量。行走速度适当时治疗师也可用手引导躯干旋转。在坐位时,也可以通过刺激胸椎这个关键点来促进坐位平衡。

3. 体验正常运动感觉

运动感觉对中枢调控运动质量起重要作用:Bobath认为,由于异常运动和异常姿势反射,儿童体验不到正常运动的感觉,而这种"正常的感觉"对正常运动是必需的,并且,通过反复学习和训练是可以获得的。中枢神经损伤者,传入神经有分

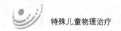

路现象。正常情况下,某一神经刺激会被导入一定的神经通路中,而中枢神经受损后,传入阻力就显得较大,它们会被导入阻力较小的原始反射路径。传入神经的输入信息决定着输出神经所输出的信息,因此,当传入信息被导入原始反射的路径时,就会表现出不正常的动作形态,因而中枢损伤者需要不断使其有正常的感觉输入,并使这些输入后传出的为正确的神经路径,获得正确的动作形式。为了学习并掌握运动的感觉需要进行无数次各种运动感觉训练。治疗师根据儿童的不同情况及存在的问题设计训练活动,这些活动不仅诱发有目的的反应,还提供可以重复相同运动的机会。通过反复的动作促进和巩固这种正常运动感觉,直至使其成为自发的技巧性活动。

有中度痉挛的儿童所面临的主要问题是,随着年龄的增大,他们需要接受生活自理的挑战。他们会运用异常的动作模式。由于行走对他们来说比较困难,双腿屈曲爬行是他们比较容易进行的运动方式,所以他们通常喜欢这样做,或者爬行成为他们主要的移动方式。但是,这种运动方式会妨碍儿童学习行走,并且很容易导致下肢的屈肌挛缩,对于 5 岁以上的儿童,应该尽量避免爬行的练习。同时适时地提供下肢持重的机会,这是行走的预备活动,是提供正常运动感觉的机会。

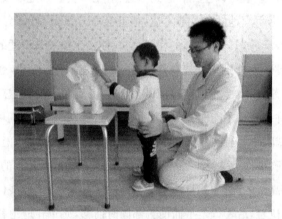

图 3 - 12 - 4　站位时,从双侧髋部向下挤压,促进下肢持重

这不仅要用在治疗中,更重要的是在日常生活中也要应用。年龄小的儿童会侧坐着靠臀部移动,身体的另一侧蜷缩着拖在后边。我们必须促使他的身体在坐、站或其他动作环节中持重。当他做游戏时,必须让他有机会伸展上肢,或者让他的手臂持重,同时,站位时,治疗师从双侧髋部向下挤压,促进下肢持重,体验正常运动感觉,如图 3 - 12 - 4。这不仅能够更好地促进功能,还可以防止由于过度用力引起的联合反应。

活动时身体持重是使儿童从一种姿势变换成另一种姿势的关键因素。中度痉挛的儿童需要别人的帮助，才能使张力很高的肢体持重。通过肢体持重不仅可以减轻痉挛，而且这也是一种很好的感觉运动体验，为其他动作环节做好准备。起床过程是体验正常运动感觉的好机会。治疗师可以先将儿童的一侧手掌按住床，然后协助其从仰卧翻身至该侧卧位，在这个过程中，儿童的该侧上肢持重，整个上肢的肌张力将受到抑制。

4. 姿势控制

通过某些特定活动来引导患儿形成功能活动的姿势，并使其学习体验这些功能活动的运动姿势以达到治疗目的。有些儿童的肌张力动摇不定，动作幅度过大且不准确，尤其是当他们抬起身体时，其头和躯干的控制能力很差。如果不进行治疗，他们可能会经常保持卧位，因为这样就没有摔倒的危险。被支撑着坐起来时，因为屈肌痉挛，他可能会向后摔倒并碰伤头部。他可能不喜欢爬行位，因为躯干不稳定，使他很难抬头，也几乎不能运用双手或向四周移动。通常他们的移动方式是仰卧并伴有双上肢外展、外旋；用完全伸展模式并用下肢蹬的力量移动身体。如果想改善其头部和躯干的控制力，并且促进其手的功能，那么就必须先阻止这种情况，帮助他从直立位开始调整姿势。

通过使四肢或躯干（在直立情况下）持重，给肢体或躯干加压，可以促使儿童更好地控制姿势。越能经常地控制这些有用的姿势，那些不随意的动作就越能得到控制（2001）。

在学习控制姿势的同时，儿童还必须学习如何活动，尽管他的活动范围很小。例如，如果他被支撑着坐起来，并且能通过上肢持重的话，他就可以抬起头了。这时就可以促使他用两手抓住杯子，并把杯子送到口边。或者，被别人扶着，他可能会站起来，这样他的两腿就能均匀持重。大部分手足徐动的儿童只能用一条腿承重，而另一条腿则弯曲或伸展，也就是说，其中一侧下肢既不能完成站立相，也不能完成摆动相。

一旦双脚可以均匀持重，就可以促使他摆动。摆动时，必须保证其身体（与地面）垂直，头在身体的中线上。很多手足徐动的儿童用非对称性紧张性颈反射（ATNR）的模式行走。他们把头转向右侧，伸展身体，这样，重心就放在右侧下肢上了；而当他们想把重心放在左侧时，就会把头扭到左侧。一旦儿童学会用反射性

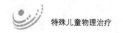

的动作行走,他就很难学会正常的行走模式。若习惯用 ATNR 模式,他既不可能把头摆正,也不可能向前看。

给予儿童合适的支撑,如上肢被支撑,他就比较容易站立,保持其身体(与地面)垂直,并且要保持两侧下肢均匀持重,便可以促进摆动相的产生。只有这样,行走练习才会有效。注意避免让儿童靠在帮助者身上练习行走,那样的练习不会有任何效果。还有很多其他的方法,这取决于儿童不自主动作的多少以及其躯干部位需要多大的支持。

鼓励中线位活动是促进正确姿势控制的另一个要素。对于某些儿童,保持头部在身体的中线位上会比较困难。促使儿童双手交叉伸展到面前,或者伸手向前并抓住物体是促进出现比较正常姿势的第一步(如图3-12-5)。这样,就比较容易让他们的身体对称,避免了身体突然向后倒。双脚持重的站立姿势或坐位髋关节保持屈曲是另一些可以运用的促进正确姿势反应的方法。

治疗师可以把木棒放在儿童的手里,促进其腕关节背屈、肘关节伸展,并促使他用两只手同时握住。一旦他能够做这个动作,治疗师就可以上下左右活动他手中的木棒,让儿童自己感觉到用不同方向握住(物体)的运动感觉体验。在这个动作过程中,治疗师始终要看着儿童的眼睛,并和他说话,保持其中线位。像所有的治疗一样,治疗师的手必须非常敏感,并且根据儿童的需要给他帮助,这样儿童才能够学会自己控制动作。

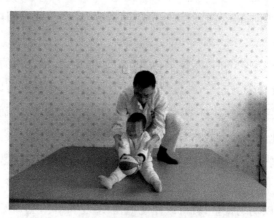

图3-12-5 双上肢伸展向前,促进中线位活动

为了能控制躯干,他们需要的是主动的抗重力伸展。可以让儿童俯卧在治疗师的腿上,治疗师的一只脚放在凳子上,这样儿童就不是水平俯卧。在这种姿势下,重力的影响非常小,这样可以促使儿童抬起头和主动地伸展身体,并且保持几秒钟的伸展。随着儿童抗重力伸展能力的增强,可以慢慢地降低角度,让儿童的身体更接近(和地面)平行(如图3-12-6)。也可以在给儿童穿衣服、脱衣服时,使用这个姿势。

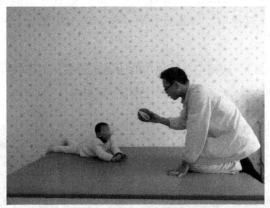

图3-12-6 俯卧促进主动伸展

为了促使儿童更好地固定身体中心,治疗师必须用手固定儿童的骨盆、肩或躯干以保持其身体中心的稳定和垂直(与地面),这样能促使儿童有目地运用上肢和下肢。如果不进行这样的治疗,儿童唯一能固定身体中心的办法是将躯干、肩或骨盆以夸张的姿势,通过头的动作来完成某一姿势,所以他的身体就不能对称。治疗的意义在于通过双手向前引导对称性的姿势。既不向一侧屈曲,也不向一侧旋转。同时,骨盆必须是水平的,既不回缩,也不倾斜。如果所有这些部位都以正常的姿势出现,那么儿童就很有可能学会控制姿势,这就为学习更准确的运动技能做好了准备(如图3-12-7)。

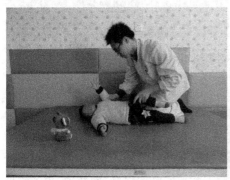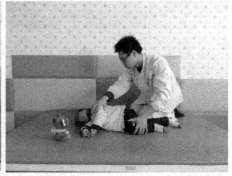

图3-12-7 在较小帮助下翻身至俯卧

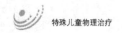

通过躯干旋转,肌张力可以得到相应的抑制,随后可使运动更易发生。儿童仰卧位,放松,治疗师将儿童的双腿屈曲,使髋关节接近屈曲 90°,并将双膝屈曲靠到治疗师身上,这样儿童无需用力,通过双膝屈曲,治疗师旋转儿童的腰椎,注意运动不要发生在上部胸椎。正确的躯干旋转将改善儿童的行走能力,应该用于康复训练的整个过程中。当儿童躯干的控制能力提高后,治疗师帮助的力量就应减少。

躯干(胸椎和骨盆)的稳定是其他功能活动的前提。治疗师可以通过鼓励儿童进行起坐、躺下等活动,来改善躯干的控制能力(如图 3－12－8)。

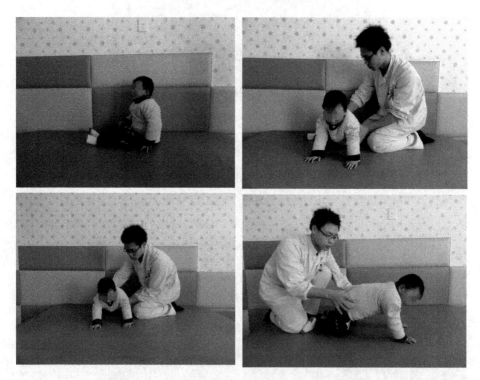

图 3－12－8　鼓励不断变换体位,改善躯干控制

5. 与游戏及日常活动结合

Bobath 的理念是:治疗师的操作手法是治疗的第一步,也是非常重要的一步,但是如果儿童本身的主动性没有被调动起来,一切都是徒劳的(2011)。所有的治疗性活动都是儿童日常生活的一部分,而不只是一系列的锻炼而已。Bobath 方法强调运动感觉的重要性,运动感觉可通过后天的反复学习、训练而获得,为了掌握运动感觉,需要进行无数次的活动。这种重复不可能单靠有限的治疗时间达到。治疗的最终目的是提高儿童的功能,儿童将治疗中所学到的技能应用到日常生活中才能将其巩固、提高及永久保持。

现任英国伦敦 Bobath 中心主任 Margaret Mayston(2000)曾指出,若将 Bobath 的理念理解为只是通过手法引导儿童的活动是不正确的。设计能够使儿童喜欢进行的最佳活动是 Bobath 治疗方法的核心,既不能让他们过度用力导致肌张力增高,又不能恐惧肌张力的增高限制他们的活动。况且,已有证据显示,合适的主动活动不会导致异常的肌张力增高。日常生活中应用 Bobath 理念的例子有:儿童在坐位下吃饭(体验正常运动的感觉),注意胸骨作为关键点维持坐位平衡;在环境中安排使儿童能够用手从高处取物,如从橱柜上拿、放牙具等日用品,并在空中保留数秒,利用本体感受器来加强肢体的活动能力;吃饭时将肘关节固定在桌子上(关键点控制)来稳定前臂的活动(如图 3-12-9)。

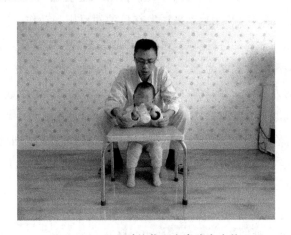

图 3-12-9 肘关节固定来稳定坐位

Bobath 方法作为一种治疗理念,治疗师在掌握其中心思想后,可以为儿童设计出丰富多彩的有功能意义的治疗性活动。特别是处于生长发育期的大脑,存在发育的潜力,主动活动在其中起着非常重要的促进作用。游戏对儿童的发育起着重要作用,通过游戏吸引儿童的注意力,利于大脑选择性地接受和处理信息。它促进儿童体能、智力和社交能力的发展。活泼好动是儿童的天性,残疾儿童也不例外,游戏是保证儿童主动参与的最好途径,通过游戏可以使治疗性的活动成为儿童乐于接受的事情,还可以从整体上促进儿童的身心发育。如,可以设计一些需要侧行、倒行、起坐、蹲起的游戏,使儿童乐在其中。只有这样才能最终达到改善功能、

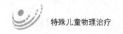

促进发育的目的。

所以 Bobath 非常强调将治疗以游戏的形式进行（不是做什么而是怎样做），既要考虑到游戏的治疗作用，又要使儿童乐在其中。如，双下肢瘫的儿童，手功能一般要好于下肢，为他们设计游戏时，多鼓励需要进行从坐到站到走的游戏，而不是在坐位下进行手的活动。这道理看似简单，但唯有我们能真正理解神经发育疗法的核心理念，儿童才能从中更多地受益。

二、Rood 技术

Rood 康复治疗技术是美国治疗师 Margaret Rood 在 20 世纪 50 年代提出的，又称为多感觉刺激疗法。

（一）Rood 治疗技术的基本理论

该技术的最大特点是强调有控制的感觉刺激和感觉输入，根据人体发育顺序，尤其是儿童的发育顺序，利用运动来诱发有目的的反应和动作。任何人体的运动和反应都是由先天存在的各种反射，通过不断地发展、应用、修正，直到大脑皮层的意识水平达到最高级的控制为止。因此，应用正确的感觉输入，按正常人体发育程序来刺激相应的人体感受器，就有可能加速诱发运动反应或者引起个体运动兴奋，通过反复感觉刺激，治疗师可以诱导出患儿正确的运动模式。一些特殊儿童在肢体和感官方面存在缺陷或者功能障碍，可以利用 Rood 技术进行训练，特殊儿童的 Rood 治疗技术中有四个内容，即皮肤刺激、身体负重、目标运动，以及按人体发育顺序诱导出运动控制。

1. 恰当的感觉刺激对儿童肌张力和运动的影响

Rood 认为肌纤维性质不同，每块肌肉的作用也不一样，不同的感觉刺激产生不同的运动反应，即按照特定的感觉输入获得特定的运动输出。不同神经纤维具有不同的功能，有的对运动起促进作用，有的对运动起抑制作用。肌肉有主动肌、拮抗肌、协同肌和固定肌，为完成某一动作，很多块肌肉共同参与分工、合作，并协同收缩。但是，有些是在轻负荷的运动中发挥主要作用，而另一些则在重负荷的运动中发挥主要作用。

2. 儿童运动发育顺序促进儿童的运动控制

Rood 认为肌肉是白肌和红肌的混合肌，它们是人体稳定活动的基础条件，是两者共同作用的结果，不同类型的肌肉产生不同的运动。通常运动是按照这样的顺序进行并以此为治疗依据：白肌引起运动；红肌保持运动的稳定，维持姿势和肢体位置；白肌和红肌协调获得灵巧性运动。

按个体发育的规律来说，从整体上考虑，通常的顺序是：仰卧位→翻身→俯卧位→颈肌协同收缩→俯卧位屈肘→手膝位支撑→跪位→站立→行走；从人体发育的单个肢体考虑，运动控制的发育一般是：先屈曲、后伸展，先内收、后外展，先尺侧偏斜、后桡侧偏斜，最后是旋转。

3. 儿童运动控制发育的四个阶段

（1）肌肉的全范围收缩：儿童最初出现的动作常是肌肉的反复屈伸，引起关节重复运动，新生儿自由地舞动上、下肢是这一阶段的典型活动。

（2）相关肌群的协同收缩：肌肉的协同收缩下支撑人体的重量，是儿童运动发育的最初功能，表现为肢体近端关节固定，远端部分活动，此为固定近端关节，改善远端关节功能的基本条件。

（3）远端固定，近端运动：儿童一边支撑肢体重量，一边运动。例如，婴儿手膝位支撑，未学会爬行之前，先手脚触地，躯干摆动，颈部后伸，肢体近端肌肉收缩。

（4）高级运动技巧：肢体近端关节起固定作用，又称为核心稳定，在此基础上的远端部位运动，是运动的高级形式。例如行走、爬行、手的使用等等。

4. Rood 技术总结的人体发育规律的八种运动模式

（1）仰卧屈曲模式：仰卧位躯体屈曲，双侧对称，交叉支配。

（2）转体模式：同侧上、下肢屈曲，转动身体。

（3）俯卧伸展模式：俯卧位，颈、肩、躯干、髋、膝伸展，身体中心位于胸 10 水平，这种姿势稳定，但伸肌张力高的患者应避免应用此模式。

（4）颈肌协同收缩模式：俯卧位时能抗重力抬头，能够促进头部控制的模式。

（5）俯卧屈肘模式：俯卧位，肩前屈，屈肘负重，伸展脊柱的模式。

（6）手膝位支撑模式：当颈和上肢已经能保持稳定时，可利用这一体位，以促进发展下肢与躯干的协同收缩。支撑时由静态到动态，支撑点由多到少。

（7）站立：先双下肢站立不动，然后重心转移，再单腿站立。

（8）行走：支撑、重心转移、抬腿、摆动、足跟着地、足尖蹬地等。

（二）儿童 Rood 治疗技术的基本原则

儿童 Rood 治疗技术的基本原则如下。

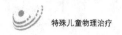
（1）儿童躯干治疗，由颈项部开始至骶尾部结束。

（2）儿童肢体治疗，由肢体近端开始向远端进行。

（3）严重瘫痪的儿童，应由反射性运动开始，逐步过渡到随意运动。

（4）先利用外周感受器，后利用本体感受器。

（5）先进行双侧同向运动，再做单侧运动，最后做双侧不同向运动。

（6）先进行难度较低的运动，后做难度较高的运动。

（7）最后进行旋转运动。

（三）Rood 技术的具体方法

利用感觉刺激来诱发肌肉收缩。

1. 触觉刺激

用手法触摸患儿的手指或脚趾的背侧皮肤、手掌或足底部，以引起受刺激肢体的回缩反应，对这些部位反复刺激，可引起交叉性反射性伸肌反应。

2. 叩击

叩击皮肤可刺激低阈值的 A 纤维，从而引起皮肤表层运动肌肉的交替收缩，低阈值的纤维易于兴奋，通过易化梭外肌引出快速、短暂的应答。

叩击手背掌骨间或足背趾间皮肤及掌心、足底均可引起相应肢体的回缩反应。重复刺激这些部位还可引起交叉伸肌反应。叩击肌腱或肌腹可以产生与快速牵拉相同的效应。

3. 牵拉

快速牵拉肌纤维，可以立即引起牵张反射，可利用这种反射达到治疗目的。牵拉内收和屈曲肌群，可以促进该群肌肉收缩而抑制它的拮抗肌群，牵拉手足的肌肉可引起邻近相关肌肉的协同收缩，用力握拳或用力使足底收紧可对手和足的小肌群产生牵拉的作用，该动作如果在负重体位下进行，近端关节肌群成为固定肌，可以促进这些肌群的收缩，进一步使之易化。

4. 挤压

挤压肌肉，特别是肌腹可引起与牵拉肌梭相同的牵张反射，挤压关节腔，以及关节周围的关节囊、关节韧带、关节软骨和关节面，刺激感受器，引起关节周围的肌肉紧张。当儿童处于仰卧屈髋、屈膝的桥式体位或者屈肘俯卧位手膝四点跪位时，均可以产生关节周围肌肉紧张的反应。

此外，在关节骨突不同部位挤压产生不同效应。例如，在跟骨内侧加压，可促进小腿三头肌收缩,产生足跖屈动作;在跟骨外侧加压,可促进足背屈肌收缩,抑制小腿三头肌收缩,产生足背屈动作。

5.特殊感觉刺激

Rood技术中还包括一些特殊的感觉刺激(主要是视、听觉等),用一些特殊感觉来促进或抑制肌肉的收缩。

光线明亮、色彩鲜艳的环境可以让儿童兴奋,促进肌肉收缩;光线暗淡、色彩单调的环境则抑制儿童兴奋,抑制肌肉收缩;节奏性强的音乐起促进作用,轻音乐或催眠曲则具有抑制作用;治疗师说话的音调和语气参考以上的内容,也可影响儿童的动作、行为。

(1)轻度挤压关节缓解痉挛。

对于那些有肢体瘫痪的儿童,此法可使肌肉放松,缓解疼痛。

(2)肌腱附着点加压。

在痉挛的肌肉肌腱附着点持续加压可以放松这些肌肉。

(3)脊柱轻度加压。

反复给后背脊神经支配区轻度加压,刺激周围皮肤,可反射性抑制全身肌肉紧张,达到放松肌肉的目的。

(4)持续牵伸。

持续牵伸可以延长肌纤维,通过系列夹板或石膏托固定,进行持续牵伸,可以缓解肌肉挛缩,必要时更换新的动态夹板或石膏托使肌腱保持持续的延长状态。

(5)体位合理。

一般而言,仰卧位或者侧卧位有利于患儿缓解痉挛和降低全身肌张力,而俯卧位则容易加重痉挛和增高全身肌张力。

(6)温热疗法。

适度的温热持续刺激,例如,不感温局部浴、湿热敷等可以使痉挛肌肉松弛。

(7)闭链运动。

在特殊儿童当中,有一些是手足徐动型或者协调功能障碍的患儿,这些患儿的功能训练,治疗师经常使用远端固定、近端运动的方法。治疗师让儿童取手膝位,手部和膝部位置不动,躯干做前、后、左、右和对角线式的活动。

(四)Rood技术使用中的注意事项

Rood技术作为儿童康复治疗最基本的神经肌肉促进技术之一,被广泛应用

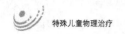

于康复医学临床实践中，但是，在应用该技术时，应根据儿童运动功能障碍的性质和程度、运动发育水平的不同阶段，由简单到复杂，由低级到高级，循序渐进，根据儿童的具体情况采取不同的治疗方式、方法，灵活应用。使用时，应注意以下几点。

1. 感觉刺激要适当

神经肌肉的发育是感觉性运动控制的基础，治疗师必须根据儿童的个体神经发育水平，逐渐地由低级感觉性运动向高级感觉性运动发展。感觉刺激的应用要适当，不能过强或者过弱，目的是诱发所需要的运动反应。

2. 需要明确目的动作

尽量给儿童提供有目的的运动，通过有目的的感觉运动刺激，诱发、建立整个神经—肌肉系统的运动模式，可使主动肌、拮抗肌、协同肌和固定肌协同作用逐渐形成。在给儿童做治疗时，要注意提醒儿童提高对运动本身的认知，如若面对伴有认知障碍的儿童，应该在治疗师的帮助下去重复运动。

3. 密切注意儿童的运动反应

如果想要最终掌握运动动作，需要反复进行由感觉到运动的训练过程，但同时也要注意，儿童需要反复运动，并感受运动反应，学习正确的运动动作，这样才会达到治疗目的。

三、Vojta 疗法

（一）概述

Vojta 疗法是通过对儿童身体一定部位的压迫刺激，诱导产生全身的、协调化的反射性移动运动，通过这种运动的形式及其向对全身肌肉的赋活作用来促进与改善运动障碍儿的运动功能，又称其为诱导疗法。

Vojta 疗法是一种用于早期治疗的运动疗法，主要应用于以脑性瘫痪为主的运动功能障碍儿童，也有的学者将其应用于成人的运动障碍的治疗。

（二）反射性腹爬的手技及临床应用

1. 出发肢位（RK）

儿童俯卧位，使头部的位置居中并在脊柱的延长线上回旋 $30°\sim45°$，稍屈曲，后头侧额结节着床，颈肌充分伸展，两肩胛带与骨盆带保持水平位。

（1）颜面侧上肢：肩关节呈 $135°$ 外展、肘关节屈曲呈 $45°$。腕部在肩的延长线上,手半握拳。

(2) 后头侧上肢:肩内旋,上肢伸展状态置于躯干外侧,手自然位置或握物。

(3) 双下肢:髋、膝轻度屈曲位外展、外旋,跟骨在与脊柱平行的坐骨延长线上(图3-12-10)。

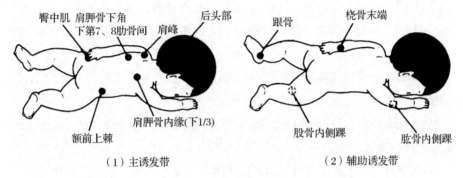

（1）主诱发带　　　　　　　　　　（2）辅助诱发带

图3-12-10　反射性腹爬的出发体位与诱发带

2. 诱发带与刺激方向

(1) 主诱发带。主诱发带主要在四肢。[图3-12-11(1)]

颜面侧上肢的诱发带:①部位。肱骨内上髁。②刺激方向。向背侧、尾侧、内侧(对躯干而言)方向压迫刺激,操作时以手的中指肚向背侧顶压肱骨内侧髁(背侧方向),同时以其余四指握住儿童肘部,将其上臂推向同侧肩关节方向(内侧和尾侧方向)。

后头侧上肢诱发带:①部位。在反射性腹爬的出发肢位上,位于腹侧、内侧的桡骨茎突上方1厘米处,或者说是桡骨末端。②刺激方向。在上肢的纵轴上向背侧、外侧、头侧方向压迫刺激(后头侧上肢向头部的方向牵拉的力量相对抗)。

颜面侧下肢的诱发带:①部位。股骨内上髁。②刺激方向。沿背侧、内侧、头侧压迫刺激,即对抗髋关节内收的方向。

后头侧跟骨:①部位。在踝的中立位上。②刺激方向。沿膝关节方向向下压迫刺激。

(2) 辅助诱发带。辅助诱发带分布于肩胛带、骨盆带及胸廓。[图3-12-11(2)]

头部的辅助诱发带:①部位。后头侧的后头部与下颌部。②刺激方向。与头向对侧回旋的力量相对抗。

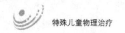

躯干上的辅助诱发带：①部位。后头侧肩胛骨下角处，竖脊肌的边缘。②刺激方向。此诱发带主要刺激方向为腹侧及向胸骨（内侧）方向，此外在反射性腹爬的出发肢位上还需向尾侧方向压迫刺激。当产生反射性运动时，颜面侧呈上肢完全屈曲，则在向腹侧、内侧的基础上再向该侧的膝关节方向进行压迫刺激。

颜面侧肩胛带上的辅助诱发带：①部位。肩胛骨内侧缘下 1/3 处。②刺激方向。a. 向外侧、头侧、腹侧方向压迫刺激。b. 向作为支持点的肘部方向及腹侧方向压迫刺激。

颜面侧骨盆带上的诱发带：①部位。髂前上棘。②刺激方向。向背侧、尾侧、内侧按压刺激。

后头侧肩胛带上的诱发带：①部位。肩峰的腹侧缘。②刺激方向。向背侧、内侧、尾侧压迫刺激。

后头侧骨盆带上的诱发带：①部位。臀中肌筋膜的中 1/3 部位。②刺激方向。a. 向腹侧、尾侧方向按压刺激，当颜面侧下肢处于出发肢位时，向颜面侧的肘和膝关节的中间方向，即外侧方向按压刺激。b. 在颜面侧下肢结束了屈曲运动，进行伸展时，则向颜面侧的膝关节方向按压刺激。（图 3-12-11）

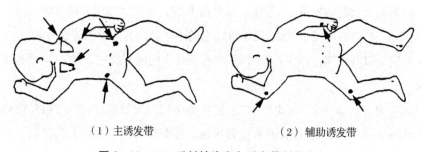

（1）主诱发带   （2）辅助诱发带

图 3-12-11　反射性腹爬各诱发带刺激方向

3. 反射性运动

（1）颜面侧上肢。固定肩胛骨，上肢向尾侧牵拉，肩胛带抬起机构及胸大肌的抗重力作用发挥功能，使肩胛带抬起。肘关节轻度屈曲，前臂呈中立位，腕关节出现桡侧背屈、手指屈曲、握拳。肘关节出现支持运动。

（2）后头侧上肢。上肢外展、外旋，稍向前上方上举，继而与前臂同时向前方伸出，前臂出现外旋运动。在腕关节背屈的同时，出现从小指开始的掌指关节伸展。

（3）颜面侧下肢。下肢产生整体向前迈出的动作，髋关节外旋、外展伴屈曲。同时由于骨盆带抬起机构的功能及髋内收肌群的抗重力作用，还有臀中肌的同时收缩,使骨盆带固定。膝关节屈曲,踝关节背屈,足趾伸展。

(4)后头侧下肢。下肢整体外旋,在外展位上伸展,在伸展运动终末,小腿三头肌与胫骨前肌的作用使足外旋、足趾屈曲。

(5)头部及躯干。头部从出发位置回旋到对侧,再回旋到中间位上,颈部对称性伸展,头上举。

(6)胸廓、腹肌及其他肌群。后头侧胸廓扩张,腹壁可见腹直肌收缩。

(7)协调化的腹爬模式。从反射性运动的整体状态,可见颜面侧上肢以肘为支点的整体屈曲与后头侧下肢的伸展相对应,驱动身体向前方活动。

以上的各种反应,使儿童产生反射性腹爬运动模式,是一个从出发肢位,经过中间肢位到终了肢位的过程(图3-12-12)。这是一种作为反射性移动运动的交替性腹爬运动模式,是一种综合的、协调的复合运动。

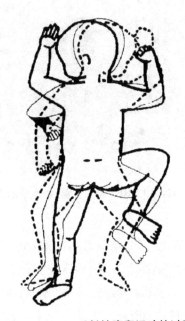

图3-12-12 反射性腹爬运动的过程

4. 基本手技

反射性腹爬的基本手技包括:RK1、RK1变法、RK2三种。

第一,RK1。

(1)出发姿势:与RK相同。

(2)诱发带的选择:一般应用颜面侧肱骨内上髁、后头侧跟骨、颜面侧肩胛骨内侧缘下 1/3 处 3 个,可选用 2 个或 3 个。

(3) 反应的观察:主要观察颜面侧肩胛带与下肢的反应。①肩胛带。局部肌肉收缩,肩胛带内收、抬高,上肢用力向后回旋。此时治疗师要注意与向后回旋的力量相对抗,并使肘关节作为一个固定点与支持点。这样不仅可增加刺激强度,而且可以促进肱二头肌、肱三头肌的收缩方向向支持点转换,促进腹爬运动的完成。②颜面侧下肢。屈曲,骨盆抬高,髁关节背屈。因此侧下肢未固定,则出现正常的屈曲、伸展反复运动,为正常的反应。如儿童操作过程中见不到屈曲、伸展的反复运动,反而呈现持续的硬性伸展,则为异常的反应。

注意治疗时的出发肢位,两肩保持水平位,头颈与躯干的垂直位,各关节的一定角度等(图 3-12-13)。

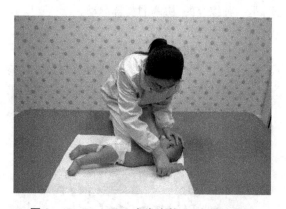

图 3-12-13　RK1 出发姿势、诱发带的选择

第二,RK1 变法。

(1) 出发姿势:儿童俯卧于床上,两下肢游离于床边,上半身姿势与 RK 相同。

(2) 诱发带的选择:此法适用于上半身障碍较重的儿童,根据小儿障碍程度的不同选择相应的诱发带。①竖颈运动障碍。选择颜面侧肱骨内侧髁和后头部一主一辅两个诱发带。②肘支撑功能障碍。选择颜面侧肱骨内侧髁、后头部两个诱发带及颜面侧肩胛骨内侧缘下 1/3 处,此时应使颜面侧上肢肘关节保持固定在 90°屈曲位。

第三,RK2。

(1) 出发姿势:除颜面侧下肢屈曲与腹部下面外,其余与 RK 相同。

(2) 诱发带的选择:本法适用于下半身运动障碍明显的儿童,如骨盆抬高能力差、下肢硬性伸展、不能进行两下肢的交互运动等。对上肢及全身肌肉同样有激活作用,也适用于手、肘支撑能力差的儿童。①选用颜面侧肱骨内侧髁与后头侧跟骨,可诱发下肢的屈曲与伸展及骨盆抬高。②单独选用颜面侧肱骨内上髁,可诱发肩胛带与骨盆抬高。③选用颜面侧臀中肌,向颜面侧肘或膝的方向压迫,可诱发肘与膝的支撑。④选用后头侧臀中肌,固定住颜面侧膝部后,向下、向后方向压迫,可诱发手支撑。⑤选择颜面侧髂前上棘与后头侧臀中肌,或者选择后头侧跟骨与颜面侧臀大肌,可诱发骨盆抬高。⑥选用颜面侧肱骨内侧髁、股骨内侧髁及同侧臀大肌,可由两名治疗师操作,一名位于儿童的头侧,固定头部并刺激肱骨内侧髁;另一名治疗师位于儿童足侧,用一侧肘部压迫儿童的臀大肌,另一手刺激股骨内侧髁,用腿部固定儿童的后头侧下肢,可诱发全身反应。

（三）反射性翻身的手技及临床应用

1. 出发肢位(RU)

儿童呈仰卧位,头向一侧回旋30°。颈伸展,头轻度屈曲,以眼睛能看到自己乳头为宜。颜面侧上肢伸展,后头侧上、下肢屈曲,呈非对称性紧张性颈反射肢位。

2. 诱发带及刺激方向

（1）主诱发带。颜面侧乳头下二横指,即第6～7或第7～8肋间。可以通过剑突划一横线,再通过乳头划一竖线,两线交叉点上为主诱发带,也可在此点内、外移1 cm用拇指腹部向下,向对侧肩峰方向压迫。

（2）辅助诱发带。主要包括对侧肩峰,后头侧下颌骨,后头部,对侧肩胛骨下角。刺激方向与主诱发带相反,起到增强刺激与维持出发姿势的作用。

3. 反射性运动

（1）头部及颅神经领域。由于对主诱发带的刺激压迫,使头从出发姿势向对侧回旋,在此期间,当头部达到正中位时,颈部发生对称性伸展。

（2）躯干及腹壁。颈部及上部躯干伸展,肩胛骨内收;下部躯干屈曲,骨盆后倾、两下肢屈向腹部;与下部躯干的屈曲相关联,构成腹壁的肌群出现明显的收缩。由于从后头侧腹外斜肌开始,通过腹直肌腱鞘向对侧腹内斜肌传达的一连串的收缩,颜面侧的骨盆向斜上方倾斜,向对侧回旋。

（3）颜面侧上肢。出发姿势时颜面侧上肢的上臂与前臂均为内旋状态伸展位,由于RU的诱发产生肩关节的外展、外旋、前臂旋前、手指伸展,于是随着躯干的回旋,身体向对侧旋转,这时由于肩胛带的肌群活动的结果,颜面侧上臂并不落向胸壁。

（4）后头侧上肢。出发姿势中肩关节是外展状态，诱发 RU 后出现内收、肘关节稍伸展、腕关节出现桡背屈。肩胛带再从出发姿势的仰卧位回旋到侧卧位后再向俯卧位翻身时起抬起的作用，其间三角肌的后部纤维及肱二头肌作为抬起的主动肌起重要作用。

（5）颜面侧下肢。在出发肢位中处伸展状态的下肢，伴随着下部躯干的屈曲、骨盆的后倾而产生屈曲、抬起运动。在这种运动状态下，颜面侧下肢随着骨盆的回旋向对侧活动，然后形成明显的屈曲、内收。同时由于臀中肌的作用，使髋关节保持中间位，所以即使变为侧卧位，仍不向对侧落下而保持原位置。

（6）后头侧下肢。在 RU 诱发的初期，与颜面侧下肢大致相同，出现屈曲与抬起运动。在回旋运动的过程中，出现髋关节外展、伸展，回旋至侧卧位时用后头侧下肢的骨盆带支撑躯干。膝关节伸展，踝关节背曲，足趾伸展。

4. 基本手技

RU 的基本手技包括 RU1、RU2、RU3、RU4 等，常用的是前两种。

第一，RU1。

（1）出发姿势：与 RU 相同。

（2）诱发带的选择：月龄小、姿势对称儿童可取头正中位，采用拇指压迫刺激法。月龄大、姿势非对称儿童，可采用头回旋30°，用小鱼际压迫刺激法。

（3）适用于：①不会翻身的儿童。②腹肌无力、下肢交叉、尖足的儿童。③促进口腔肌肉、舌、肛门括约肌等的收缩。④改善咀嚼功能、增强胃肠蠕动（图3－12－14）。

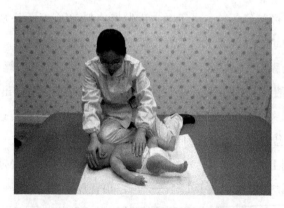

图 3－12－14　RU1 出发姿势、诱发带的选择

第二,RU2。

(1)出发姿势:小儿侧卧位,两下肢伸展,下侧上肢外旋位,肘关节 90°屈曲与胸廓平行上举。上臂伸展使肩关节与躯干呈 90°角。上侧上肢肩伸展内旋,肘伸展状态放于体侧。头颈伸展与脊柱呈直线。

(2)诱发带的选择与刺激方向:①上侧肩胛带内侧缘下 1/3 处,向对侧肘方向压迫。②上侧髂前上棘,向后方压迫。③上侧股骨内侧髁,向同侧髋臼方向压迫。④下侧肱骨内侧髁,向同侧肩胛带方向压迫。

(3)诱发反应:①上侧上肢。在肩关节固定的基础上,肩外旋、外展并举向对侧,前臂回旋至外旋位,手出现桡背屈,手指张开。②下侧上肢。以肘为支点的肩胛带抬起机构出现,这时肩胛带内收,背部位置稳定。肘轻度屈曲,前臂旋前,腕关节桡背屈,手指张开。③上侧下肢。髋关节由于内收与外展、内旋与外旋均协调所以处中间位置,髋、膝关节屈曲,足也处于内、外旋的中立位,足趾张开。④下侧上肢。外展、外旋、伸展状态,出现以膝为支点的骨盆带抬起机构。足部出现伴有小腿三头肌收缩的外旋位背曲,足趾屈曲。⑤颜面、躯干、骨盆的上举回旋与 RU 相同。

(4)各诱发带的适应证:上述①与②诱发带适用于小龄儿童,可诱发躯干的立直反应及进一步翻身,由侧卧位向俯卧位。注意使下侧上肢上臂与躯干呈 90°角,以利于抬头、翻身后形成肘支撑。③与④诱发带适用于年长儿,具体实施手技时,治疗师可将自己的下肢放于儿童两腿之间压迫固定下侧下肢,使上侧下肢置于治疗师腿上,治疗师的腹部向前用力靠紧儿童背部,固定上侧上肢。两诱发带同时应用,促进翻身,并能抑制两下肢交叉,促进脊柱伸展。

①与②及③与④诱发带同时应用,两刺激方向相反,形成一平行的力的耦联。

第三,RU3。

出发姿势与适应证与 RU1 基本相同,所不同的是变双下肢伸展状态为屈曲状态,治疗师按住儿童屈曲的双下肢向头部及臀部两方向压迫刺激。

第四,RU4。

出发姿势为侧卧位,诱发带为上侧肩胛骨内侧缘 1/3 处向前压迫刺激,再选用下侧下肢或上侧下肢的股骨内侧髁,向后压迫刺激。

5. 反射性翻身与反射性腹爬治疗实施时的注意事项

(1)摆好正确的出发姿势。

(2)刺激前要使欲促通的肌肉呈伸张状态。

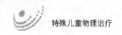
（3）压迫刺激诱发带，诱发全身反射性运动。

（4）延长反应时间，给诱发的反射性运动以抵抗。

（5）进食后一小时内不宜治疗，治疗后注意补充水分。

（6）为了设定治疗程序要做到以下几点。

一是必须充分、掌握理解移动运动三因素的理论，即，姿势调节（反应）能、相运动能、抬起机构与支持性。

二是仔细分析，熟练掌握上述的反射性移动运动中各种诱发反应。

三是从运动学观点观察分析儿童的运动发育状态，以及运动三因素的关系。

6. 患重病、高热时应停止治疗

治疗时间与次数：原则上一种手技每日 4 次，每次治疗时间为 10～30 分钟，RU、RK 每侧 3～5 分钟。治疗次数依据儿童身体情况，若身体欠佳可适当减少次数。

第十三节　上田法

一、概述

上田法是日本爱知县心身障碍者疗育设施"青鸟学园"园长、小儿整形外科医生、医学博士上田正所创建的一种治疗小儿脑性瘫痪的新方法。1988 年 7 月首次在日本仙台召开的第 13 届日本运动疗法学术会上发表，1991 年在日本召开了第一届应用上田法治疗脑性瘫痪等疾病的学术会议，并成立了日本上田法研究会。

上田法主要应用于小儿脑性瘫痪、成人的脑卒中后遗症等中枢性瘫痪疾病的康复治疗，是一套简便而实用的康复理论学说和运动疗法技术。主要作用为：降低肌张力，缓解肌痉挛，防止肌肉肌腱挛缩，预防关节畸形，抑制异常姿势的发生与发展，促进正常姿势与运动的发育。

（一）基本原理

上田法又称为相反神经抑制法，其理论基础是 Myklebus 相反性神经网络学说。这一学说认为正常人的腱反射活动的完成，有赖于正常而完整的相反神经网络基础。神经兴奋使主动肌收缩的同时，相对的拮抗肌受到抑制而迟缓。当脑由于各种原因而损伤时，脊髓的这一网络不能正常发挥其生理作用，表现为主动肌收缩的同时，拮抗肌也出现收缩，这是因为 γ 反射环路兴奋性增高，从而引起肌张力增高,肌肉痉挛。上田正是根据这一学说,认为脑瘫儿童存在着主动肌与拮抗肌同时收缩的异常的相反神经兴奋通路,在临床上采用了一系列抑制这种异常相反性兴奋通路的手技,活化相反性抑制网络通路,达到降低肌张力、缓解肌痉挛的目的。主要应用于痉挛型脑性瘫痪,尤其对肌张力明显增高、肌肉痉挛明显的重症痉挛型脑瘫儿童疗效更为明显。

(二)分类

上田法由基本手技和辅助手技组成。

1. 基本手技

(1)颈部法(Neck,N 法)。

(2)颈、骨盆法(Neck Pelvis,NP 法)。

(3)肩、骨盆法(Shoulder - Pelvis,SP 法)。

(4)上肢法(Upper Extremities,UE 法)。

(5)下肢法(Lower Extremities LE 法)。

(6)对角线法(Diagonal,Diag 法)。

(7)全四肢法。

2. 辅助手技

(1)颈部Ⅱ法 (N Ⅱ法)。

(2)骨盆带法 (Pelvic Girdle,PG 法)。

(3)下肢Ⅱ 法 (LE Ⅱ法)。

(4)肩胛带法 (Shoulder Girdle,SG 法)。

二、具体方法

作为脑性瘫痪儿童临床常用的治疗手技,本节主要介绍颈部法,肩、骨盆法,上肢法,下肢法。

(一)颈部法

1. 操作方法

儿童仰卧位。治疗需两人配合操作,以便使头、颈最大限度地回旋,达到使颈椎充分回旋的目的,并保持 3 分钟。一般需要两个方向进行治疗,总计需 6 分钟。

治疗师位置:儿童仰卧位,治疗师位于儿童头的上方。首先向左右多次回旋儿童的头颈部,体会向哪一侧回旋容易些,操作时先从容易回旋的一侧开始。治疗师

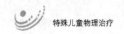

的一只手掌贴于儿童的一侧面颊及颌部,轻轻地将儿童的头、颈部做最大限度的回旋;另一只手要放在儿童颜面侧肩胛带的背面,将肩胛带向后头侧方向轻轻地抬起,与床面约呈 30°。

2. **注意事项**

(1)以肩胛带的抬高为主,以头、颈的回旋为辅。

(2)一般以下颌部的中央部越过对侧的肩峰为宜。

(3)在最大回旋位上保持 3 分钟。

3. **适应证**

(1)适应于颈部肌肉痉挛。

(2)适应于使颈部经常向一侧扭转,而向另一侧扭转困难的患儿。

(3)适应于非对称姿势的患儿。

4. **效果**

(1)减轻颈部的肌肉痉挛,操作之后可见在操作前头、颈回旋困难的一侧的回旋变得容易。

(2)降低躯干部的肌紧张,同时可矫正非对称姿势。

(3)降低口腔周围肌肉的紧张度,改善口腔的功能。

(4)有时效果可以波及四肢,可以增强胸、腹部肌肉的活动性,改善呼吸功能。

(二)肩、骨盆法

1. **操作方法**

儿童仰卧位。治疗需两人配合操作,以便使儿童的躯干得到最大限度的回旋,并保持 3 分钟。一般需要两个方向进行治疗,总计需 6 分钟。

治疗师位置:首先一名治疗师位于儿童头部的上方,用一只手托起儿童的一侧肩胛带,另一只手放在儿童的另一侧肩胛带上方,从上方向下压迫使之固定,然后使被托起一侧的肩胛带尽可能地向对侧回旋,使躯干上部也同时回旋。另一名治疗师位于儿童的骨盆带旁,一手放在骨盆部的上方,一手固定膝关节处,尽量保持屈髋、屈膝于 90°,握持该侧骨盆向相反方向缓慢回旋(肩和骨盆的扭转方向相对)。要尽量缓慢地扭转,使儿童的胸、腰椎充分回旋。操作完成一侧后,再用同样的手法操作另一侧(图 3-13-1)。治疗师一手托起一侧肩胛带向对侧回旋,另一手控制对侧肩胛带于床面上,防止上抬,儿童脊柱的回旋主要由骨盆部回旋来带动,由两名治疗师合力完成。

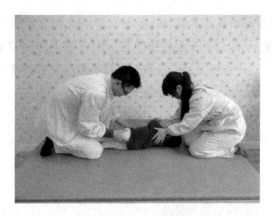

图 3-13-1 肩、骨盆法

2. 注意事项

(1) 躯干回旋时应从容易回旋的方向开始,不可强行,不要引起疼痛。

(2) 躯干回旋时其速度要缓慢,逐渐达到躯干最大回旋位,保持 3 分钟。

(3) 开始回旋躯干时,一侧肩易抬起,应在治疗中缓慢使之着床。

3. 适应证

(1) 适应于两下肢交替运动障碍、兔跳样四爬运动的儿童。

(2) 适应于四肢肌肉显著痉挛、左右姿势非对称的儿童。

4. 效果

(1) 可以降低躯干与四肢肌肉的痉挛性,可通过测定 SLR 角来观察疗效。SLR 角的测定方法是:儿童仰卧位,使一侧下肢伸展并固定在床上,另一侧下肢在膝伸展位上抬高,当抬高到最大限度时,测定床面与下肢形成的角度即为 SLR 角。此角度治疗后若比治疗前增大则为治疗有效。临床上在治疗后可以见到四肢变软、兔跳样四爬运动模式消失,同时,可提高下肢的运动功能,增加四肢的自发运动。

(2) 可以矫正躯干、骨盆的非对称性,矫正脊柱的侧弯,使 Galant 反射消失。

(3) 促进胸部、腹部的肌肉活动,改善呼吸功能。

(三) 上肢法

1. 操作方法

上肢法由三个阶段组成。①屈曲相保持 3 分钟。②屈曲相与伸展相的交互运动 15~20 次。③再保持屈曲相的肢位 3 分钟。

儿童仰卧位,治疗师位于其体侧。

(1) 屈曲相:将儿童的拇指放于他的手掌心内,治疗师用一只手紧握住儿童握拳的手,并用一个手指压住儿童拇指的掌指关节部位,向下按压儿童的手部,使其腕关节最大限度地掌屈,以不引起疼痛为宜。然后,使儿童的前臂最大限度地旋前,肘关节屈曲90°。治疗师的另一只手握住儿童的肘关节处,使其肘部紧贴儿童的体侧(图3-13-2)。在此位置上保持3分钟。

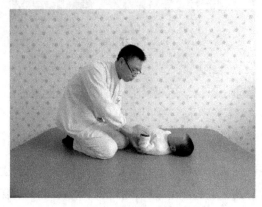

图3-13-2　上肢法:屈曲相

（2）伸展相:首先使儿童的肘关节在前臂旋前的位置上伸展,然后分开其手指,并使手关节伸展。治疗师用食指顶住儿童的拇指,其余四指握住儿童掌指关节,使其尽量地外展,并向下按压儿童的掌心,使腕关节最大限度地背屈。治疗师的另一只手握住儿童的肘部,两只手配合,使儿童的前臂旋后,与此同时,肩关节外旋、外展。上肢与侧胸臂成90°角。最后,形成了上肢伸展、前臂旋后、所有手指伸展、腕关节背屈的肢位,此即为伸展相(图3-13-3)。形成伸展相后,稍事停留后再恢复屈曲相,然后再转为伸展相,如此反复交替15～20次。

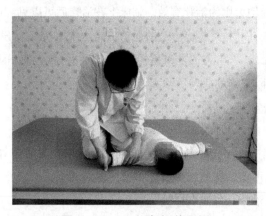

图3-13-3　上肢法:伸展相

（3）完成伸展相后,再形成屈曲相,并在屈曲相上再保持3分钟。

完成一侧上肢的操作后,再以同样的手法操作另一侧上肢。两侧上肢亦可同时进行操作。

2. 注意事项

（1）屈曲相儿童前臂旋前时,腕关节应不屈向桡侧或尺侧。

（2）屈曲相操作时,肘关节应保持90°屈曲。

3. 适应证

适应于手指屈曲、握拳,手张开困难及上肢肌肉紧张明显增高的儿童。

4. 效果

（1）减轻上肢整体的肌肉痉挛,进而改善各关节的自动和被动运动功能,可使拇指内收充分缓解,紧握的手张开,使日常生活动作如穿衣服等动作变得轻松。

（2）改善手的功能,可诱发保护伸展反应。

（四）下肢法

1. 操作方法

下肢法也和上肢法一样由三个阶段组成。①伸展相的肢位保持3分钟。②伸展相与屈曲相的交互运动15～20次。③再保持伸展相肢位3分钟。下肢法要求左右对称的肢位同时实施。

儿童仰卧位,治疗师在其足部位置。

（1）伸展相。

治疗师用一只手握住儿童的足跟,将足部托起,注意不要触及跟腱。将足跟向小腿方向推压,使跟腱最大限度缩短。然后用另一只手的大鱼际处向下按压儿童的踇趾,使掌趾关节最大限度地跖屈。其余四指握住儿童的足前部向下方按压,使踝关节也呈最大限度的跖屈。在此肢位上保持3分钟（图3-13-4）。

（2）屈曲相。

治疗师用一只手放于儿童的踇趾球部,从儿童的足底连同其踇趾向上方推压,使掌趾关节、踝关节最大限度地背屈。另一只手握住足跟部,尽量向下牵拉跟腱,使之充分拉长。然后使髋关节、膝关节均屈曲90°（图3-13-5）。至此屈曲相完成,稍事停留后,再转换为伸展相,然后再转换为屈曲相,如此反复15次。

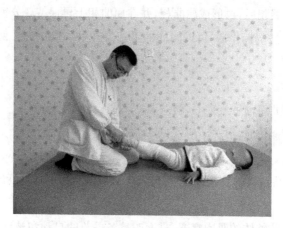

图 3-13-4　下肢法:伸展相

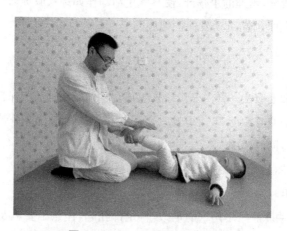

图 3-13-5　下肢法:屈曲相

（3）完成屈曲相与伸展相的交替后,再形成伸展相,并在伸展相上再保持 3 分钟。

完成一侧下肢的操作后,再以同样的手法操作另一侧下肢。

2. 注意事项

（1）下肢伸展位保持时如果有疼痛,可以使下肢轻度屈曲。

（2）屈曲相时要保持足的纵弓为直线,若有内翻或外翻要予以矫正,也可以使足部稍稍呈内翻位。

（3）在保持一定姿势时,如果难以坚持 3 分钟,可以适当减少时间,随着治疗效果的出现,逐渐加至 3 分钟。

3. 适应证

适应于下肢与足的肌肉紧张亢进的儿童。

4. 效果

(1) 一次约 9 分钟的训练,可以解除下肢的所有肌肉痉挛,因此可使髋关节的活动度扩大,膝关节充分伸展。

(2) 矫正下肢异常姿势,提高下肢的运动功能。同时可改善步行的能力,加长步行的距离,促进立位平衡能力的建立。

5. 总结

总结上述各手法的疗效,可归纳为如下几点。

(1) 大幅度地降低肌肉的过紧张程度,其效果可以长时间地存在。据上田正报道,经一次治疗后,可以使肌肉紧张降低的效果持续 1～4 天,若治疗一个月以上,多数病例可以见到明显的疗效。

(2) 扩大关节的活动度,包括主动运动和被动运动时的关节活动度均可增大。

(3) 矫正异常姿势和肢位。

(4) 提高运动能力,促进运动发育。

(5) 使残留的原始反射消失,如 ATNR、Galant 反射等。可诱发矫正反应和保护伸展反应的发育。

第十四节　中国传统疗法

中国传统康复疗法是指应用推拿、针刺、灸疗、中药熏洗等传统中医疗法,对先天或后天各种因素对儿童所造成的结构、功能及社会参与障碍进行改善和提高的治疗方法。将中国传统疗法的整体康复理念与现代康复治疗技术相结合,从而达到最大限度地改善和提高特殊儿童生命质量的目的。下面将介绍推拿、针刺、艾灸疗、中药熏洗疗法在特殊儿童康复治疗中的应用。

一、推拿疗法

(一) 概述

小儿推拿疗法包括广义和狭义两种,前者是指成人操作手法在儿童中的应用,而后者则为应用特定手法在小儿特定穴上的操作,本部分仅介绍前者。

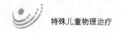

（二）方法与意义

1. 推拿疗法的作用

推拿是以手法在体表特定部位产生的"外力"作用为基础，来调节机体生理功能、病理状况，达到治疗作用。推拿可以调节肌张力、提高肌力、改善关节的活动度及神经系统敏感性，同时可以调节机体免疫力，在增进食欲和改善特殊儿童的不良状态等方面也有独特疗效。

（1）调理气血。推拿对气血的调节主要是通过各种手法促进特殊儿童全身气血的运行，加强其脏腑功能，通过调畅气机而实现的。推拿对气血运行的作用，除了通过运用手法直接作用于特殊儿童以疏通经络腧穴外，还可通过手法的间接作用来内达脏腑，改变气血运行的各系统机能，达到促进气血运行的目的。

（2）通经活络。推拿使特殊儿童放松肌肉和韧带，解除肌肉紧张和筋脉的挛缩。将痉挛的肌肉韧带拉长，从而使韧带的弹性和活动性增强，可消除关节滑液停滞、淤积及关节囊肿胀挛缩现象。对关节粘连僵硬及软组织变性特殊儿童，被动活动则有助于松解粘连，滑利关节，促进新陈代谢，增大肌肉伸展性，使变性组织得到改善和恢复，有利于肌肉耐力的增强。同时，还可使肌肉间的力学平衡得以恢复，从而使儿童能够自主协调运动。

（3）对神经系统的作用。推拿对特殊儿童神经系统有抑制和兴奋的作用，两者是密不可分的。缓慢而轻的手法有镇静作用，急速而重的手法则起兴奋作用。康复治疗中两者相辅相成，共同作用于机体。

2. 常用推拿手法

推拿手法可分为摆动类手法、摩擦类手法、振动类手法、挤压类手法、叩击类手法、运动关节类手法及捏脊法等。下面分别介绍各类手法中常用的单式手法。

（1）摆动类手法。

摆动类手法有：①滚法是以小指掌指关节背侧为着力点，肘部为支点，前臂做主动摆动，带动腕部做伸屈和前臂旋转的复合运动。操作时压力要均匀而适量，手要吸定于操作部位，不能拖动或摩擦皮肤，动作要协调而有节律。滚法压力大，接触面也较大，适用于特殊儿童肌肉较丰厚的部位，具有舒筋活血，滑利关节，缓解肌肉、韧带痉挛，增强肌肉、韧带活动能力，促进血液循环及消除肌肉疲劳等作用。②揉法是用手指罗纹面、手掌鱼际、掌根、前臂尺侧或肘尖吸定于一定部位或穴位上，以肘部为支点，前臂或上臂（前臂尺侧或肘尖吸定时）做主动摆动，带动腕部、掌指、前臂尺侧或肘尖做轻柔缓和的摆动。揉法分指揉、鱼际揉、掌根揉、前臂揉、肘尖揉等,小儿大多以指揉、掌根揉、鱼际揉常用。操作时手不要离开接触的皮肤,使该处的皮下组织随手的揉动而滑动。压力要轻柔,动作要协调而有节律。揉法轻柔缓和,刺激量小,适用于特殊儿童全身各部位,具有活血祛淤、消肿止痛、舒筋通络的作用。

此外,操作中在特殊儿童头面部多用拇指搓揉法。该法是指用两拇指指腹沿头部经络走行方向边揉边相对运动的一种手法。用力要对称均匀,移动要慢。

(2) 摩擦类手法。

摩擦类手法有指推法、摩法和擦法。①小儿多用指推法。指推法又分直推法、旋推法、分推法。以拇指桡侧或指面,或食、中二指在穴位上或经脉上做直线运动称直推法;以拇指指面在穴上做顺时针方向的旋转推动称旋推法;以两手拇指桡侧或指面,或食、中二指指面自穴位向两旁分向推动称分推法,如从穴位两端向中间推动称合推法。操作时用力要稳,速度要缓慢而均匀、始终如一。直推法在特殊儿童(脑瘫)治疗中主要应用于腰背部,有行气活血、促进血液循环、舒筋活络的作用。②摩法是以手掌或食、中、无名指指面附着于一定部位或穴位上,以腕关节连同前臂做顺时针或逆时针方向环形移动摩擦。操作时,手法要轻柔、均匀协调,压力要适当。本法多用于特殊儿童胸胁腹部,具有和中理气、消积导滞、调节胃肠蠕动等作用。③擦法是用手掌的(大、小)鱼际或掌根附着于一定部位,进行直线的来回摩擦,分大、小鱼际擦法和掌根擦法。小儿多用(大、小)鱼际擦法。操作时,可适当在操作部位涂润滑油、滑石粉或药膏。动作要均匀连续、自然灵活。(大、小)鱼际擦法,多用于特殊儿童躯干四肢部位,掌根擦法多用于胸胁腹部。此法具有温经通络、行气活血等作用。

(3) 振动类手法。

振动类手法主要是抖法。抖法是用双手或单手握住患肢远端,微用力做小幅度的上下抖动,使肌肉、关节产生松动感。分上肢抖法和下肢抖法。操作时被抖肢体要自然伸直,完全松弛,适用于特殊儿童四肢部位,有疏松脉络、滑利关节、松解粘连等作用。

(4) 挤压类手法。

挤压类手法有按法、点法、捏拿法和捻法。①按法是用拇指端或指腹或掌根按压体表穴位。小儿常应用指按法。操作时用力要由轻至重,不可用暴力猛然按压。常与"揉法"复合使用,边按边揉称"按揉法"。指按法适用于特殊儿童全身各处穴

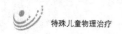

位,掌按法常用于腰背和腹部,具有放松肌肉、开通闭塞、活血止痛等作用。②点法中用拇指端点压体表穴位称拇指点,用拇指指间关节桡侧点或食指近侧指间关节点压体表穴位称屈指点;五指指腹尽量靠紧,以腕部抖动带动五指指端"啄"于体表穴位称五指点穴法。小儿多用拇指点,较大儿童肌肉丰厚处可应用五指点穴法。点法作用面积小,刺激性强。应用时在操作部位酌情用力。点法多用于特殊儿童肌肉较薄的骨缝处,具有开通闭塞、活血止痛、调整脏腑的作用。③捏拿法分三指捏拿和五指捏拿两种。三指捏拿是用拇指与食、中二指夹住肢体,相对用力提起挤压,五指捏拿是用拇指与其余四指进行操作。操作时要循序渐进,由轻至重,和缓而有连贯性。本法适用于特殊儿童全身各处,具有舒筋通络、行气活血、祛风散寒、开窍止痛等作用。④捻法是用拇、食指罗纹面捏住一定部位,两指相对做搓揉动作。操作时动作要灵活、快速,不可呆滞。本法用于特殊儿童四肢小关节,对指(趾)间关节屈伸不利者,具有理筋通络、滑利关节的作用。

(5) 叩击类手法。

叩击类手法有拍法、击法和叩法。拍法是用虚掌拍打体表及经脉走行处。用拳背、掌根、掌侧小鱼际、指尖或用桑枝棒叩击体表及经脉走行处称击法,小儿多用拳背击或掌侧小鱼际击。操作时拍法、击法速度要均匀而有节奏,拍法应平稳,击法用力要快速而短暂,垂直叩击体表。拍法、击法适用特殊儿童身体各部,具有缓解肌肉痉挛、舒筋通络、行气活血等作用,常作为结束手法。

叩法与拍法、击法操作相似,但刺激较拍法、击法轻,有"轻击为之叩"之说。要两手交替上下叩捶。

(6) 运动关节类手法。

运动关节类手法有摇法和拔伸法。①摇法是使关节做被动的环转活动。操作时动作要缓和,用力要稳,摇动方向及幅度须在儿童生理范围许可内,由小到大进行。摇法适用于特殊儿童四肢关节及颈、腰部,小儿多用于四肢关节部,具有滑利关节、增强关节活动功能的作用。②拔伸法是固定肢体或关节的一端,牵拉另一端的方法。操作时两手要逐渐用力,均匀而持久,动作要缓和。拔伸法适用于特殊儿童全身关节,临床中主要用于上肢关节,具有增加关节活动度、缓解肢体痉挛、改善关节循环等功能。

(7) 捏脊法。

捏脊法是用拇指桡侧缘顶住皮肤,食、中二指前按,三指同时用力提拿皮肤,双手交替捻动向前。也可食指屈曲,用食指中节桡侧顶住皮肤,拇指前按,两指同时用力提拿皮肤,双手交替捻动向前。操作时,一般先于背部经脉擦揉2~3次,使儿童先有一个适应过程。用力要适当,不可拧转。沿背部督脉及两侧膀胱经走行。捏脊法因其刺激性较强,儿童易哭闹,操作中要注意手法力量的掌握,以儿童皮肤红润为度。此法具有行气活血、温经通络、健脾和胃、强身健体等作用。同时,此法还有双向调节之功效,既可增强特殊儿童腰背肌肌力,又可降低腰背肌肌张力。

（三）适应证与禁忌证

1. 适应证

小儿推拿疗法适用范围广泛,无年龄限制,可应用于各种病因引起的运动发育障碍或运动障碍。

2. 禁忌证

小儿推拿疗法适用广泛,如果合并有以下情况不适合应用:①皮肤发生损伤者,局部不宜推拿,如烧伤、烫伤、擦伤、裂伤。②某些急性感染性及传染性疾病,如蜂窝组织炎、骨结核、骨髓炎、丹毒、急性肝炎、肺结核病等不宜推拿。③各种恶性肿瘤、外伤、骨折、骨关节脱位等患者不宜推拿。④严重先天性心脏病及精神病患者,慎推拿。

注意:小儿形气娇嫩,操作时儿童多有不配合,所以手法要由轻至重,注意儿童生理状态。

（四）特殊儿童推拿疗法

1. 小儿脑性瘫痪

在小儿脑性瘫痪的治疗中,推拿疗法已经得到广泛应用,多采用脏腑辨证与经络辨证相结合方法。临证处方中以“治痿独取阳明”为基础,拓展至三阳经、三阴经等经脉取穴。手法力度运用以“以柔克刚,以刚克柔,刚柔并举”为原则。

（1）儿童仰卧或坐位,先以按揉法、捏拿法、滚法等放松上肢、下肢运动肌群4~5分钟,以儿童无痛感为度。推拿过程中穿插应用点法,对肢体腧穴进行点按,每穴操作5~8秒钟,力度稍大以儿童有轻微痛感为度,而后应迅速放松周围肌群。

（2）脑瘫儿童关节运动大多受限,临床治疗前应充分掌握各关节的相关运动肌及关节正常运动范围,同时应认真检查病变肢体的运动情况,以做到治疗中有的放矢。最常采用运动关节类手法包括摇法和拔伸法。以下是各关节的摇法和拔伸法具体操作。

肩关节摇法:儿童坐位或仰卧位,用一手扶住儿童肩关节或点压住肩部周围穴

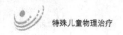

位(肩髃、肩贞、肩内陵等),另一手点压住腕、前臂或肘部穴位(阳池、外关、曲池等)做肩关节环转摇动。

髋关节摇法:儿童仰卧位,髋膝屈曲,用一手扶住足跟部或点压住踝部周围穴位(悬钟、昆仑、解溪等),另一手扶住膝部或点压住膝部周围穴位(足三里、阳陵泉、梁丘等),做髋关节环转样摇动。

踝关节摇法:用一手扶住足跟部或点压住其周围穴位(丘墟、太溪、商丘等),另一手扶住踇趾或点压住其周围穴位(太冲等),做踝关节环转摇动。

肩关节拔伸法:一手点压住儿童腕、前臂或肘部穴位(阳池、外关、曲池、尺泽等),另一手扶住肩关节或点压住肩部穴位(肩髃、肩贞等),两手分别向相反方向牵拉对抗。

肘关节拔伸法:两手分别点压住儿童上臂部及前臂部穴位(臂臑、外关、内关、阳池等)后,两手分别向相反方向牵拉对抗。

腕关节拔伸法:两手分别点压住儿童前臂部及手部穴位(曲池、手三里、外关、合谷等),然后两手分别向相反方向牵拉对抗。

(3)捏脊法是脑瘫儿童推拿疗法中重要的手法,同时传承了国家级名老中医关娴清主任治疗小儿脑瘫的"脊背六法",强调躯干及脊背部的干预对脑瘫儿童运动功能(坐立、站、行走)发育至关重要。捏脊法具体操作:儿童俯卧位,在脊背部应用捏脊法,操作3~5次,以发红为度。"脊背六法"发展了传统捏脊法,包括推脊法、捏脊法、点脊法、叩脊法、拍脊法、收脊法。捏脊法和"脊背六法"还可以改善脑瘫儿童体质虚弱、饮食不佳、腹痛腹泻病理状态。

2. 听力障碍

儿童采用仰卧位,按揉耳部周围,加用中指揉按听宫、听会、耳门、下关、翳风等穴。

3. 视力障碍

儿童采用仰卧位,按揉眼部周围肌肉,加用拇指揉阳白、四白、睛明、瞳子髎、攒竹、丝竹空、鱼腰、头维等穴位。

4. 语言障碍

儿童采用仰卧位,按揉口周肌肉,加用拇指揉迎香、地仓、承浆、廉泉、颊车及哑门穴等。以上每穴操作5~6秒钟。

二、针刺疗法

小儿针灸是我国传统针灸学的重要组成部分,是防治儿科疾病的一种重要手段。针刺疗法包括毫针刺法、头针疗法、皮肤针法、电针法、耳针法、腕踝针法、夹脊针疗法、穴位注射法等。

小儿针刺特点是取穴较少,针刺轻浅。《黄帝内经》曰:"婴儿者,其肉脆血少气弱,刺此者,以毫针浅刺而疾发针,日再可也。"临证中常用:体针疗法、头针疗法、夹脊针疗法。

（一）体针疗法

1. 概述

体针疗法又称毫针疗法,是小儿针灸中最常用的一种针刺方法。

2. 方法与意义

（1）针刺方法。

①小儿针刺进针法多采用单手进针法、双手挟持进针法。针刺角度是进针时针身与皮肤表面所构成的夹角。针刺角度一般分为三种:直刺,针与皮肤成90°角,最常用;斜刺,针体与皮肤成30°～60°角,适用于肌肉较浅薄,或穴区有重要脏器所在的腧穴;横刺,又称平刺,针体与皮肤表面成15°角左右,适用于肌肤浅薄的腧穴和透穴时。针刺深浅上对于小儿针刺总的要求是不可过深,在具体操作时又有所区别。一般地说,年龄小者,针刺宜浅;年龄大者,刺之可略深。根据症情:症情轻,刺之宜浅;症情重特别是慢性痼疾,如弛缓型脑瘫（肌张力低下型）,刺之宜深。②针刺补泻手法以提插、捻转作为最基本的行针手法,二者常相互结合。另外还有留针、循针、摄法、刮法、弹法等辅助手法。小儿针刺手法较成人单纯,多采用单式手法,包括提插、捻转、徐疾、迎随、开阖补泻法,但以前二者为主。③针具多采用灭菌的30号1～1.5寸毫针,术者双手及儿童穴区用75%酒精充分消毒。小儿留针时间宜短。不合作的儿童则不留针,能合作者可留针15分钟。出针是左手执棉棒轻压于针刺部位,右手挟持针柄,随势上拔。注意有无出血及清点针数。

（2）选穴原则及配穴方法。

处方的组成原则是以经络辨证与脏腑辨证相结合,以循经取穴为主。循经取穴又可分为局部取穴、循经远取和辨证取穴。①局部取穴是指选取病痛局部或邻近部位的腧穴,是根据每一腧穴都能治疗所在部位的局部和邻近部位的病症这一普遍规律提出的。②循经远取是选取距离病痛较远部的腧穴。循经远取是根据阴阳、脏腑、经络学说等中医基本理论提出的。③辩证选穴是对某些全身症状或针对病因病机而选穴,这是根据中医理论和腧穴功能主治提出来的。此外还可根据现代医学的神经节段取穴。

配穴法包括本经配穴法、上下配穴法、远近配穴法、表里配穴法等。特定穴配

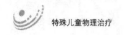

穴法包括五输穴配穴法、俞募配穴法、原络配穴法、八脉交会配穴法等。

3. 适应证与禁忌证

（1）适应证。

体针疗法适用范围广泛，无年龄限制，可应用于各种病因引起的运动发育障碍或运动障碍。

（2）禁忌证。

第一，患儿在过度饥饿、饱食及精神过度紧张时，禁止针刺。

第二，患者有严重的过敏性、感染性皮肤病，局部疤痕，以及患有出血性疾病（如血小板减少性紫癜、血友病等）等禁止针刺。

第三，重要脏器所在处，如胁肋部、背部、肾区、肝区不宜直刺、深刺。

第四，大血管走行处及皮下静脉部位的腧穴如需针刺时，则应避开血管，使针刺斜刺入穴位。

第五，对于破伤风、癫痫发作期等，针刺时不宜留针。

（二）头针疗法

1. 概述

头针是在头部特定的刺激区进行针刺，利用针刺及其他物理方法，刺激头皮部的穴、点、线，以治疗各种疾病的一种方法，主要的适用对象是特殊儿童，包括脑性瘫痪儿童。头针的刺激区恰恰是大脑皮层的功能定位在头皮上的投影，所以通过针刺头穴，引发针感，可以疏通经络，调节阴阳气血，使大脑皮层血管扩张，改善病损皮层的血运供应，从而治疗特殊儿童的功能障碍和/或发育落后等各种疾病。

2. 方法与意义

（1）头部穴位的分区与主治。

划分刺激区的两条标准定位线。前后正中线是从眉中点至枕外粗隆尖下缘经过头顶的连线。眉枕线是从眉中点上缘和枕外粗隆尖的头侧面连线。

①运动区部位：上点在前后正中线中点向后移 0.5 cm 处，下点在眉枕线和鬓角发际前缘相交处，上下两点的连线即为运动区。将运动区划分为五等份，上 1/5 为下肢、躯干运动区，中 2/5 是上肢运动区，下 2/5 是面部运动区。主治运动区上 1/5 治疗对侧下肢瘫痪；中 2/5 治疗对侧上肢瘫痪；下 2/5 治疗对侧中枢性面瘫、运动性失语、流涎、发音障碍。②言语二区部位：以顶骨结节后下方 2 cm 为起点，向后引平行于前后正中线的 3 cm 长的直线，主治命名性失语。③言语三区部位：

晕听区(从耳尖直上 1.5 cm 处,向前及向后各引 2 cm 的水平线,共 4 cm)中点向后引 4 cm 长的水平线,主治感觉性失语。④足运感区部位:在前后正中线的中点左右旁开各 1 cm,向后引平行于前后正中线的 3 cm 长的直线,主治对侧下肢腰腿痛、麻木、瘫痪、皮层性多尿等。⑤平衡区部位:前后正中线旁开3.5 cm处的枕外粗隆水平线上,向下引平行于前后正中线的 4 cm 长直线。主治小脑疾患引起的共济失调、平衡障碍、头晕,脑干功能障碍引起的肢体麻木、瘫痪。(图 3-14-1)

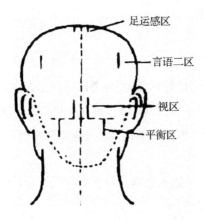

图 3-14-1 头部穴位的分区

(2) 头针的操作方法。

头针的操作方法主要有:①选定刺激区,根据康复部位,让病人采取坐位或卧位,分开头发,常规消毒,选用 30 号 1.5~2.5 寸长的不锈钢毫针。②快速进针:针头与头皮成 30°左右的夹角,快速刺入皮下或肌层,然后把针在刺激区快速推进到相应的深度(长度)。③快速捻转:术者的肩、肘、腕关节、拇指固定,食指呈半屈曲状,用拇指第一节的掌侧面与食指第一节的桡侧面捏住针柄,然后以食指指掌关节不断伸屈,使针体来回旋转 200 次/分钟左右,每次左右旋转各两转左右,捻转持续约 2~3 分钟,然后静留针 30~60 分钟,有助于提高疗效。也可用电针代替手捻进行治疗。④起针方法:如针下无沉紧感,可快速抽拔出针,也可缓缓出针,起针后必须用消毒干棉球按压针孔片刻,以防出血。⑤疗程:一般每日治疗一次,30 次为一个疗程。隔 5~7 天后,再继续下一个疗程。

3. 适应证与禁忌证

(1) 适应证。

适用于运动障碍、平衡障碍、语言障碍。

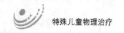

（2）禁忌证。

①病情未稳定者不宜用。②小儿囟门未闭时头顶部禁止针刺。

（3）注意事项。

①进针时如有抵抗感，或儿童感觉疼痛时，应停止进针，将针往后退，然后改变角度再进针。②由于头针的刺激较强，刺激时间较长，术者须注意观察儿童表情，以防晕针。③不捻转推进法对多数儿童适用，但对少数头皮较硬或部位有疤痕等儿童，可选用捻转推进法。

（三）夹脊针疗法

1. 概述

夹脊是挟于脊柱两旁的经穴，属经外奇穴。华佗夹脊穴是自第1胸椎以下至第5腰椎为止，每穴从脊中旁开0.5寸。现在虽将其主治范围扩大，但将归入的颈椎两旁七对和骶骨两侧八髎穴分别称为颈夹脊和骶夹脊等予以区别。

2. 方法与意义

（1）颈夹脊：分别位于第1颈椎棘突下旁开0.5寸，每侧7个穴，用于竖头不能、头部控制差儿童的治疗。

（2）胸腰夹脊：分别位于第1胸椎至第5腰椎棘突下旁开0.5寸处，一侧17个，用于不能翻身、腰背无力、不能搭桥和躬背坐儿童的治疗。

（3）骶夹脊：用于二便失禁儿童的治疗。

3. 适应证与注意事项

（1）适应证：适用于特殊儿童颈项控制差、腰部控制差、二便失禁等。

（2）注意事项：严格掌握进针深度和角度，免伤内脏及引起外伤性气胸。

三、艾灸法

（一）概述

艾灸法在特殊儿童的康复中颇受重视。《医学入门》说："凡病药之不及，针之不利，必须灸之。"艾灸法是采用艾绒或艾条在体表的穴位部位上烧灼、温熨，借灸火的温和热力以及药物的刺激作用，通过经络的传导，起到温通气血、扶正祛邪，达到治疗特殊儿童疾病和康复目的的一种外治方法。针灸并用，意在补中兼通。艾灸法的特点：弥补针刺方法的不足，具有协同增效作用（协同性）。可明显康复强身，治疗范围广，简便易行。

（二）方法与意义

艾灸法分为艾炷灸、艾条灸、温针灸等，临床上以艾条灸最为常用，是灸法的主体部分。根据儿童的特点，常选用艾条灸。艾条灸有如下方法。

（1）温和灸：将艾条的一端点燃，对准应灸的腧穴部位或患处，约距离皮肤2～3 cm，进行熏烧，使儿童局部有温热感而无灼痛为宜，一般每穴灸10～15分钟，至皮肤红晕为度。

（2）雀啄灸：施灸时，艾条点燃的一端与施灸部位的皮肤并不固定在一定的距离，而是像鸟雀啄食一样，一上一下地移动。

（3）回旋灸：施灸时，艾条点燃的一端与施灸皮肤虽保持一定的距离，但位置不固定，而是均匀地向左右方向移动或反复旋转地进行灸治。

（三）适应证与禁忌证

1. 适应证

适用于特殊儿童软瘫、截瘫、偏瘫肌肉萎软无力及周围神经麻痹等疾病的康复。主要应用于中医辨证属虚证、寒证、阴证为主的慢性病，以及阳气不足之证。

2. 禁忌证

①皮肤破损处禁灸。②空腹、过饱、极度疲劳者禁灸。③各种严重感染及传染病者禁灸。④大血管走行的体表区域、黏膜附近，不得施灸。⑤极不配合者禁灸。

（四）特殊儿童针灸疗法

1. 小儿脑性瘫痪

根据脑瘫儿童发育落后、姿势异常及功能障碍，将脏腑辨证与经络辨证相结合，采用辨证循经取穴原则，具体处方选穴如下。

（1）上肢部。

肩内收内旋选穴：肩髃、肩贞、肩髎交替。

肘屈曲选穴：曲池、手三里交替。

腕掌屈选穴：阳池。

拇指内收、握拳选穴：合谷、三间或合谷透后溪。

（2）下肢部。

尖足选穴：解溪、昆仑、太溪。

足外翻选穴：三阴交、太溪、照海与商丘穴交替。

足内翻选穴：悬钟、昆仑、申脉与丘墟穴交替。

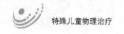

剪刀步选穴：解剪穴、血海。

（3）脊背部。

在采用传统华佗夹脊 12 对穴的基础上，针对脑瘫儿童的竖头不能等情况增加颈、腰夹脊穴及骶夹脊穴。头项软加天柱、大椎、华佗夹脊（颈段），腰背肌无力加华佗夹脊（胸腰段）。

（4）输合配穴针刺。

根据腧穴的五行属性，将经络的输穴与合穴相结合，抑木扶土，治疗痉挛型脑瘫儿童异常姿势。

2. 智力低下

针刺智三针、四神聪。

3. 视力障碍

针刺睛明、攒竹、丝竹空、鱼腰、瞳子髎、阳白。

4. 听力障碍

针刺听宫、听会、耳门、肾俞。

5. 语言障碍

针刺语言区、廉泉、地仓、颊车、下关。

四、中药熏洗疗法

（一）概述

中药熏洗疗法是一种外治疗法，包括中药浴和中药熏蒸，主要利用物理热量与中草药功效结合，从而达到特殊儿童康复目的。中药熏洗疗法已广泛应用于特殊儿童的康复治疗中，尤其在对肢体运动障碍特殊儿童康复训练中。有研究发现，通过药物及温热效应双重作用，可加速气血运行，缓解痉挛，改善肌肉营养状况，提高肌力、降低肌张力，从整体上改善运动功能障碍儿童的功能状态。

（二）方法与意义

中药熏洗疗法要辨证选药，以活血化瘀药为主加之借用药液温热刺激，使血管扩张，可促进局部和全身血液循环，起到疏通经络、强筋健骨、运行气血、通利关节作用。现代医学机制以达到促进机体肌力增强、痉挛肌松弛、关节滑液分泌增加，从而控制肌肉、筋骨间的粘连、挛缩的目的。药浴及熏蒸，对改善及促进功能恢复、增强机体免疫力也有一定的疗效。

1. 中药熏洗药物组成与功效

(1) 药物组成：当归、川芎、黄芪、鸡血藤、伸筋草、透骨草、白芍、木瓜、牛膝、炙甘草。

(2) 药物功效：伸筋草、透骨草可以活血化瘀，通达经络；黄芪、当归、白芍、牛膝益气养血活血；鸡血藤、川芎、木瓜舒筋活血，通络止痉。

2. 中药熏洗方法

(1) 中药浴操作方法：将辨证配方，加工成药液，使其置于特定的治疗仪内，保持 38 ℃～40 ℃的水温，将儿童赤身置于药液内浸泡。需注意将儿童头部露出药液面，并且让儿童乳头与药液面平行，勿使药液进入口鼻。每天 1 次，每次 10～15 分钟，30 天为 1 个疗程。

(2) 中药熏蒸操作方法：让患儿躯体保持功能位躺在熏蒸床上，罩上床罩，将患儿的整个身体（头部除外）封闭于内，调节温度，设为 38 ℃～40 ℃，进行全身熏蒸。每天 1 次，时间为 15 分钟，30 天为 1 个疗程。

(三) 适应证与禁忌证

1. 适应证

适用于脑瘫及运动障碍等特殊儿童。对于运动功能障碍儿童存在肌张力高、关节挛缩、运动障碍、姿势异常等病症者。

2. 禁忌证

具体包括：①温热感觉障碍患者。②有出血倾向者。③皮肤破损者。

3. 注意事项

具体有：①浴液加水后，温度要适中。不能过热，以免烫伤。②熏蒸时间不宜过长，需家属陪同。③熏洗时要注意保暖，避免受寒、吹风，熏洗完毕要马上拭干皮肤。④饭前饭后 30 分钟内不宜沐浴。⑤空腹洗浴容易发生低血糖，而虚脱昏倒。⑥熏洗后需饮白开水。

第十五节　引导式教育

一、概述

引导式教育（Conductive Education，匈牙利语为 Kondutiv Pedagogin），由匈牙

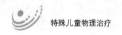

利学者 András Petö 教授(1893—1967)创建,主要应用于脑瘫和认知功能障碍等的教育训练,符合目前国际上公认的主动康复、全面康复和重视认知开发等的儿童大康复理念,受到国际上的广泛重视。

（一）概念及原理

引导式教育认为脑瘫儿童康复训练成绩的好坏与儿童的情绪密切相关,特别是儿童有没有主动学习的意愿更为重要。因为主观意愿可以激发儿童的学习动力,帮助他们克服困难,迎接挑战,去解决他们所面临的实际问题。为了培养儿童学习的积极性,引导式教育通过引导员和创造最佳的环境,采用节律性意向口令和音乐、游戏等方法循序渐进地把语言与动作贯穿起来,融为一组习作课程,应用丰富多彩的引导式内容和手段,调动儿童的兴趣,激发他们的主动学习热情,学习的内容贯穿于 24 小时的日常生活与活动中。

引导式教育不是单纯的康复技巧或治疗方法,而是一个以教与学互动为本,从而达到功能康复的一个复杂而完整的体系。它主张一个患儿所需要的各种学习训练和教育应由同一个人、在同一个环境中给予,这个人被称为引导员(conductor)。在学习训练时,引导员要全面负责患儿的运动功能、感觉、理解和自助技能等全面的康复训练,以及行为规范和社会化等的特殊教育。

引导(conduction)的意思是诱导,就是要通过一定的手段诱导出预想和设定的目标,引导出功能障碍者学习各种技能动作的一种互动过程。这种技能动作的学习并不是单纯地通过外力的协助使功能障碍者完成某种技能动作,而是要通过功能障碍本身的内在因素与外界环境的相互作用,使其主动地相对独立地完成技能动作。不仅促进功能障碍者的功能障碍本身发生变化,而且同时使其人格、智力、人际交往等能力得以提高,进而又促进功能障碍的改善。这一目的的达成,必须通过神经系统的传入、传出系统,经过中枢神经的调节来实现。神经系统可以把欲达目的之途径体系化,当一个人欲达一定目的时,首先将这种要求通过传入神经传达到大脑,使其在大脑中意识化,然后由大脑发出指令,再由传出神经达到执行命令的器官,产生特定的功能效应,达到预想目的。(图 3 - 15 - 1)

综上所述,引导式教育是一种以教与学为本、比较完整而全面的系统。它有别于其他康复方法,其是应用丰富多彩的引导式内容和手段,如节律性意向、音乐和游戏等调动儿童的兴趣,激发他们的主动学习热情,以适当的目的为媒介,提供意识指令性诱导,通过复杂的引导者与功能障碍者的整体互动,诱发功能障碍者本身的神经系统形成组织化和协调性,达到功能康复。功能康复的同时反过来促进脑组织的生物学康复。同时强调良好的心智、性格、人际关系、情绪、决心、意志、意识、经验和期望等会帮助他们战胜自己的行动障碍和促进全面的功能康复。

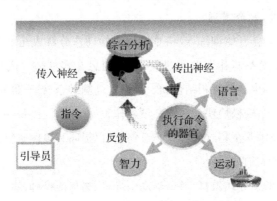

图 3-15-1　引导式教育原理示意图

(二) 引导式教育的原则

1. 以儿童需要为中心

以儿童需要为中心是引导式教育原则的核心,一切的治疗措施都必须围绕以患儿的迫切需要为依据,首先解决患儿的行走和日常生活能力。但要根据每个患儿的功能残疾不同,以及随着患儿生长发育的不同阶段,随时变更教育重点。

2. 引导和激发儿童学习动机

鼓励和引导患儿主动思考,向往目标,向往成功;利用环境设施、学习实践机会和小组动力诱发学习动机;以娱乐性、节律性意向激发患儿的兴趣及积极参与意识,最大限度地引导调动患儿自主运动的潜力,激发患儿的学习动力,去迎接挑战,解决他们所面临的实际问题。

3. 整体意识,全面发展

对每个儿童要有全面的了解,根据小组大多数患儿的期望和需求,制定一些共同的目标、相同的方法对患儿进行训练;应坚持全面康复的观点,将脑瘫患儿的语言、智力、情绪、性格、人际关系、意志、日常生活技能、体能和文化课学习等结合起来进行教育训练,并将教育训练与其他各种治疗相结合,使其积极参与社会,各个方面得到全面的发展,这些发展会帮助他们战胜自己的行动障碍。

4. 按性质分组,可选择上课

将功能残疾性质和程度相近的儿童组成小组,使学习的目标、内容和教学方法

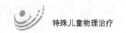

等更能切合大多数儿童的需要。必要时还可根据智力水平、个体需要选择上课,如上文化课时按智力水平高低来分组学习,时分时合,但要保持相对稳定,尽量让每个孩子都能得到最大程度的学习训练。

5. 循序渐进,融会贯通

先从简单的动作开始训练,或将难度较大的动作分解成几个小的动作进行训练,待小的动作熟练后再串联起来进行训练,使患儿容易获得成功感,增强信心。教育训练与整日的生活流程相结合,合理编排、动静结合、融会贯通,让患儿在丰富多彩的生活环境中,轻松愉快地完成各项习作程序,使生活的每一个时刻都是儿童学习的机会,并鼓励儿童将这种意识延续终生,以提高和巩固康复效果。

6. 极端负责,团队精神

引导员负责的引导式教育小组(辅助引导员、物理治疗师、语言治疗师、护士和其他工作人员)全面负责小组患儿的生活、学习、功能训练和各种治疗等。引导式教育小组必须有高度的责任感和爱心,要了解和关爱每个孩子的问题和需要,制定目标,设计方法、安排课程和组织实施等,小组成员之间要亲密合作,发挥团队精神,示范和引导小组患儿互相帮助,互相鼓励,发挥团队精神。

二、适应证

(一)脑性瘫痪

适合不同年龄的脑性瘫痪儿童。英国开展了1岁左右的小婴儿引导式教育疗法的研究,效果显著。

(二)某些先天性神经系统发育不全和心理障碍性疾病

此类如智力低下、孤独症、语言发育迟缓、运动发育迟缓等各种运动功能障碍。

(三)某些神经系统疾病后遗症和遗传病导致的运动及语言障碍

此类如先天愚型、肌肉萎缩症、关节弯曲症、成人偏瘫、脊髓多发性硬化症等。近年来有报道对帕金森病亦有康复效果。

(四)高危儿的早期干预

对高危儿实施早期干预有效果。

(五)其他疾病的儿童

对缺氧缺血性脑病、早产儿、新生儿窒息和核黄疸等高危儿均有很高的早期干预价值。

此外,引导式教育疗法亦可用于正常儿童的早期教育,因为引导式教育法是以正常小儿神经精神发育学和教育学为基础发展起来的,因此对早期开发正常婴幼儿的语言、运动、交流、理解和感知等智力水平亦具有很高的指导和实用价值。对智力特别差、听不懂指令的特殊儿童效果差。

三、组织机构、引导员和环境工具

(一)引导式教育组织机构

1. 引导式教育中心

引导式教育中心主要接收 2～3 岁及以上的儿童,每周 5 天全日制,患儿周一上午开始到中心,周五下午结束时离开。从早上起床时教他们怎样掀开被子、下床、移动到洗手间、大小便、洗脸刷牙、移动到食堂、吃早餐、移动到训练场所、训练前准备、上训练课程和文化课、午餐、上训练课程和文化课,上下午都有休息,天气好时还安排户外活动,晚餐后讲故事、看电视、洗澡,直到睡觉。

2. 家长学校

由家长带患儿一起来学校进行训练,每周 1～2 次。有的项目由家长和患儿在一起训练,有的项目患儿单独训练,家长坐在由单向玻璃隔开的房间里观看患儿训练,掌握训练患儿的方法,以便家长在家对患儿进行正确的训练。家长主要是鼓励患儿进行爬、坐、站、走,以及吃饭、穿衣等日常生活能力和认知能力的训练。

(二)引导员

引导员负责儿童的教育,应具有多方面的才能。每组应该有几个引导员,一个引导员制订计划,一个引导员负责房间的摆放和准备所有儿童需要的工具,其余的1～2 个引导员在房间里照顾和协助儿童。引导员既是一个协调者,也是教育者。引导员指挥着本组整体,并建立适合活动的条件,与每个患儿建立密切的联系。引导员要了解每个患儿完成动作的能力,观察他们的进展,相应地修改训练方案。引导员要确保习作是有目标的。引导员要通过四年正规训练才能获得资格证书。引导员是周详的策划者、课题实施的楷模、能力的诱发者,更重要的是要掌握沟通技巧,富有爱心、献身和团队精神。

引导式教育是一个漫长的过程,在这个过程中引导员必须要随时掌握孩子的心理状态,对患儿的进步及时予以鼓励。课题实施的过程中,要保持科学的态度和严密的逻辑思维;日常计划项目,包括学习几种与日常生活相关的项目,如洗脸、洗

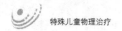

手、吃饭玩耍、从一个地方移动到另一个地方，每一个步骤都要由引导员严密设计。同时使用声音、图画、颜色和图表去引起儿童的注意和激发他们的兴趣。

（三）环境设施和工具

1. 引导式教育中心的训练工具

引导式教育中心常用的工具包括木条台、梯背椅（图3-15-2、图3-15-3）。木条台是脑瘫患儿学习和康复的主要工具，易于脑瘫患儿抓握、固定。他们可以在木条台上学会躺卧、翻身和独坐等。木条台上可以放置环状物，使患儿易于固定，纠正姿势的异常。梯背椅是脑瘫患儿独立活动的主要助手，可以协助其进行下蹲、扶站和独走等多种功能的训练。

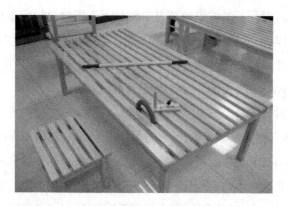

图3-15-2 木条台

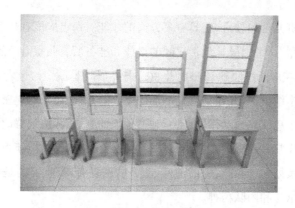

图3-15-3 梯背椅（小椅子腿下方有木条，可让孩子推着走）

2. 脑瘫患儿的日常生活用具

日常生活用具,包括脑瘫患儿的身体保护用具,如脑瘫患儿的防护头盔、各种安全系带;厕所用具,如坐厕椅、马桶的软坐圈、厕所扶手、专用夹手纸用具和尿袋以及各种球钳、导尿管、坐便器、一次性尿垫等;洗衣服、洗澡用具,如防滑垫,地面的防滑材料,浴室的各种扶手、专用轮椅、洗澡手套;个人卫生用具和餐具。

3. 脑瘫患儿的特殊家具和家庭特殊设备

家庭是脑瘫患儿活动的主要场所,特别对于家长学校的婴幼儿。由于引导式教育是一个连续的过程,要求每日在家中不同的情况下进行训练,因此把一些家具进行改造使它们便于患儿独立行动是必要的。家具改造要从儿童日常生活的需要出发,最好有专业的公司根据他们的身材、障碍的特点,由专门的设计师进行设计。

四、引导式教育方法

(一)引导式诱发与节律性意向

1. 引导式诱发

引导员通过一定的科学手段引导功能障碍者产生预先设定的动作反应,并使其主动地、相对独立地完成这些动作,以获得满足个人生理及社会需要的能力,这称为引导式诱发。诱发的目的是使儿童在运动、语言、智力、心理行为和社会交往等方面得到同步而全面的发展。引导式诱发与物理学疗法中所提及的诱发有着本质的区别,物理学疗法中的诱发是指采用触体的手法使障碍者产生动作反应,即所谓"我为你做"的被动方法。这种方法虽然使动作容易完成,但会导致儿童产生依赖心理和缺乏自己解决问题的勇气。因此,Petö主张障碍者应学会主动解决自己的问题,变被动为主动,"我要自己做"。

2. 节律性意向

引导员通过有节奏地拍手、数数、跺脚、敲击乐器、唱儿歌和朗诵古诗等方式提高患儿的注意力,调节学习气氛,带给患儿活动速度的感觉,同时使患儿在活动时增强信心,对活动更加专注,同时有利于培养患儿的乐感和节奏感,促进认知和运动功能的康复,也有利于增强患儿听觉的敏感度及发音的欲望。如引导员想诱发患儿双手举起来的功能就首先自己把双手举起来,同时发出指令:"我把手举起来!"患儿跟着把手举起来并高声喊:"我把手举起来!"然后,引导员大声喊:"1,2,3,4,5。"患儿跟着喊:"1,2,3,4,5。"这样既让患儿完成了举手的动作又延长了这一

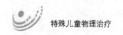

动作的时间,同时增强了患儿的兴趣。

（二）引导式日课设计

1. 分组

要根据患儿年龄、智力水平、功能障碍的种类、残疾程度和残疾部位等进行分组,以年龄和功能障碍相似的作为一组,以便使他们互相激励学习,这样可以使这一小组成为一个社会团体。

2. 全面了解儿童

引导员对小组每个儿童必须做到全面了解,对他们的障碍类型和障碍程度,智力、语言和行为,现具备的能力和存在的困难等都要了如指掌。根据小组大多数孩子能完成的动作和特点来设计,对少数跟不上的患儿要进行个体训练,争取赶上大多数孩子。

3. 计划项目

根据年龄特点,首先解决患儿最需要学习的日常生活项目,如洗漱、吃喝、玩耍和大小便等。一个活动到另一个活动必须严密设计。设计项目必须与患儿功能水平相适应,在适当的帮助下,尽量让患儿独立完成。

4. 设计课题内容

患儿在一段时间内应完成哪些课题、每一课题应如何衔接和在小组中采用共同的诱发方法能完成哪些动作,引导员都必须详细地计划,将小组中每个患儿特点集中起来进行分析、归纳,设计出一套对小组每个患儿都有效的诱发方案。

5. 调节运动节奏

由于每个患儿的障碍不同,学习动作节奏的快慢也不相同,因此引导员要在小组中应用节律意向性口令及音乐去调节节奏的快慢,以适合绝大多数儿童的需要。这样引导员才能把诱发技巧准确地运用到引导课中。如做拍手动作,由引导员边喊口令边示范拍手,患儿跟随引导员边喊口令边拍手,个别不会拍手者由辅助引导员帮助完成。

6. 尽量让患儿自己独立完成

引导员采用各种各样的诱发手段,让患儿学会日常生活技能所必需的动作。设定各种生活场景让患儿把学会的技能反复应用,并逐渐控制自己的动作,同时引导员使用的诱发应逐渐减少。如训练患儿走路,首先要训练其从坐位拉着梯背椅横杠站立,从双手扶站,到单手扶站,再到独站;从独站,到推梯背椅行走或助行器行走;

再到引导员牵双手行走,到牵一个手指行走;最后独立行走。应用引导式诱发使患儿逐步减少外力的帮助,尽量调动自身的最大潜能去完成各种动作。(图 3 - 15 - 4)

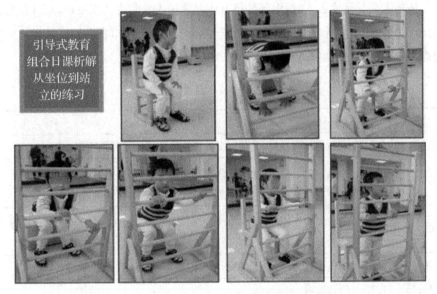

引导式教育组合日课析解从坐位到站立的练习

图 3 - 15 - 4　从坐位到立位

（三）日课方法

专为引导式教育设置的课程称作引导课,引导课包括引导课题(task)、习作分析(task-analysis)和习作程序(task series)。习作程序即引导课题组合课,它包括动作训练组合课、语言训练组合课、引导式文体课和引导式文化教育课等。课程的设计一定要根据小儿神经发育模式(年龄和脑发育情况),以及患儿目前最需要获得的功能为主。

1. 分组与个体训练

引导式教育法按年龄、疾病的种类及功能障碍的轻重分组。以年龄和功能障碍相似的作为一组,以便使他们互相刺激学习,这样可以使这一小组成为一个社会团体。平均每组由 10～20 个儿童组成。

脑瘫患儿按不同年龄分为婴儿组、幼儿组、学前组和学龄组。在年龄分组的基础上,还可按照障碍类型和程度再进行分组。

分组的主要目的是将一些年龄相近、功能障碍相同的孩子结合在一起,形成一个有共同目标、面临同样问题的小组。各组根据该组的神经、生理和心理发育特点,结合障碍的类型分别设计其相应的长远计划(周计划、月计划)和安排日常训练

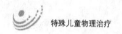

的内容。

2. 每日计划

从早上 7 时至晚上 8 时,引导员将习作课题融入日常生活程序中,除引导患儿功能活动外,还将文化课纳入计划中。但各个中心应根据不同的地区、民族和生活习惯进行调整,做到切实可行。(表 3 - 15 - 1)

表 3 - 15 - 1　日程表(范例)

时间	具体活动安排
07:30～08:30	起台、更衣、排便、洗漱等个人卫生以及向餐厅移动习作课题
08:30～09:30	早餐、向训练场移动习作课题 习作程序准备工作:浸泡手脚、按摩、被动肌肉牵拉等
09:30～10:30	引导式习作程序:躺卧习作程序、手部习作程序、坐至站以及行走习作课题等
10:30～11:15	个体训练、上厕所,交换场地、休息、茶点
11:15～11:30	阅读练习
11:30～12:15	文化课(周一至周五):包括语文、数学、自然科学、音乐、美术、地理等
12:15～12:45	休息,变换场地(个人与社会)、口技训练等为进餐做准备
12:45～13:30	中餐、个人卫生、上厕所、变换场地
13:30～14:30	游戏或个别训练,如:站立架上练习站立,练习翻身等
14:30～15:30	手部习作程序、语言交流课程、文体课或户外活动如骑车等
15:30～15:45	休息、上厕所、变换场地
15:45～16:45	文化课:核心课程及基础课程
16:45～17:00	变换场地、上厕所
17:00～17:30	步行或借助轮椅或助力椅去餐厅
17:30～18:30	晚餐、茶点、个人卫生、上厕所
18:30～19:30	引导式文体活动
19:30～20:00	准备台铺、个人卫生、沐浴、自由活动、听(讲)故事

3. 每周计划

在每日计划的基础上,日常生活活动不变,语言训练和运动习作的内容及文化课的分科,按照周一至周五进行统一安排,如周一、三、五上午语文课,周二、四、六为数学课等,具体范例见表3-15-2。

表3-15-2 每周计划日程表(范例)

	星期一	星期二	星期三	星期四	星期五
9:00～9:20	被动放松与肌肉牵拉,热水浴与热水泡脚				
9:30～10:30	习作课	习作课	习作课	习作课	习作课
10:30～11:15	行走练习、上厕所、休息、上午茶				
11:15～11:30	阅读训练				
11:30～12:15	英文	英文	英文	数学	数学
12:15～12:45	上厕所、口技练习,准备午餐				
12:45～13:30	午餐				
13:30～14:00	午间活动,游戏				
14:00～15:00	体能训练如骑车、游泳	交流课程	基础课程如音乐	体能训练或手工课	集合,准备回家
15:00～15:15	上厕所、休息、下午茶				
15:15～16:15	交流练习或地理课	交流练习或地理课	数学	自然科学	
16:15～17:00	上厕所、移动至餐厅				

(四)引导式教育日课设计

1. 析解与组合

将复杂的功能活动,如起台、洗漱、进食、穿衣、排便等,根据障碍者学习的需要分解成简单的部分,这些部分称为习作部分,这一过程称为习作分解。例如下台排泄这一功能活动,为便于学习,我们将其分解为以下几个习作部分:①抓握与放松;②推自己下台;③双手在梯背椅上上下移动;④站位至坐位变换;⑤一只手固定一只手活动;⑥站着穿脱衣服。将这些习作部分用节律性、意向性口令贯穿起来,就成为一个引导课题。在引导式教育实施过程中,这些课题可以单独使用,也可以根据将要进行的功能活动设计成不同的组合,每一课题提供一种运动的要素,每个患儿学习如何根据自己的能力及需要去做这些运动。个体需要学习怎样将这些动作做出来,如抓握、挺背、头部动作、腿部屈伸、抬放髋部、运动脚及脚趾等,然而这些运动并不是一天中的所有活动,它们只是一天的功能活动中所必须进行的某些特定动作。

2. 习作程序与组合引导课

（1）习作程序的内容。患儿要学习的起台、更衣、洗漱、排便、进食、书写等功能活动，包括以下基本模式：①仰卧位屈曲四肢；②抬头与翻身；③髋部屈曲；④体位变换；⑤坐位保持；⑥一只手固定一只手活动；⑦ 中线位发展等。把这些基本模式拆解成习作部分然后根据需要进行组合，这种不同的组合称为习作程序，又叫组合引导课。患儿在习作程序中所学的每一个动作都有其具体的功能，这些功能有助于孩子进行日常活动，如在躺卧习作程序中所做的"搭桥"动作，有助于孩子学习卧位时穿脱裤子。

通常一个习作程序由几个到几十个动作组成，以小组的形式，在音乐的节奏中配合意向性口令来进行。这些仰卧位、坐位、站位、行走以及手部习作程序，在一整天的日常程序中作为引导课反复练习并在日常生活、文体活动中不断应用。习作程序是日常程序的构成部分，它提供给障碍者一整天的日常生活技能。（图3－15－5）

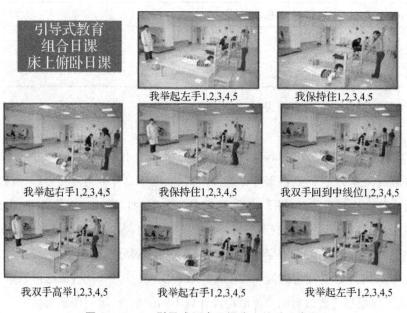

图3－15－5　引导式组合日课床上俯卧示意图

就习作程序的内容来说，它并不是通常人们认为的一套体操或者按摩，而是引导员根据个体需要，将其有机地组合到小组中加以发挥。习作程序是引导日课的基础，每个障碍者都被教给怎样把功能活动拆解为习作程序，怎样把这些习作部分组合为引导课题，以及怎样将其发展成日常生活所必需的技能。

（2）习作程序与日常活动的关系。习作程序与日常生活的关系通常依靠习作部分来体现。习作程序是根据孩子当时的具体情况设计，并且完全与日常生活相融合。随着孩子能力的提高，习作程序也随之改变，孩子的习作程序与他们的进度相适应，由少到多，由简单到复杂。

（3）习作程序的设计方法。①根据年龄特点设计。没有必要根据年龄硬性划组，一般1岁前的婴儿组可由父母陪同在家长学校中进行集体康复，每周一次，然后回家继续进行引导训练；2～3岁的幼儿组可以集体训练；4～6岁的学前组可以集体训练，并增加幼儿园文化课；7岁以上学龄儿童需增加中小学文化课。②根据障碍特点设计。习作程序的设计应根据障碍的类型、障碍的程度设计，如患儿有轻度偏瘫，他的右半肢体活动有障碍，在设计习作程序时，要充分考虑这一特点，让他伸展受影响的肢体，背屈手和脚，设计手的抓握与放松以及手的精细动作等；如针对徐动型脑瘫患者，应注意使其保持某种姿势如坐姿保持、抓握保持、睡姿保持等；如下肢截瘫患者在设计习作程序时则以下肢为主。然而，在实际过程中一组中的孩子不论在年龄上还是在障碍特点上总是存在一定差距，因此，引导员在设计习作程序前应力求对每一个患儿做认真细致的评估，尽可能使设计出的习作程序满足大多数患儿的要求，并根据个体的特点进行调整。③在实施的过程中不断改进。根据患儿的实际水平、生活需要以及进展情况，仔细观察，定期进行评估，不断对习作计划进行修正，以适合患儿的需要为目的。④习作程序与主题相适应。在引导式教育中，通常都以一个主题为中心来设计课程，发展患儿的能力。习作程序的内容需要切合主题，做到以人为本，有计划、有目的地帮助患儿。

（4）动作习作程序。将简单的动作按一定的次序连接起来，这一过程称为动作习作程序。将动作按程序连接起来，以节律性意向配合，可以提高儿童的自我表现能力。事实上，在动作过程中每一动作都为下一动作做好准备，在不断的练习中，这些动作的序列便会成为一组充满节律的活动。

（5）引导日课。在引导式教育的实施过程中，孩子接受引导式教育课程训练，从起台开始到睡眠才结束，这一整天的引导式教育课被称为引导日课。在引导式教育中，引导日课常常被描述得相当复杂，而这种复杂是不容置疑的，然而这一术语的复杂性往往令读者产生一些不必要的顾虑，实际上这种复杂性连在一起只是一种简单的生活技能。

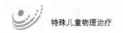

（6）日课应是一个连续的过程，要有节奏，不可以中途停滞或中途中断，日课是在引导员的努力下，在一个活跃的气氛中进行并完成。

（7）日课的各个部分之间要有机地结合。引导员要善于观察班中各个儿童的情况，对出现的问题要综合考虑，并融会到连续的课题中去解决问题。例如，吃饭时，引导员就应想到儿童应采取何种姿势，以及怎样使手与眼保持协调。

（8）引导员应善于观察。引导员不仅教育和指导该组，他还必须对该组的每一个成员进行仔细不断的观察，观察他的进展，了解每个对象的能力、爱好，以便于制定恰当的目标和合适的课程。

（9）习作程序。患儿每天都要花上几小时做习作程序的活动，反映出习作程序在每日训练常规中的重要性。每天第一个进行的习作程序通常是躺卧程序，而站立、步行及坐等程序则安排在其他不同时间进行。这些习作程序紧密地联系着，相互补充，而每个程序所需时间则从数分钟至一小时左右不等。

（10）日课程序。引导式教育体系中，并不是让患者每天重复相同的程序。引导员要制订周密的计划，一定要将计划写出来，并根据情况不断修改这一计划。

引导式教育必须做定期总结评估。一般每周进行总结，一个月一次小评估，半年进行一次全面性的评估。不断改善和修订教学策略、技巧以及目标，与患儿的学习进展相适应，以提高教学效果。

第四章 神经损伤疾病的物理治疗

第一节 脑性瘫痪

一、概述

脑性瘫痪（Cerebral Palsy，简称CP），简称脑瘫，是以运动功能障碍为主的致残性疾病。早产、低出生体重、窒息、缺氧缺血性脑病、核黄疸、炎症（先天性风疹病毒、巨细胞病毒感染）、遗传因素是脑瘫的主要病因。有学者提出将新生儿期因脑感染（细菌性脑膜炎、病毒性脑炎）、脑外伤（创伤、车祸）和中毒等脑损伤引起的运动功能障碍称为后天获得性脑瘫（约占10%）。

（一）脑性瘫痪的定义

Rosenhaum P 等人于2007年在 The Definition and Classification of Cerebral Palsy 报告中，提出了脑瘫的最新定义：脑性瘫痪是由于发育中胎儿或婴幼儿（infant）脑的非进行性损伤所致持续性运动和姿势发育异常、导致活动受限的一组综合征。脑瘫的运动障碍常伴随感觉、知觉、认知、交流、行为障碍，以及癫痫和继发性肌肉骨骼问题。

（二）流行病学与病因

脑性瘫痪患病率通常以每1000名活产儿（或新生儿幸存者）中脑瘫儿童数表示。在欧美地区脑性瘫痪患病率约为2.0‰～3.5‰，中国的发病率为1.8‰～4‰。1997—1998年对江苏等7省调查，1～6岁小儿中脑瘫患病率为1.92‰。男性脑瘫患病率略高于女性，二者比值在1.13：1至1.57：1之间。

脑瘫病因具有多样性和复杂性。以往认为脑瘫发病原因主要以产时和产后病因多见，高危因素是人们长期关注的问题：①产前因素，包括父母近亲结婚、有智力低下家族史、胎儿宫内发育迟缓、母亲孕期用药史、射线暴露史、孕期感染、多胎妊娠、先兆子痫等；②产时因素，包括异常分娩、胎儿窘迫、出生窒息、缺氧缺血性脑病、颅内出血、早产、过期妊娠、低出生体重、4000g以上巨大胎儿等；③产后因素，

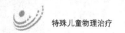

包括新生儿期非感染性疾病、感染性疾病、意外受伤、吸吮无力、喂养困难等。尽管如此，还有很大比例的脑瘫病因并不清楚。近年研究提示，孕期危险因素可作用于发育中的胎儿，使得胎儿在出生后出现脑瘫的表现。因此，有学者认为应把脑瘫病因学的研究转入胚胎发育生物学领域，重视对孕期孕母相关的环境、遗传因素及相关疾病等多种因素的探讨。

（三）脑性瘫痪的病理

脑性瘫痪的病理改变，主要表现为大脑皮层神经细胞变性、坏死、纤维化，导致大脑神经细胞传导功能异常。肉眼观察发现大脑皮层萎缩，脑回变窄，脑沟增宽，皮层下白质疏松、囊变性，脑室增大、脑积水；镜下改变为大脑皮层神经细胞数量减少，皮层下白质萎缩，神经胶质细胞增生。不同类型病变部位亦不同：痉挛型病变部位主要在大脑皮质及锥体束，不随意运动型病变部位主要在锥体外系基底核，共济失调型病变部位主要在小脑。

（四）分型和症状

各国学者对脑瘫分型至今尚无统一标准，按照《2014年中国小儿脑瘫诊疗指南（讨论稿）》将脑瘫分为以下几种类型。

1. 痉挛型

痉挛型脑瘫约占 $60\%\sim70\%$，是最常见的脑瘫类型，其损伤部位主要是锥体系，但病变部位不同，损伤严重程度不同，临床表现也不同。经常表现为被动屈伸肢体时有"折刀"样肌张力增高的表现，上肢累及前臂屈肌群、腕伸肌群等，下肢肌张力增加的肌肉群有内收肌群、腘绳肌、小腿三头肌等。受累肌肉关节活动范围变小、运动障碍，并导致姿势异常。深部腱反射亢进或活跃，踝阵挛阳性，2岁以后病理反射仍阳性。

（1）痉挛型四肢瘫：上肢表现为手握拳，拇指内收，腕关节掌屈，前臂旋前，肘关节屈曲，肩关节内旋；在坐位时由于髋关节的屈曲、内收，腘绳肌张力增高，导致坐位骨盆后倾，脊柱不能充分伸展，并且坐位支点不在坐骨结节，而在骶髂关节上，呈现"圆背"；下肢表现为尖足，剪刀步态，足内、外翻，膝关节屈曲或过伸，骨盆前倾，下肢分离运动受限，足底接触地面时下肢支持体重困难或不能。四肢瘫是四肢及躯干均受累，上下肢严重程度相似。

（2）痉挛型双瘫：双瘫四肢也受累，但下肢受累较重，上肢及躯干较轻。

（3）痉挛型偏瘫：此类患儿表现为一侧肢体及躯干受累，有时上肢损害较明显,有明显的非对称性姿势运动。婴儿期患侧手常为握拳状态,后来只应用健侧手,当需要用患侧手去协助健侧手时,需要固定地屈曲腕关节才能张开手指,久之,即形成腕、肘关节的屈曲与前臂旋前的挛缩。患侧的躯干及下肢出现假性短缩,立位时患侧下肢呈屈曲、外展位,步行初期下肢外展、外旋,但足跟尚能着地,后期发展为脚着地时足呈现尖足状态。此型往往可见明确的影像学改变。

2. 不随意运动型/运动障碍型

损伤部位以锥体外系为主,一般多表现为四肢瘫,约占脑瘫的20%。此型又可根据肌张力的变化程度,分为紧张性和非紧张性两种类型。症状主要表现为难以用意志控制的全身性不自主运动,颜面肌肉、发音和构音器官均受累,常伴有流涎、咀嚼吞咽困难、张口伸舌、语言障碍等;当进行有意识、有目的运动时,表现为不自主、不协调和无效的运动增多,与意图相反的不随意运动扩延至全身,安静时不随意运动消失;主动肌、拮抗肌、固定肌、协同肌收缩顺序、方向、力的大小不能协调,肌张力强度和性质不断发生变化,出现主动运动或姿势变化时肌张力突然增高,安静时变化不明显;原始反射持续存在并且通常反应强烈,尤以非对称性紧张性颈反射姿势为显著特征,呈现典型的"拉弓射箭"姿势。

3. 共济失调型

共济失调型脑瘫主要损伤部位为小脑,表现为平衡障碍,肌张力低下,无不自主运动。本体感觉及平衡感觉丧失,不能保持稳定姿势,手和头部可看到轻度震颤,眼球震颤很常见;指鼻试验、对指试验、跟膝胫试验都很难完成;语言没有抑扬顿挫感,语调缺少变化。

4. 混合型

某两种类型或某几种类型的症状同时存在于一个患儿的身上时称为混合型,以痉挛型和不随意运动型症状同时存在为多见。两种或两种以上症状同时存在时,可以一种症状的表现为主。

此前还有强直型、低张力型、震颤型和无法分类型,因非常少见,目前已不再采用。

(五) 脑性瘫痪的诊断

1. 有引起脑损伤的原因

具有母孕期、围生期或新生儿期的高危因素,这些因素是引起脑损伤的可能原因,这些原因引起的脑损伤是非进行性的,可与进行性疾病所致的运动障碍相

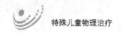

鉴别。

2. 发育神经学异常

此即运动发育落后或异常、肌张力异常、肌力异常、姿势异常、反射发育异常。

(1) 运动发育落后或异常:主要表现为粗大运动和精细运动两方面。

(2) 肌张力异常:表现为肌张力增高、肌张力降低、肌张力变化或不均衡,同时伴有肌力的改变。

(3) 姿势异常:脑瘫儿童的异常姿势主要表现为四肢和躯干的非对称性姿势,与肌张力异常、原始反射延迟消失有关。

(4) 反射异常:痉挛型脑瘫可表现为深反射的活跃或亢进,可引出踝阵挛及病理反射,但小年龄组患儿主要观察反射是否对称。反射异常主要表现为原始反射延迟消失,立直反射减弱或延迟出现。

3. 婴儿期内出现脑瘫的临床表现

婴儿期内出现脑瘫的临床表现,即一些特异与非特异性症状在 1 岁内就已出现,主要表现如下:

(1) 新生儿至 3 个月哺乳困难,哭声弱,自发运动少;

(2) 3~4 个月尚不能抬头,手握拳,拇指内收;

(3) 4~5 个月不追视,头不稳定,不主动抓物;

(4) 6 个月后姿势左右不对称,扶站时双下肢交叉尖足;

(5) 8 个月不能独坐;

(6) 表情淡漠,对人或物的反应不灵敏。如 4 个月后仍不笑、叫名无反应;

(7) 夜啼,睡眠不佳;

(8) 肌肉过度松软、动作徐缓,存在蛙状、倒 U 字形姿势等;或肌肉过度紧张,易惊,好打挺,哭闹时出现角弓反张。

4. 影像学、电生理学等辅助检查异常

脑瘫的诊断主要根据临床表现,辅助检查可提供一定依据,对鉴别诊断有重要价值。

(1) 头部 CT 或 MRI:其改变并非是脑瘫的特异表现,可出现顶额叶低密度区、皮质和皮质下萎缩、脑室扩大、脑室周围白质软化、小脑萎缩、积水胼胝体发育不全及脑穿通畸形等改变。

(2) 脑电图:据统计,70% 以上脑瘫患儿有脑电图的改变,可表现为广泛性慢波及快波异常,左右不对称及睡眠纺锤波缺失等。脑瘫合并癫痫者脑电图的异常率较高。

(3) 其他辅助检查:主要有脑干听觉诱发电位、肌电图、血液生物化学检查等。

5. 合并障碍

脑瘫儿童可能会合并有智力障碍、癫痫、感知觉障碍、交流障碍、行为异常及其他异常等。

6. 需除外的疾病

需排除进行性疾病所致的中枢性运动障碍及正常小儿暂时性运动发育迟缓。

二、运动障碍

由于脑瘫儿童脑损伤发生于未成熟、未分化的脑,所以形成的运动障碍也呈多样性。其运动障碍主要表现为神经肌肉控制障碍、肌肉运动功能障碍和骨骼系统功能障碍等方面。

(一)身体形态和机能障碍

脑瘫儿童的身高一般比正常儿童矮小,重症者更为明显,营养也差,常有呼吸障碍,并易患呼吸道感染,影响健康和体质,阻碍身心发育。同时还有咀嚼、吸吮、吞咽等方面的障碍。

(二)神经—肌肉控制障碍

从神经肌肉控制角度看,如果在运动控制中起主导作用的中枢神经系统不能起到调制作用,实施运动的肌肉组织就不能准确地做出运动应答。对存在神经—肌肉控制障碍的脑瘫儿童来说,产生合适的运动或调整正在进行的运动是很难做到的。

(三)肌肉运动功能障碍

脑瘫儿童的肌肉运动障碍表现为肌肉萎缩、肌肉挛缩、肌力减弱、异常的肌张力等。脑瘫儿童肌肉萎缩的原因一般是废用性肌萎缩和神经性肌萎缩,肌张力异常分为肌张力增强、肌张力减退和肌张力动摇。

(四)骨关节运动功能障碍

脑瘫儿童的骨关节运动功能障碍主要表现为骨关节畸形、关节退行性病变、异位骨化及关节运动功能障碍。骨关节畸形常见的如扁平足、马蹄足、足内翻及足外翻等。关节运动功能障碍如关节挛缩、关节强直及关节松弛等。

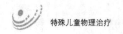

（五）粗大运动功能受限

脑瘫儿童丧失随意运动的控制能力，出现无功能意义的运动，异常的运动模式取代了正常的运动模式。运动发育明显滞后，如头控欠佳，不会翻身、爬行、坐、站和行走。即使能够行走的儿童，也往往呈现病理步态模式。

（六）精细运动功能障碍

脑瘫儿童基本的手操作技能丧失。上肢活动的准确性很差，不能完成更复杂的手技能，如用剪刀剪精细图样、写字；手眼协调困难，如丢球、抓球、捡起细小物品；无法负重下使用上肢，如爬行时手向不同方向抓取物品。

（七）其他方面障碍

在运动过程中也需要有感知觉等系统的参与，将收集到的信息及时传至中枢神经系统，以便及时调整姿势，及时做出运动的改变和修正。脑瘫儿童通常伴有感知觉功能障碍，如手眼的协调，图和背景、形状的恒定性，空间的位置，空间的关系，听知觉，运动知觉等方面的功能障碍。这些障碍进一步阻碍了患儿对动作的体验、对环境的感知和探索，另外脑瘫儿童通常还伴有平衡功能、协调功能、感觉统合等方面的障碍。

三、康复评定

康复评定是脑瘫儿童康复的重要环节，通过评定可以明确患儿的发育水平、障碍的程度、异常姿势与反射的状态及其产生原因和可能的发展趋势，并使之为设计合理的康复治疗方案、预测康复治疗效果提供依据。脑性瘫痪的康复评定主要有以下几个方面。

（一）身体状况的评定

身体状况的评定包括患儿的身体素质、精神状况、感知、认知等内容，通过评定制定合理、有针对性的康复治疗措施。

（二）发育水平的评定

发育水平的评定主要评定患儿的发育水平较正常同龄儿落后的程度。常用的量表有：Gesell 发育量表、Bayley 发育量表和 Peabody 运动发育量表等。

（三）姿势运动发育的评定

正常小儿姿势、运动发育过程是机体中枢神经系统逐渐发育成熟的表现。了解正常小儿姿势、运动发育过程，才能发现异常肌张力、异常运动模式等异常发育情况。脑瘫儿童可见各种姿势、运动的异常发育,例如,姿势紧张低下影响抗重力的矫正活动,这样的患儿在俯卧位的悬垂位上姿势紧张的低下表现更为明显,头部缺乏抗重力的伸展而依重力下垂,四肢同样下垂,呈现倒 U 字形态;部分脑瘫患儿由于腘绳肌等肌群的肌张力增高,在长坐位时膝关节呈现屈曲状态,代偿性地呈现骨盆后倾,坐位支点不在正常的坐骨结节而在骶尾骨,腰椎产生代偿后弯,呈现"圆背"。

（四）反射发育的评定

反射的发育是判断小儿神经系统和小儿正常运动发育的重要指标。根据神经系统成熟度而分为原始反射、矫正反射和平衡反应。在脑瘫儿童的发育过程中,常常伴有原始反射的残存、一些应该出现的生理反射（如矫正反应、平衡反射）不出现、病理反射阳性等现象。这些反射的异常不仅影响患儿的姿势运动发育过程,而且产生异常的运动和姿势。反射的检查是脑性瘫痪诊断上必要的神经检查之一。

（五）肌张力评定、肌力评定、关节活动度评定、平衡协调能力评定和步态评定

肌张力、肌力、关节活动度、平衡协调能力及步态评定是从机体受损方面,特别是骨骼和肌肉的解剖学特征改变状况进行评定。参见本书第二章。

（六）粗大运动功能评定量表（Gross Motor Function Measure,简称 GMFM）

GMFM 量表由 Russell 等编制,主要用于测量脑性瘫痪儿童的粗大运动功能随时间的推移或由于干预治疗而发生运动功能改变的情况。由于 GMFM 量表可以量化评定脑性瘫痪功能障碍和发育落后,具有客观、全面、可记录、可对比等优点,所以此量表是目前脑瘫儿童粗大运动评估中使用最广泛的量表。GMFM - 88 包括 88 个项目,分 5 个能区:A 区（卧位与翻身）、B 区（坐位）、C 区（爬与跪）、D 区（站立位）、E 区（行走与跑跳）。每项均采用 4 级评分法,其中 A 区总分为 51 分(17 项)、B 区总分为 60 分(20 项)、C 区总分为 42 分(14 项)、D 区总分为 39 分(13 项)、E 区总分为 72 分(24 项)。GMFM - 88 提供 4 种评分结果,包括:原始分,5 个能区的原始分;各能区百分比,能区原始分与各自总分相除,乘以 100%;总百分比,5 个能区原始分与各自总分相除,乘以 100%之和再除以 5;目标区分值,选定目标能区原始分与各自总分相除,乘以 100%之和再除以选定能区数。

（七）儿童残疾评定量表（Pediatric Evaluation of Disability Inventory,简称 PEDI）

用于评定运动障碍或伴有认知低下且基本能力低于 7.5 岁正常水平的患儿在年龄相关的自理、移动能力和社会参与等方面的功能受限或残疾情况,以功能性技

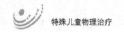

能、照顾者协助程度与环境修改程度三个角度来观察功能障碍。

（八）其他评定

其他评定还有言语语言障碍的评定、视觉障碍的评定、心理行为评定等。

四、物理治疗

脑瘫康复治疗中常用的物理治疗可以分为两大类：一类是以功能训练和手法治疗为主要手段，称为运动治疗或运动疗法；另一类是以各种物理因子（如电、光、声、磁、冷、热、水等）为主要手段，称为理疗。

（一）神经发育学疗法

神经发育学疗法又称神经生理学疗法，是一类脑组织病损后改善肢体运动功能障碍的治疗技术。它是依据神经系统正常生理功能及发育过程，运用诱导或抑制的方法，使患者逐步改善运动功能的训练方法。在脑性瘫痪的康复治疗中，常用的神经发育学疗法有 Bobath 技术、Rood 技术、Vojta 技术。

1. Bobath 技术

Bobath 法的疗效与患儿的首治年龄相关，年龄越小治疗效果越好。对痉挛型的治疗效果要优于不随意运动型。下面简单介绍几种不同类型脑瘫的训练方法。

（1）痉挛型脑瘫的训练方法。

第一种。患儿仰卧在圆滚上，身体与滚筒长轴平行，治疗师牢牢地将其下肢和骨盆固定住，将其身体向一侧（图以左侧为例）移动，利用患儿的体重将左侧躯干牵张。同时，利用左上肢的重力将胸大肌和上肢屈肌群牵张，使因痉挛而缩短的肌群得以放松，可以有效地破坏患儿全身性屈曲模式，促进正常的生长发育（图 4-1-1）。

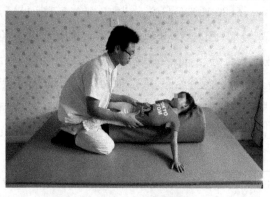

图 4-1-1 痉挛型脑瘫训练之一

　　第二种。患儿仰卧位,治疗师位于患儿下方,治疗师一手用前臂控制患儿双侧膝关节处,使患儿双下肢保持屈膝足背屈的姿势,另一手置于患儿臀部下方,让患儿抬臀做桥式上拱姿势,增加腰腹肌力量的同时,提高骨盆控制能力。操作时应注意患儿双手应合并放于腹部上方,避免双肩着地(图4-1-2)。

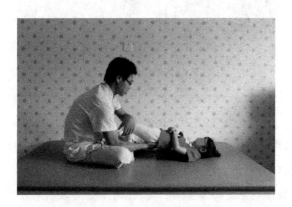

图4-1-2　痉挛型脑瘫训练之二

　　第三种。患儿俯卧于球上,治疗师跪坐在其后方,用双手掌控制住患儿的双下肢,使患儿两下肢外展并放于治疗师体侧,这样可以促通屈曲与伸展的统合,同时也可促通髋关节的伸展,将球向前滚动,患儿身体向前,两手在前方支持体重(图4-1-3)。

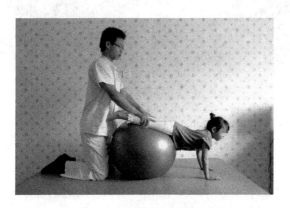

图4-1-3　痉挛型脑瘫训练之三

　　第四种。痉挛型双瘫患儿,因腘绳肌痉挛导致骨盆后倾、脊柱伸展不充分,可使患儿坐在三角垫上,治疗师位于患儿后方,双手控制双侧髋关节处,缓解腘绳肌痉挛的同时,促通脊柱伸展,防止骨盆后倾(图4-1-4)。

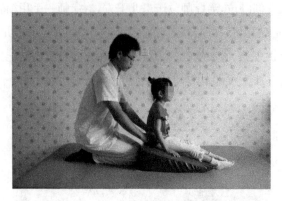

图 4-1-4　痉挛型脑瘫训练之四

第五种。治疗师与患儿呈一前一后的膝立位，根据患儿情况决定促通开始的部位。一般是从骨盆开始，治疗师扶持患儿两侧骨盆，使患儿体重确实负荷于一侧下肢上，然后使身体向非负荷体重侧回旋，其动作似将该侧下肢向后方牵拉，等待患儿向前方迈出这侧下肢(图 4-1-5)。

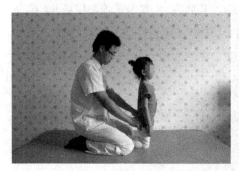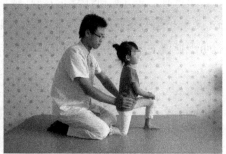

图 4-1-5　痉挛型脑瘫训练之五

(2) 不随意运动型脑瘫的训练方法。

第一种。治疗师使患儿的上半身成为对称姿势，患儿的两上肢于胸前交叉环抱，治疗师将控制的关键点放于患儿两肩部，向左右转动其头部，抑制颈部的过伸展，控制头部使之保持在正中位上。同时，治疗师用自己的身体保持着患儿下半身的屈曲、对称姿势(图 4-1-6)。

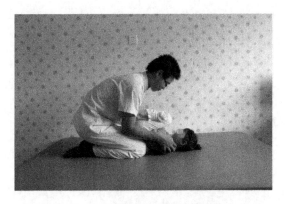

图 4-1-6 不随意运动型脑瘫训练之一

第二种。患儿坐在圆滚上,治疗师位于后方,用双足固定患儿双下肢,使患儿膝关节屈曲 90°,全足掌着地,双手握住患儿肩部,使双肩前屈,抑制头背屈,然后让患儿双手支撑在圆滚上,促使上肢支撑体重,用轻叩的方法,抑制肩部、肘关节、手指肌紧张,也可使患儿手掌向前伸并稍上举。从手掌向肩部给予压迫性叩击,防止头背屈,保持头正中位(图 4-1-7)。

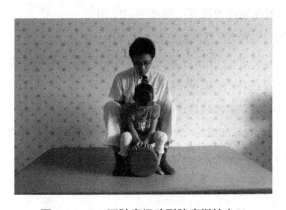

图 4-1-7 不随意运动型脑瘫训练之二

第三种。行走训练时,治疗师与患儿呈面对面姿势,治疗师用一只手握持患儿的两只手,使双上肢伸展,并将其向前方牵拉,使上半身稍前屈。另一只手向后方推压患儿的腹部,抑制躯干的过伸展。在这种状态下让患儿缓慢地向前迈步(图4-1-8)。

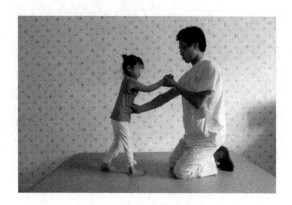

图 4-1-8 不随意运动型脑瘫训练之三

2. Rood 技术

多种感觉刺激技术是美国的物理治疗师和作业治疗师 Margdreet Rood 所创立的,故又被称为 Rood 技术,其方法的特点主要是按照个体发育顺序,选用有控制的感觉刺激,通过某些动作的作用引出有目的的反应。Rood 技术适用于治疗躯干和四肢的运动功能障碍,例如小儿脑瘫、成人的偏瘫等。

(1) Rood 技术在肌张力低下型脑瘫中的应用。

①在关键肌群或主动肌群的皮肤区域上进行快速、较强的刷擦刺激。②通过肢体的整体运动来促进肌肉无力部位的收缩。③敲打骨端、快速冰敷和震动。④固定肢体远端,在肢体的近端施加压力和阻力。

(2) Rood 技术在痉挛型脑瘫中的应用。

①缓慢持续地牵拉降低肌张力。②轻刷擦来诱发相关肌肉的反应以抵抗肌肉的痉挛状态。③利用肌肉的非抗阻性重复收缩缓解肌肉痉挛。④挤压。将患儿放于负荷体重的体位上,通过负重的挤压来刺激本体感受器,促进姿势的稳定。

3. Vojta 技术

Vojta 运动发育治疗方法,简称 Vojta 法,是由德国学者 Vaclav Vojta 在长期临床实践中创立的,是治疗脑性瘫痪的理学疗法之一。Vojta 法利用人类系统发生中最原始、最基本的两种全身移动形式——反射性翻身和反射性腹爬。此法是通过对脑瘫儿童身体一定部位的压迫刺激,诱导产生全身性的、协调化的反射性移动运动,促进与改善患儿的运动机能,因而又称为诱导疗法。实践证明,通过运用 Vojta 疗法,对脑瘫儿童进行协调的复合的前进运动整合训练,可以有效地抑制其异常反射和异常姿势,建立正常的运动模式,取得很好的治疗效果。Vojta 疗法可在康复机构由治疗师进行专业训练，也可培训家长家庭治疗。

（二）上田法

上田法是由日本爱知县立身心障碍儿童疗育中心第二青岛学园园长、小儿整形外科医生上田正创立的一种治疗小儿脑性瘫痪的手法，由 5 种基本手技和 4 种辅助手技组成。该法是采用抑制异常的相反性兴奋通路的手技，活化相反性抑制网络，达到降低脑瘫儿童肌张力、缓解肌痉挛的目的。长期临床实践证明，此法对重度痉挛型脑瘫儿童，可降低肌张力，缓解挛缩，效果特别明显。

（三）关节活动度训练

关节活动范围是指关节活动时所通过的运动弧。由于各种原因导致关节周围纤维组织挛缩与粘连，可使关节活动范围障碍，影响肢体功能。关节活动度训练的目的是运用多种康复训练方法扩大或维持关节活动范围，提高肢体运动能力，改善功能，常分为被动关节活动度训练、主动—辅助关节活动度训练和主动关节活动度训练。关节活动度训练常用辅助器具有髋、膝、踝关节被动训练器，手指活动训练器，体操棍，头顶滑轮系统，滑板和悬吊装置。

脑瘫患儿的被动关节活动度训练：患儿完全不用力，全靠外力来完成被动关节活动。外力主要来源有康复治疗师、患儿健侧和各种康复辅助训练器械。被动训练的目的主要是牵伸粘连和挛缩的肌肉和韧带，恢复或维持关节活动范围。如痉挛型双瘫患儿双下肢内收肌肌张力高的被动关节活动度训练：患儿仰卧位，治疗师用右腿控制患儿左侧下肢，使其外展、外旋，治疗师一手控制患儿右腿股骨远端，另一手控制患儿右踝处，使患儿膝伸直，做缓慢、有节奏的外展牵伸运动，要尽量在无疼痛范围活动，不应引起肌肉的持续疼痛，关节活动范围应逐渐增加。

脑瘫患儿主动—辅助关节活动度训练：患儿在外力的辅助下，主动收缩肌肉来改善关节活动范围。助力可由治疗师、患儿健肢、重力、器械或水的浮力等提供。由治疗师或患儿健肢通过徒手或棍棒、滑板、绳索和滑轮等装置帮助患肢主动运动，兼有主动运动和被动运动的特点。

脑瘫患儿主动关节活动度训练：主动运动能促进血液循环，具有缓慢的牵拉作用，可以松解粘连、轻度挛缩组织，有利于保持和增加关节活动范围。由于患儿缺乏主观能动性，重度粘连和挛缩时，治疗效果不明显。

（四）肌力训练

脑瘫导致患儿的肌力减弱、肌肉功能障碍并由此影响肢体运动功能。肌力训

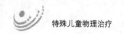

练的目的是运用各种康复训练的方法逐步增强肌肉力量和肌肉耐力,改善肢体运动功能;同时肌力训练具有预防脑瘫继发的骨关节疾病及废用性肌肉萎缩、促进肌肉功能恢复的作用。肌力训练时须有足够阻力并渐进增加,在儿童的训练阻力上则尚无一致结论。

脑瘫患儿头部前屈训练:肌力 0 级,行电刺激和本体感觉刺激,拍打、叩击等;肌力<3 级,患儿仰卧于球上将接近直立位,治疗师双手辅助托起患儿头部完成小角度等张收缩,前方可有家长拿玩具逗引其兴趣,不要求太多次数;肌力≥3级,患儿仰卧于球上或楔形垫上,有一定的倾斜角(视患儿肌力调整,角度以患儿能完成抬起头作为一个标准),进行抗阻等张训练,逐渐增加个数,过渡到等长抗阻训练。

脑瘫患儿核心肌群训练:训练腹肌、腰背肌、臀大肌等。如腹肌训练:肌力<3 级,患儿仰卧于治疗师双腿上,治疗师屈膝,辅助患儿做拉起的小角度至坐位的等张训练;肌力≥3 级,患儿仰卧于大球上,治疗师稳住球,并用双肘固定其股骨,双手扶其腰部,球向治疗师轻微移动,使患儿做小角度抗阻至坐位的等张训练,逐渐增加个数,过渡到等长训练,再增加角度使球向治疗师方向移动,逐渐增加难度。

(五)平衡、协调训练

人体平衡比自然界物体的平衡复杂得多,平衡在临床上是指身体所处的一种姿势状态,并能在运动或受到外力作用时自动调整并维持姿势的一种能力。游泳训练、外力干扰训练、视觉压力中心回馈训练等可有效改善脑瘫患儿平衡。协调是指人体产生平滑、准确、有控制的运动的能力。所完成运动的质量应包括按照一定的方向和节奏,采用适当的力量和速度,达到准确的目标等几个方面。

脑瘫患儿可以进行如下平衡协调的训练。如球上卧位平衡训练:患儿仰卧或者俯卧于球上,治疗师固定患儿并控制球,使球前、后、左、右各个方向移动,刺激患儿产生自我保护伸展反射。治疗师动作要缓慢,等待患儿作出反应。

平衡板上训练:患儿双脚分开站在平衡板上,治疗师扶住患儿两侧髋部,使身体重心在双脚之间移动,动作缓慢、轻柔。

滚筒上训练:患儿双手前伸,俯卧在滚筒上,治疗师缓慢移动滚筒,使患儿随滚筒运动,当患儿手掌能触及地面垫子时即可。

举扔球训练:患儿双下肢适当分开站稳,双手将球上举、扔向地面,待球反弹时接住。

（六）理疗

理疗在脑瘫儿童康复中的应用非常广泛，但与成人康复有很多不同。在脑瘫儿童康复中比较常用的有低中频电疗、肌电生物反馈、磁疗、蜡疗、水疗等。

1. 低频电疗法

分别刺激痉挛型脑瘫患儿痉挛肌的肌腱和拮抗肌肌腹，使两者交替收缩，通过交互抑制使痉挛肌松弛，并提高拮抗肌的肌力。用此方法降低肌张力效果显著。治疗时根据脑瘫患儿不同部位的肌肉痉挛选取相对应的肌肉进行电刺激。

2. 生物反馈疗法

在脑瘫儿童的康复治疗中，应用最为广泛的是肌电生物反馈。此疗法是将神经肌肉电刺激与生物反馈技术相结合，通过反馈仪将肌电信号叠加输出，转换成脑瘫儿童能直接接受的反馈信息（如颜色、数字、声响等），患儿根据反馈信息对骨骼肌进行放松训练或对瘫痪肌群进行运动功能训练，提高自我控制自身运动功能。临床应用中常通过对脑瘫儿童痉挛肌肉的负反馈和相应拮抗肌的正反馈刺激来达到降低其肌张力的作用，例如腓肠肌痉挛选择腓肠肌的负反馈刺激和胫骨前肌的正反馈刺激；针对脑瘫患儿肌力低下可选择相应肌肉进行正反馈刺激，以达到增加肌力的作用，如股四头肌、竖脊肌等；针对脑瘫患儿姿势异常或协调性差可进行评估后，选择相应多组肌肉进行相应模式的联合刺激以达到治疗效果。概括来讲，肌电生物反馈的作用是增强脑瘫患儿的肌力、降低肌张力（直接作用、间接作用）、增加肌肉的协调性、加强感觉反馈等。同时，在治疗过程中，通过可感知信号的输入和视听觉信号的输出，有利于脑瘫患儿认知功能的提高，同时可充分调动患儿主动参与积极性。

3. 仿生物电刺激法

多用于脑瘫患儿的辅助治疗。应用仿生物电刺激脑瘫患儿的小脑顶核，对其脑部进行电刺激治疗，扩张大脑血管，改善脑微循环，使脑损伤减轻。

4. 生物电子激导平衡疗法

此疗法主要针对肌张力异常（增高或降低）、感觉异常、姿势协调障碍、流涎、吞咽困难等脑瘫患儿。根据脑瘫患儿的临床表现选取相应的主穴和辅穴，治疗强度以患儿适宜为度，避免异常姿势的诱发。治疗过程中注意观察患儿情况，治疗参数可进行相应的调整，25 min/次，一天一次，20～30 次为一疗程。

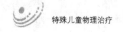

5. 经颅磁刺激疗法

多用于脑瘫患儿的辅助治疗。通过特定规律交变磁场对脑瘫患儿的颅脑深部进行刺激,作用于脑细胞和脑血管,使脑血管扩张并促进血液循环和侧支循环建立,改变病灶区;同时可干扰和抑制异常脑电、脑磁的发生和传播。

6. 蜡疗

此疗法多适用于肌张力增高的脑瘫患儿。利用蜡疗的温热作用,可以有效减轻脑瘫患儿疼痛和痉挛。使用过程中注意准确掌握蜡温,儿童温度应低于成人,防止蜡"夹心"烫伤;皮肤皲裂者,凡士林纱布包裹,及时了解局部反应,每次浸蜡不超过第一层边缘,避免烫伤。为增加其治疗效果,蜡疗治疗结束后,治疗师或家长可予脑瘫患儿以相应治疗部位的牵伸训练。20 min/次,一天一次,20～30 次为一疗程。目前脑瘫治疗中比较常用的是蜡饼法。

7. 蒸汽疗法

此疗法多用于肌张力增高的脑瘫患儿。此疗法可以软化、松解脑瘫患儿挛缩的肌腱;降低其末梢神经的兴奋性,降低肌张力;并可根据病情选择不同的药物配方进行治疗。治疗时要调整好蒸汽的温度,以适宜为度,以免过热引起烫伤;治疗中应随时观察询问患儿反应,如有心慌、头晕、恶心等不适者,应立即停止蒸疗,给予静卧等对症处理。30 min/次,一天一次,10～15 次为一疗程。常用的主要有局部熏蒸法、全身蒸汽浴。

8. 水疗法

此疗法适用于各类型的脑瘫患儿以及具有早产、缺血缺氧性脑病、窒息、黄疸等脑损伤高危因素的患儿。通过水中的温度刺激、机械刺激和化学刺激,结合水中的运动训练,来缓解肌痉挛,改善循环,增加关节活动度,增强肌力,改善协调性,提高平衡能力,纠正步态等。治疗过程中还可增加脑瘫患儿对训练的兴趣,使其树立自信心、改善情绪,对其智力、语言、个性的发展均有益处。水疗要注意安全问题,脑性瘫痪患儿多伴有智力障碍,自我保护能力差,所以训练时一定要注意保护;掌握好训练时间和运动量,发现患儿疲劳时,及时终止训练。

(七) 感觉统合训练

感觉统合是大脑将从身体各种感觉器官传来的感觉信息,进行多次组织分析、综合处理,作出正确决策,使整个机体和谐有效地运作。感觉统合是儿童发育的最重要的基础,对其身心发展起着不可替代的作用。婴幼儿期是感觉统合发展的最重要时期。

感觉统合训练则是指将感觉器官的感觉信息组合起来,经过脑的统合作用,对身体内外知觉作出反应。脑瘫儿童的中枢神经系统存在不同程度的损伤,不只有肌力、肌张力、姿势控制的异常,同时对各种感觉信息的统合能力也出现异常,主要表现为身体协调平衡功能障碍、空间形态视感觉异常、触觉防御敏感、重力感觉与本体感觉失常。脑瘫儿童的感觉统合训练应与运动训练相结合,具体训练方法如下:

(1)大滑梯游戏:脑瘫儿童俯卧在小滑板上,治疗师按住脑瘫儿童的髋关节从大滑梯滑下来,既刺激了脑瘫儿童的前庭平衡感觉,又锻炼了脑瘫儿童头颈部肌肉的力量,有利于增强腰背肌的力量,也促进了髋关节的伸展。

(2)仰卧大笼球:让脑瘫儿童仰卧在大笼球上,由治疗师控制其下肢近端,做前后、左右滚动,既刺激脑瘫儿童的固有感觉和本体感觉,协助脑瘫儿童控制自己身体的平衡,又可强化颈部张力;同时鼓励脑瘫儿童从仰卧位坐起,增强腰腹肌力量。

(3)羊角球:脑瘫儿童骑坐在羊角球上,双手紧握把手,身体屈曲,原地或向前跳动,既可调整固有平衡感觉、前庭平衡感觉,强化触觉神经,又可以缓解内收肌的紧张;跳动时,治疗师可以在旁绕圈,让脑瘫儿童做视觉追踪或丢球给他看,训练其眼球控制能力。

(4)网缆上插棍:脑瘫儿童俯卧于网缆上,前后晃动,强化前庭刺激及全身肌肉的伸展;同时,在网缆前下方地面上放一套插棍,插棍与插槽分离,让脑瘫儿童把对应的插棍插入插槽,可强化视敏度又能训练脑瘫儿童手部精细功能及手眼协调能力。

(5)滑板爬行:脑瘫儿童俯卧于滑板上,头颈抬高,挺胸,身躯紧靠滑板,双下肢并拢抬起,双手着地,向前或向后爬行,双上肢屈伸动作会抑制原始反射,促进双侧统合,强化前庭—固有感觉统合,增强颈背部及双上肢肌力。

(6)蹦床游戏:能够强化前庭刺激,建立平衡感,矫正重力不安全感和运动计划能力不足,发展下肢力量,促进上下肢协调,锻炼跳跃能力,有助于情绪稳定。

(八)引导式教育与情景式训练

引导式教育由匈牙利学者 András Petö 教授创建,主要用于脑瘫和认知功能障碍患儿的教育训练,通过引导和激发患儿兴趣,同步进行功能训练和学习教育,

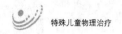

实现脑瘫儿童主动、全面康复,提高认知功能。训练中脑瘫儿童可按不同年龄、障碍类型和程度进行分组,开展全面引导式教育或将其理念结合到其他训练方法中。引导式教育适合于不同年龄的脑瘫儿童,尤其对 3 岁以上、智力较好的脑瘫儿童效果更为显著。

情景式训练是集教育、康复于一体的训练方式,包括动作训练、认知训练、感统训练,并模拟日常生活环境,能够充分激发脑瘫儿童兴趣,吸引脑瘫儿童进行长时间训练,如滑滑梯、跳羊角球、利用滑板"乌龟爬行"等,还可以让不随意运动型脑瘫儿童通过抱球走直线的游戏缓解症状。而情景式训练中的教育也是很重要的环节,将脑瘫儿童的训练与教育相结合,帮助其克服躯体和社会心理适应上的困难,在减轻障碍的同时,充分挖掘出其各种潜能,促进身心的正常发育,以提高生活质量。如通过告诉脑瘫儿童花是红色的、小草是绿色的、香蕉是黄色的等,将颜色与实物结合,以利于脑瘫儿童识别颜色。在进行大小、形状等的识别教育时,也可运用此方法,让脑瘫儿童快乐轻松地学习、训练。

（九）马术治疗

马术治疗通过灵活地运用马的各种运动,促进孩子的对称性、头部和躯干的控制、坐位平衡等能力的发育,提高运动性、肌肉的协调性,也就是手和眼的控制能力,改善肌张力,维持关节活动度和步行模式。

例如:①躺在马背上,促进头部和躯干控制能力发育,松弛四肢的紧张状态;②骑跨在马背上,小腿及膝部贴附于马背的两侧,使髋关节屈曲、外展、外旋、膝、踝关节屈曲,大腿肌肉得以充分牵拉,从而减少痉挛,提高关节灵活性和关节活动度,预防关节挛缩,对多数大腿内收肌痉挛的患儿有明显的效果;③骑在马背上面向后方,两手平放在马背尾部,使手可以支撑体重;④仰卧躺在马背上,使脊柱和肩胛带活动起来。

同时在心理方面,脑瘫儿童在与马的游戏、娱乐、运动的互动交流中可以体会到幸福和快乐,可帮助脑瘫患儿建立起自尊、自信、自律、自强的概念,提高生活自理和社会适应能力,增加生活的乐趣。

（十）辅助器具与矫形器

在脑瘫儿童的康复治疗过程中,除了应用物理治疗、作业治疗等疗法外,选择应用适当的辅助器具和矫形器,对于提高和保持治疗效果,矫正异常姿势,提高患儿的日常生活活动能力也能起到重要作用。

1. 辅助器

辅助器具在脑瘫儿童治疗中用途广泛,不仅能改善、代偿患儿的一部分功能,还有促进其运动功能发育,提高日常生活活动能力的作用。如脑瘫儿童手部运动功能障碍,进食用的勺柄需要加粗,碗底需要加上吸盘,书写的笔杆也需要加粗或使用握笔器等辅助器具;脑瘫儿童运动功能训练时需要借助坐姿矫正椅、站立架、直立床、拐杖、助行器、轮椅、弹力绷带、分指板、夹板等辅助器具;脑瘫儿童言语障碍者需要语训器、沟通板等;脑瘫儿童智力障碍者需要智力开发的物品和教材等。

2. 矫形器

矫形器(Orthosis)是作用于人体四肢和躯干等部位,通过生物力学原理的作用以预防、矫正畸形,治疗和补偿其功能的器械。应用于脑瘫儿童,其主要作用为:预防和矫正畸形;增加关节稳定性;辅助与促进治疗;抑制肌肉痉挛与不随意运动,促进正常运动发育;支持体重;代偿丧失的功能,改善整体活动能力。矫形器种类繁多,脑瘫儿童常用的矫形器有足矫形器(FO)、动态与静态的踝足矫形器(AFO),膝踝足矫形器(KAFO),髋膝踝足矫形器(HKAFO),髋内收、外展控制矫形器,指矫形器,腕手矫形器,肩矫形器,软性颈托与软性腰围,脊柱侧弯矫形器等。

脑瘫儿童临床表现各不相同,制定合适的矫形器需要由康复医生、护士、治疗师、矫形器师与脑瘫儿童及其家长密切配合,针对治疗目的制定矫形器处方。下面以脑瘫儿童踝关节为例,来说明矫形器在治疗过程中所起到的作用。

对于小腿三头肌轻度痉挛合并轻度可逆性马蹄内翻、平足或马蹄外翻足的脑瘫儿童,适合选用足底全接触的矫形足垫或足矫形器(FO)。马蹄内翻时矫正足跟的内翻畸形和前足的内收畸形,轻度马蹄外翻时矫正足跟外翻和足弓下陷。

对于小腿三头肌中度痉挛的脑瘫儿童,在步行的摆动期、支撑期都会出现明显的痉挛型马蹄畸形,可选用硬踝塑料 AFO 或抗地面反作用力 AFO。研究证明静态背伸位踝足矫形器能缓解小腿三头肌痉挛,控制膝关节过伸。

对于跟骨外翻或内翻比较严重的脑瘫儿童,可以选用踝上动态踝足矫形器(AFO)。这种矫形器既保留了踝关节的跖屈、背伸活动,又有利于患儿的神经肌肉运动系统的发育,并能减少限制关节运动带来的有害作用。此外,这类矫形器对共济失调或运动失调脑瘫儿更有意义。

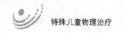

（十一）姿势管理

脑瘫儿童是小儿的特殊群体，同样处于不断生长发育时期，对其姿势管理非常重要。通过有效的姿势管理，可以有助于控制脑瘫儿童的异常姿势，改善其运动障碍，减少并发损害的发生，使其最大限度地获得生活、学习和社会交往能力。姿势管理包括睡眠体位、抱位体位、坐位体位、膝立位体位、站位体位、行走体位。

睡眠体位：痉挛型脑瘫儿童最佳睡眠体位是侧卧位，有利于痉挛肌肉张力得到改善；痉挛型屈曲严重的脑瘫儿童，取俯卧位睡眠；不随意运动型脑瘫儿童采用吊床或大浴巾做成吊带，有利于姿势对称，抑制过伸展模式。

抱位体位：重度角弓反张的脑瘫儿童，先令其侧靠于治疗师的前胸，头靠于治疗师一侧上臂，治疗师该侧手控制其同侧肩关节和上臂，另一手臂分开其双下肢，肘部置于其腘窝处，手压制其前胸，使脑瘫儿童头、肩、髋关节和膝关节屈曲；痉挛型脑瘫儿童采用"面对面"牵拉内收肌双下肢分开法，将其放在胸前，使其双臂围住治疗师的颈部或伸向背部，治疗师一手托住其臀部，另一手扶住其肩背部，将脑瘫儿童竖直抱在怀里，将其两腿分开，分别搁置在治疗师的两侧髋部或一侧髋部的前后侧，以达到牵张双下肢内收肌的目的；不随意运动型脑瘫儿童，在抱起前，首先让患儿呈"抱球"姿势，使其双腿靠拢，髋、膝关节屈曲，两手前伸抱住双膝，头前屈，然后将其抱在胸前，或抱在身体一侧，注意抑制脑瘫儿童肢体的不自主运动，保持其四肢躯干居中对称及姿势和体位的稳定性。

坐位体位：痉挛型脑瘫儿童采用伸腿坐姿，不随意运动型脑瘫儿童采用坐姿矫正椅。

站位体位：脑瘫儿童靠墙站等方式可纠正下肢异常对线等，注意足跟要充分接触地面。

（十二）中国传统疗法

1. 祖国传统医学对脑瘫的认识

小儿脑瘫在祖国医学上属于"五迟"、"五软"、"五硬"的范畴，属于儿科难治之症。"五迟"是指立迟、行迟、齿迟、语迟、发迟。"五软"是指头项软、口软、手软、足软、肌肉软。"五硬"是指头项硬、口硬、手足硬、腰硬、肌肉硬。

祖国传统医学认为，脑瘫多因先天禀赋不足，肝肾亏损，精血不足，筋骨肌肉失养；或平素乳食不足，濡养失调或久病、大病后失调，以致脾胃亏损，气血虚弱，筋骨肌肉失于滋养；或因风痰留阻络道，气滞血瘀，筋脉失利而致。

2. 脑瘫的推拿治疗方法

推拿疗法可改善脑瘫患儿的局部血液循环及淋巴循环,扩张毛细血管,改善肌肉的营养代谢,缓解肌痉挛,增强肌张力,增加关节活动范围和功能,矫正畸形。在发热、空腹、过饱、大运动量后均不适宜推拿。施术者要辨证施治,补泻分明,手法刺激量要轻重适宜,以小儿易于接受为度。推拿的时间每次 20～30 分钟为宜,根据病情每天可以做1～2 次。

(1)痉挛型脑瘫。①治疗原则:疏通经络,行气活血,缓解痉挛。②操作手法:头部,一指禅推法、按揉、梳法;上肢部,按揉、拿捏、摇法;腰背骶部及下肢后侧部,按揉、推法;下肢前、内外侧部,按揉、拿捏、摇法。

(2)不随意运动型脑瘫。①治疗原则:舒筋通络,行气活血,抑制不随意运动。②操作手法:头部,按揉、一指禅推法、梳或叩法;上肢部,推揉、拿捏、滚法、摇、搓或拍、叩法;颈、胸、腰背骶部及下肢后侧部,按揉、滚、拍打、叩击、擦法;下肢前、内外侧部,按揉、滚、摇或拍打、擦法。

3. 脑瘫的针灸治疗方法

针灸疗法具有调和阴阳、醒脑开窍、疏经通络、运行气血等作用,可改善或恢复脑瘫患儿的肢体肌力和关节功能,并能提高智力,改善言语、听力等功能。

第一,体针法。

治法:补益肝肾,健脾和胃,化瘀通络。以督脉穴、夹脊穴及足少阳、足阳明经穴为主。

主穴:大椎、夹脊、合谷、足三里、悬钟。

配穴:肝肾不足,配肝俞、肾俞、三阴交;脾胃虚弱,配脾俞、中脘;痰淤阻络,配丰隆、膈俞、血海;上肢瘫,配曲池、手三里、外关;下肢瘫,配环跳、委中、阳陵泉;颈软,配天柱;腰部瘫软,配腰阳关;语言障碍,配通里、廉泉、金津、玉液。

操作:主穴用毫针补法或平补平泻法,配穴按虚补实泻法操作。每日1次,每次留针 30 分钟或用速刺法,不留针。10 次为1疗程。

第二,头针法。

(1)国际头针标准线法。选额中线、顶颞前斜线、顶中线、顶旁1线、顶旁2线、颞后线、枕下旁线。

(2)靳三针疗法。

主穴:四神针、智三针、颞三针、脑三针。

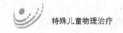

配穴:语言障碍,加舌三针;运动障碍,加手三针、足三针。

(3)焦氏头针。

主穴:运动区、足运感区、平衡区、运用区。

配穴:脾胃虚弱,配舞蹈震颤区;语言障碍,配言语 2 区、言语 3 区;听觉障碍,配晕听区;感觉障碍,配感觉区。

操作:根据脑瘫患儿情况选取以上一种方案,或几种方案交替,每次选 2～3 穴,毫针平刺,留针 1 小时,中间行针 1～2 次,每天 1 次,10 次为 1 疗程。

第三,耳针法。

选心、肝、肾、脾、枕、皮质下、交感、神门,上肢瘫加肩、肘、腕,下肢瘫加髋、膝、踝。每次选 4～6 穴,毫针刺,中等强度刺激,每次留针 20～30 分钟;或用王不留行籽贴压,每日按压刺激 2～3 次,每 3～5 日更换 1 次。

第四,穴位注射。

取风池、大椎、肾俞、环跳、曲池、手三里、外关、足三里、阳陵泉、承山、悬钟。每次选 2～4 穴,用维生素 B_1、B_{12} 注射液,神经节苷脂及辅酶 A 等,每次每穴注入 0.5～1 mL,隔日 1 次,10 次为 1 疗程。

第二节　颅脑损伤

一、概述

(一)概念

颅脑损伤是一种常见的多发之病,其发病率仅次于四肢创伤,占全身各部位创伤的 9%～21%。对于儿童来说,颅脑损伤(TBI)是致其死亡和伤后致残的重要原因。

(二)病理变化

1. 血流动力学变化

颅脑损伤 24 小时内脑组织血流灌注量降低,脑组织缺血缺氧,尤其是病灶区局部缺血,继而出现全脑缺血、血压降低、颅压增高,一般伤后 2～3 天可引发缺血再灌注脑损伤。

2. 脑水肿

多发生于脑挫裂伤患儿,一般发生在颅脑损伤的 24～36 小时内的急性期,早期为血管源性脑水肿,以后为细胞毒性水肿。伤后 3～7 天出现外伤性脑水肿,3～4 天达高峰,可形成颅内压增高或脑疝。脑水肿是脑外伤致死致残的主要原因。

(三) 颅脑损伤的分类

颅脑损伤分三类:头皮损伤、颅骨损伤和脑损伤。

1. 头皮损伤

头皮损伤包括头皮血肿(分为皮下血肿、帽状腱膜下血肿、骨膜下血肿)、头皮裂伤、头皮撕脱伤。

2. 颅骨损伤

颅骨损伤包括开放性骨折和闭合性骨折。

3. 脑损伤

脑损伤包括原发性脑损伤和继发性脑损伤。前者又分为开放性脑损伤和闭合性脑损伤(包括脑震荡、弥漫性轴索损伤、脑挫裂伤、原发性脑干损伤)。后者又分为外伤性急性脑水肿、外伤性脑水肿、颅内血肿(硬膜外血肿、硬膜下血肿、脑内血肿、脑室内出血与血肿)。

(四) 病因与发病机制

机动车交通事故与意外跌落伤是导致儿童颅脑损伤住院的最为重要的两个原因,难产和手术产时引起的婴儿颅脑损伤也偶有所见。小于 1 岁的婴儿绝大部分颅脑损伤住院是由于意外跌落伤,其中将近一半是从床、楼梯、椅子或其他家具上跌落所致。

小儿颅脑损伤类型,以闭合性颅脑损伤多见。

颅脑损伤产生的机制目前有以下几种学说。

1. 机械负荷机制

机械负荷机制能导致脑部发生机械形变的作用力称为机械负荷,静态负荷所致脑损伤较为少见,动态负荷较为常见,惯性负荷即由头部运动方式改变而导致头部受力,是创伤性颅脑损伤的主要原因。

2. 生物力学机制

生物力学机制主要包括接触负荷与惯性负荷的生物物理学机制。儿童对冲伤发生率低于成人;小儿颅脑损伤后硬脑膜下血肿较硬脑膜外血肿多见。

3. 局部脑损伤和弥漫性脑损伤

局部脑损伤和弥漫性脑损伤。脑组织的局部损伤程度以受力点为中心,呈向

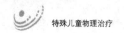

心性分布,中心点即受力部位,该处脑组织结构直接被破坏,而中心点周围的脑组织,主要表现为功能障碍而无结构性损伤。再向外则为脑组织原发性损伤,但通常有不同程度的继发性损伤,如缺血和水肿,继而导致功能障碍。

二、运动障碍

(一)临床表现

小儿颅脑损伤在伤后初期,特别是重型颅脑损伤病人,伤后原发性脑损伤较重,急性创伤后原发性昏迷较突出,与实际损伤程度不一致。创伤初期,患儿脑功能障碍也较明显,原发性脑损伤重,生命体征变化快,反应较重,多表现有体温增高、脉搏增快及频繁呕吐或惊厥、抽搐等,患儿头颅遭受不同类型和程度的损伤后易因失血在短时间内发生血容量减少及贫血现象,严重者则出现休克,病情常急剧变化。婴幼儿更易出现面色苍白、躁动不安、呼吸急促、心率加快及脉搏细速,病情常急剧恶化;颅内血肿特别是硬膜外血肿发生机会比成人少。小儿颅脑损伤常形成凹陷骨折。小儿颅脑损伤后发生急性弥散性脑水肿的可能性大。颅脑损伤可致痉挛、偏瘫、共济失调等运动障碍。

(二)诊断

根据创伤病史和体格检查,以及头颅 CT 或 MRI,诊断一般不会有困难,但需注意的是,有时早期影像学检查不一定存在明确病灶,临床医师一定要根据临床表现及客观体格检查结果来判断病情并做出诊断。在影像学上,颅脑损伤可以表现为颅骨骨折、蛛网膜下腔出血、颅内血肿、硬膜外出血、硬膜下出血、弥漫性脑部水肿、弥漫性轴索损伤等。

三、康复评定

颅脑损伤的康复主要针对脑损伤所引起的各种功能障碍,包括意识、行为、言语、运动、感觉等方面的功能障碍。康复治疗的目的是使受损的功能障碍最大程度地降低,残余的功能最大程度地提高及代偿,尽可能防止继发性功能障碍的产生。在康复治疗之前,首先要对各种功能障碍进行科学的评定。康复评定,不仅能了解患儿功能障碍的存在及其程度、判断其预后,而且能以此为依据制订出合理的康复方案,并且确定康复治疗的疗效。

(一)颅脑损伤严重程度的评定

格拉斯哥昏迷量表(Glasgow Coma Scale,简称 GCS)是脑外伤评定中最常用的一种评定量表。GCS 能简单、客观、定量评定昏迷及其深度,而且对预后也有估测意义。GCS 最高计分 15 分为正常,最低计分为 3 分;8 分及以下属昏迷,9 分及以上不属昏迷;得分越低,昏迷越深,伤情越重。下述两种情况不计入评分:①脑外伤入院后 6 小时之内死亡;②颅脑火器伤。

（二）认知功能障碍的评定

认知功能障碍导致脑外伤患儿生活与社会适应的障碍。认知障碍不仅在脑外伤患儿中相当常见,而且往往影响到其他功能障碍的康复治疗效果。认知障碍的评定主要涉及记忆、注意、思维及成套测验等。

（三）行为障碍的评定

颅脑损伤患儿一些典型的行为障碍包括:①发作性失控;②额叶攻击行为;③负性行为障碍。

（四）言语障碍的评定

颅脑损伤患儿言语障碍的特点如下:①言语错乱;②构音障碍;③命名障碍;④失语。

（五）运动障碍的评定

颅脑损伤可致痉挛、偏瘫、共济失调等运动障碍。它们的评定与脑卒中或脑性瘫痪所致的运动障碍评定相似。

（六）情绪障碍的评定

对于颅脑损伤患儿的焦虑,可用汉密尔顿焦虑量表(HAMA)进行评定。对于抑郁,则可用汉密尔顿抑郁量表(HAMD)进行评定。

（七）日常生活活动（ADL）能力的评定

颅脑损伤患儿由于运动、认知等功能障碍的存在,经常导致 ADL 能力的下降。评定基本 ADL,可用 Barthel 指数(BI)或改良 Barthe 指数(MBI)。

四、康复治疗

颅脑损伤的康复目标是使患儿的感觉运动功能、生活自理功能、认知功能、言语交流功能和社会生活功能恢复到可能达到的最大限度,促进其回归家庭,回归社会,从而提高患儿的生活质量。颅脑损伤的康复原则是早期介入、全面康复、循序渐进、个体化治疗、持之以恒。颅脑损伤患儿的康复治疗可以分为以下三个阶段。

（一）急性期康复

动态监测脑外伤者的生命体征:即保持呼吸、心率、血压的稳定。特别是颅

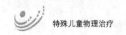

内压持续 24 小时稳定在 2.7 kPa 以内即可进行康复治疗。此期的康复治疗目标是防治各种并发症,保护脑组织,防止进一步损伤。

1. 早期康复处理

早期康复处理的具体康复措施包括床上肢位摆放;定时翻身与拍背,并指导体位排痰引流;各关节被动活动;牵拉易于缩短的肌群与软组织,必要时应用矫形器固定关节于功能位;尽早开始床上活动和坐位、站位的练习。这些康复措施有助于预防肢体关节挛缩、压疮、肺部感染、静脉血栓等并发症的发生,也有助于促进功能障碍的恢复。

2. 冬眠降温治疗

冬眠降温治疗的常用设备有医用冰毯、医用降温床及低温室、药物等。

3. 高压氧治疗

将患儿置入氧舱内,稳压吸纯氧约 60 分钟。1 次/天,10 天为 1 个疗程,一般 1～3 个疗程,每个疗程间休息 3～5 天。

（二）意识障碍期

1. 综合促醒治疗

①亲情呼唤疗法;②音乐疗法;③视觉刺激;④肢体运动觉和皮肤感觉刺激。上述治疗每日 2 次,每次 1 小时。

2. 低频电刺激疗法

（1）促醒治疗:电极两侧风池穴并置,脉冲频率 80～100 Hz,电流强度以出现轻微的可见肌肉收缩为宜。每次治疗 20～30 分钟,1～2 次/天,8～10 次为 1 个疗程,疗程之间间隔 3～5 天,连续治疗 5～8 疗程。

（2）电疗:使用低中频电脑治疗仪,电极放置在主要的功能肌群,如上肢肌肉、股四头肌、胫前肌等,每次选 4～6 组肌肉,电流强度以可见明显肌肉收缩为准。20～30分钟/次,1～2 次/天,8～10 次为 1 个疗程,疗程之间间隔 3～5 天,连续治疗 5～8 疗程。电疗主要在肌肉软瘫期使用,如果患儿为去大脑或去皮层状态,应注意避免引起痉挛加重,或者可以在痉挛肌的拮抗肌施加治疗,促进痉挛肌肉的放松。

（3）音乐电治疗:采用音乐低频脉冲电刺激治疗,电极可以颈部两侧并置,或选肢体穴位如曲池与合谷并置等方法放置,同时戴耳机,并将音量调至 40～60 dB,1 次/天,40 分钟/次,10 次为 1 疗程,可用 2～4 个疗程。在脑水肿减轻后（一般 7～10天后）开始治疗,电流强度以电极下可见轻微的肌肉收缩为度。音乐电治疗时同样也要注意肌肉痉挛的问题。

3. 针灸治疗

(1)头针:穴位包括印堂、上星、百会、四神聪、太阳等,每次选 4～6 个穴位进行针刺治疗,留针 15～20 分钟。

(2)体针:穴位包括曲池、手三里、内关、外关、合谷、通里、神门等,每次选取 8～12 穴进行针刺治疗,留针 15～20 分钟。1 次/天,10～12 次为 1 个疗程,间隔 3～5 天,可以治疗 5～10 个疗程或更长的时间。治疗时也可以加电刺激增强刺激强度。

4. 高压氧治疗

治疗方法同急性期高压氧治疗,可以再治疗 2 个疗程,使总疗程＞6 个疗程。

5. 肢体循环治疗仪治疗

用于下肢治疗,减轻下肢水肿和防止下肢静脉血栓形成。方法:双侧下肢交替,1 次/天,20～30 分钟/次。

(三)功能恢复期康复

颅脑损伤的急性期过后,生命体征已稳定 1～2 周后,可以认为病情已稳定,即可开始功能恢复期康复治疗。

1. 肌肉无力的物理治疗

(1)电疗:用经皮神经电刺激(TENS)或中低频电脑治疗仪,电极放置在病变肌肉的运动点上并置,或相邻的肌肉运动点并置,电流强度以肌肉明显收缩或患者能够耐受为度。

(2)针灸治疗:主要选病变肌肉的运动点(神经末梢进入肌肉的部位)为穴或临近部位的穴位,针刺深度为肌肉的深部,针刺后通电,选用 60～100 Hz 的方波或尖波,电流强度以出现明显的肌肉收缩或患者能够耐受为准。上述两种方法为 1 次/天,20～30分钟/次,8～10 次为 1 个疗程,疗程之间间隔 3～5 天,连续治疗5～8个疗程。

2. 肌肉痉挛的治疗

①温热治疗:对痉挛肌肉用红外线照射,1 次/天,20～30 分钟/次,8～10 次为 1 个疗程,间隔 3～5 天,连续治疗 5～8 疗程。要注意红外线治疗仪的距离,防止温度过高引起烫伤,有神志障碍的患儿慎用。同时配合手法伸展治疗效果更好。②水中运动治疗:在矿泉浴池或水疗池中进行,水温 36～38℃,1 次/天,30～50 分钟/次,同时配合手法伸展治疗。具体治疗时间长短要看患儿的体质情况决定,以患儿不感到疲劳,心率＜120 次/分钟为度。

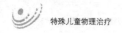

3. 运动疗法

(1) Bobath 运动疗法：主要采用抑制异常姿势运动，促进正常姿势的方法治疗颅脑损伤。具体方法有：①竖头训练，有抱球法、Bobath 球训练法、三角垫法等；②翻身训练，有全身伸展模式、手口足协调、躯干回旋、单臂支撑等；③坐位训练，有体位转换、坐位平衡等；④爬行训练，有手支撑、四爬位骨盆分离训练、立直和平衡反应促通、下肢交互运动促通等；⑤站立训练，有扶站、骨盆控制、姿势转换等；⑥行走训练，有交叉步态抑制、步幅训练、Bobath 法抑制异常姿势、静态及动态平衡训练等。训练时间每日训练 2 次，每次 30 分钟，一个疗程为 2～3 个月。

(2) 加强固定肌的训练：先中心后远端的治疗理念，对脊柱的稳定肌给予锻炼。①被动牵引头部做前后左右的运动，角度 20°，反复 20～40 次；②取坐位从头顶向胸腰段加压，然后放松，如此反复 20～40 次，手法要缓慢轻柔；③主动牵引头的运动，小幅度做上下左右运动，10 分钟；④ 胸腰段的训练加肩部与骨盆做对角牵拉，10 分钟；⑤跨滚筒训练，促使腰骶部完全直立，做小幅度前后左右锻炼，每次 10 分钟，此动作对脊柱的立直与控制效果显著；⑥利用巴氏球取坐位做缓慢的跳跃动作。刺激脊柱腰椎间的控制，每次 10 分钟，每天 2 次，3 个月 1 个疗程。

脊柱的控制稳定性完成后开始锻炼四肢与躯干的运动。①直跪训练，首先给予支持，然后再慢慢撤掉支持，每次 10～20 分钟；②站位训练，直立位站立关键是要髋关节与膝关节一定要直立，不可离开中线，先辅助后自己完成，每次 10～20 分钟；③单腿控制练习，一条腿抬高，踩在 10 cm 高的台阶或其他物品上，一定要稳定，左右交替，10～20 分钟。

(3) 强制性运动疗法：限制患儿健肢的使用，对患肢进行集中重复的强化训练，每日患肢的强化训练不少于 4 小时，每周训练时间不少于 5 天。限制患儿健肢的方法主要为：使用休息放松体位，将健手采用手夹板固定于体侧，同时使用吊带将上肢固定于体侧，限制患儿使用健侧的上肢。手夹板的强制使用应在患儿清醒的时候使用。当患儿进行洗浴、大小便、睡觉以及限制健肢可能造成活动危险的时候才可以解除健肢的固定。疗程为 8 周。

4. 神经肌肉电刺激

(1) 下运动神经元损害的神经肌肉电刺激：波形多选三角波。当刺激频率低时，治疗时间根据受累肌肉收缩次数决定，一般为肌肉收缩 10～15 次，休息 10 分钟，重复 4 次；当刺激频率高时肉眼不能判定收缩次数，需改为调制频率为

15～50 次/分钟的调制波控制或采用通断比为 1∶2～1∶5,以防止肌肉过多刺激。

(2)上运动神经元损害的神经肌肉电刺激:物理参数可选用方波,也可选用其他波形,如对称性双相尖波、不对称性双相尖波等,频率 20～100 Hz(多为 30～50 Hz),波宽 0.1～1 ms(多为 0.2～0.3 ms),肌肉训练时通断比为 1∶5。

(3)减轻肌张力的神经肌肉电刺激:物理参数可选用方波,频率 1～30 Hz,波宽 0.2～0.5 ms,若为痉挛肌和拮抗肌双组刺激,前后间隔 1～0.5 s。

5. 经颅磁刺激(transcranial magnetic stimulation,简称 TMS)

反复经颅磁刺激可治疗偏瘫、失语、视觉空间忽略、认知障碍等。

6. 经颅脉冲超声波疗法

传统的方法根据患病区域选择治疗部位,在治疗区域中或做移动法超声,或用脑血管病专用超声治疗仪 4 个固定装置循环扫描,声强 0.75～1.25 W/cm²,每次 10～20 分钟,每日 1 次,10 次为 1 个疗程。

第三节 运动发育迟缓和运动发育障碍

运动发育迟缓和运动发育障碍可以是特殊儿童的主要表现,也可以是智力发育障碍或交流发育障碍的合并症。它是儿童时期最常见的发育性疾病,关系到儿童一生的生活质量及其家庭的幸福。严重者可致终身残疾。早期诊断、早期物理治疗可大大提高特殊儿童生活质量和减轻残疾程度。

运动发育异常的 5 个信号包括:①身体发软或发硬;②踢蹬动作明显少;③行走时步态异常;④两侧运动不对称;⑤不会准确抓握。

一、运动发育迟缓

(一)概念

运动发育迟缓指儿童某些运动功能发育迟缓,但不伴有明显的姿势异常和肌张力改变,可伴有语言、认知的发育不均衡。在 ICD 中一般诊断为发育指标/里程碑延迟。

(二)发育指标/里程碑延迟(developmental delay/delayed milestone)

婴幼儿只是运动、语言或认知中的 1 项没有达到相应年龄段应有的水平则诊断为发育指标/里程碑延迟。包括单纯的运动发育落后(motor delay)、语言发育落

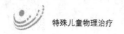

后(language delay)或认知发育落后(cognition delay)。运动发育落后包括粗大运动和精细运动。最新的研究认为该病也应包括睡眠模式变化的落后。

儿童发育指标没有达到"发育里程碑"或出现"Red flag(警示信号)"时应进行发育评估,尤其从未接受过发育评估的儿童。这些警示信号通常有以下表现：6周龄时对声音或视觉刺激无反应、3月龄时无社交反应、6月龄时头控仍差、9月龄时不会坐、12月龄时不会用手指物、18月龄不会走路和不会说单字、2岁时不会跑和不能说词语、3岁时不能爬楼梯或用简单的语句交流。

"发育里程碑"这一术语是特指某些关键性能的技巧,如微笑、独坐或走路等。而像爬这样的动作可能因孩子不需要进行而脱漏,故不应作为发育里程碑的指标。临床医生应该知道怎样引出与儿童年龄相适应动作的中位数水平项目,以评估其是否达到发育里程碑。单纯一个方面发育落后的孩子90%不需要进行医疗干预,将来可以发育正常,大约10%的患儿需要进行医疗干预。早期大范围筛查有利于更早发现和诊治,提高预后。

二、运动障碍

(一)概念

运动障碍包括运动的发动、执行、速度、频率和姿势的异常,通常分为运动过多、共济失调和运动减少等。在ICD和DSM-Ⅴ中相应的诊断为发育性运动协调障碍。

(二)发育运动协调障碍(Developmental Coordination Disorder,简称DCD)

DCD又称笨拙儿童综合征(clumsy child syndrome)、特定性运动发育障碍、运动技能障碍(motor skill disorder)、发育性运用障碍(developmental dyspraxia)和运动失调(dyspraxia)等。属特定性发育障碍(specific developmental disorder)的范畴。DCD起源于儿童期的慢性神经系统障碍,该病可引起运动的计划和协调障碍,使大脑发出的信号不能准确地传递给肢体,即皮层对运动的自动处理过程缺陷或导致皮层参与的运动内部模式的缺陷,从而导致运动协调障碍。如不治疗会持续终身,影响学习和日常生活活动。男女比例为4：1,发病率5%~6%。大多数患儿头颅MRI提示与前额叶以及前额叶相邻区域的执行功能神经解剖基础有关。

诊断要点：①运动协调性的获得和执行低于正常同龄人应该获得的运动技能,动作笨拙、缓慢、不精确；②这种运动障碍会持续地明显地影响日常生活和学业、工作,甚至娱乐；③障碍在发育早期出现；④运动技能的缺失不能用智力低下或视觉障碍解释,也不是由脑瘫、肌营养不良和退行性疾病引起的运动障碍。

（三）可合并运动障碍的其他发育障碍性疾病

1. 全面性发育迟缓

全面性发育迟缓（Global Developmental Delay,简称 GDD）：5 岁以下发育早期的孩子,有 2 个以上发育里程碑的落后,因年龄过小而不能完成一个标准化智力功能的系统性测试,病情的严重性等级不能确切地被评估,则诊断 GDD。但过一段时间后应再次进行评估。

发病率为 3% 左右。常见病因有遗传性疾病、胚胎期的药物或毒物致畸、环境剥夺、宫内营养不良、宫内缺氧、宫内感染、创伤、早产儿脑病、婴幼儿期的 CNS 外伤和感染、铅中毒等。诊断年龄小于 5 岁。

2. 智力残疾/智力发育障碍

智力残疾/智力发育障碍（intellectual disability/intellectual developmental disorder）：智力发育障碍多伴有运动发育落后。美国精神病学会（APA）最新发布的 DSM-V 中将 DSM-IV 及 ICD-10 中的精神发育迟滞（mental retardation,简称 MR）改为智力残疾或智力发育障碍。且与 ICD-11 编写组、美国智力和发育障碍协会、美国教育部对该病的解释达成一致。智力发育障碍是一种起始于发育期的障碍,包含认知功能损害和社会适应能力不足两种缺陷。只有 IQ 和社会适应能力共同缺陷才可诊断。因此,一个低 IQ 的患儿不能被诊断为智力发育障碍。人群发病率为 2%～3%。

3. 孤独症谱系障碍

孤独症谱系障碍（autism spectrum disorder,简称 ASD）：DSM-V 将 ASD 归到神经发育障碍（Nuerodevelopmental disorders）范畴,取消广泛性发育障碍（Pervasive developmental disorder,简称 PDD）的诊断。强调具有持续的社会沟通及社会交往缺失,以及限制性的、重复的行为模式。症候必须发生在发育早期,并将其中的亚分类（孤独症、Asperger 综合征和儿童瓦解综合征等）取消,统称为 ASD。

4. 多重复杂发育障碍

多重复杂发育障碍（Multiple Complex Developmental Disorder,简称 MCDD）：MCDD 包括一些在儿童早期发现并持续终身的神经学和心理学的综合征。它最初被认为是 ASD 伴有精神分裂症和其他心理疾病的疾病。但有些 MCDD 的孩子不能满足 ASD 和精神病的诊断标准。因此,有学者提出 MCDD 的诊断。

诊断要点：患儿同时发生的症状不能用 ASD 和或精神分裂症解释，或在 ASD 的基础上伴有其他至少下列 3 种临床症状：①精神病症状：如妄想、幻觉和负性精神症状等；②神经质行为症状：如沮丧、狂躁、焦虑、易怒、自恋和偏执等；③孤独症症状；④神经系统症状：如学习困难、记忆力差、多动症、联觉、神经睡眠障碍、失认、失语、抽动症、癫痫和 MR 等。通常神经系统症状较为严重。

目前 MCDD 的诊断标准尚不统一。对一些在诊断上难以区分的高功能孤独症和精神分裂症的患儿，可应用（autism-spectrum quotient，简称 AQ）量表进行评估，从而明确诊断。

三、评定

目前常用的评定量表：新生儿 20 项行为神经测定（Neonatal Behavioral Neurological Assessment，简称 NBNA）、盖塞尔发育评价量表（Gesell Developmental Schedules，简称 GDS）、贝利婴儿发育量表（Bayley Scales of Infant Development，简称 BSID）、GM Trust 全身运动评估（General Movements，简称 GMs）、Alberta 婴儿运动量表（Alberta Infant Motor Scale，简称 AIMS）、Peabody 运动发育评定量表（Peabody Developmental Motor Scale，简称 PDMS）、粗大运动功能评定量表（Gross Motor Function Measure，简称 GMFM）和精细运动功能测试量表（Fine Motor Function Measure，简称 FMFM）等。

1. 新生儿 20 项行为神经测定（NBNA）

新生儿 20 项行为神经测定（NBNA）检测新生儿行为能力（6 项）、被动肌张力（4 项）、主动肌张力（4 项）、原始反射（3 项）和一般评估（3 项），从而早期发现异常，早期干预。

2. 盖塞尔发育评价量表（GDS）

盖塞尔发育评价量表（GDS）适用于 4 周～3 岁的婴幼儿。测试内容包括适应性行为、大运动、精细动作、语言和个人—社会 5 个方面，结果用发育商表示婴幼儿的生长发育程度。

3. 贝利婴儿发育量表（BSID）

贝利婴儿发育量表（BSID）适用于 2～30 个月的婴幼儿，包括 3 个分量表，其中运动量表可测试双手和手指的操作技能。

4. GM Trust 全身运动评估（GMs）

GM Trust 全身运动评估（GMs）通过直接评估法或录像评估法对婴儿自发性

运动模式进行观察和评估,从而预测高危新生儿后期发展趋势。

5. Alberta 婴儿运动量表(AIMS)

AIMS 适用于 0～18 个月龄婴幼儿,通过俯卧位、仰卧位、坐位、立位 4 个体位的观察,AIMS 可对正常运动发育、运动发育迟缓及可疑异常运动模式进行监测。

6. Peabody 运动发育评定量表(PDMS)

PDMS 适用于 0～72 个月儿童,是一种定量和定性功能评定量表,包括 2 个相对独立的部分,反射、姿势、移动、实物操作、抓握及视觉运动整合 6 个分测试,3 个给分等级,最后得出原始分、相当年龄、百分比、标准分(量表分),综合得来的粗大运动商、精细运动商和总运动商。

7. 粗大运动功能评定量表(GMFM)

GMFM 适用于 0～18 岁儿童,该量表将不同体位的反射、姿势和运动模式分为 88 项评定指标,共分卧位与翻身、坐位、爬与跪、站立位、行走与跑跳 5 个功能区,最后得出原始分(5 个能区原始分)、各能区百分比(原始分/总分×100%)、总百分比(各能区百分比相加/5)、目标区分值(选定能区百分比相加/所选能区数)。全面评定粗大运动功能状况,被广泛采用。该量表还被修订为 66 项评定指标。

粗大运动功能分级系统(GMFCS)以自发运动为依据,侧重于坐(躯干控制)和行走功能,按照不同年龄段粗大运动功能特点,分为Ⅰ～Ⅴ级,级别越高,功能越差。

8. 精细运动功能测试量表(FMFM)

FMFM 适用于 0～3 岁婴幼儿,测试项目包括视觉追踪、上肢关节活动能力、抓握能力、操作能力、手眼协调能力 5 个分测验 61 个小项。主要用于评定 0～3 岁脑性瘫痪儿童的精细运动能力,包括视觉追踪摇铃、伸手抓纸、双手合握、抓小丸、敲击杯子、搭 7 块积木的高楼等项目。

四、物理治疗

在了解神经发育学治疗法的理论基础、基本操作方法的基础上,针对儿童的各种运动功能以及各种运动构成要素所产生的障碍,应用神经发育学疗法治疗。

正常小儿的姿势、运动发育是从早期原始的姿势、运动开始,逐渐发育为高级的、成熟的、精细的运动功能与姿势模式的过程。而运动发育迟缓儿的姿势、运动发育是一种异常的过程,在这一过程中常常表现出发育的不成熟性及异常性,产生了各种各样的异常姿势和运动模式,而这些未熟及异常的要素又相互影响、互为因

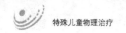

果,且表现在儿童的各种运动中及各种体位上,下面重点介绍针对儿童在各种体位上如何促进其各种运动功能的神经发育学疗法。

控制姿势、运动模式的原则最重要的是以下三方面:

(1) 促通姿势直线化,即矫正反应的统合。

(2) 促通姿势控制,即平衡反应的功能。

(3) 高各种运动构成要素的质量。

神经发育学治疗法的操作方法就是根据上述三点来设定的,这种操作方法要根据每个儿童的具体情况,同时要根据异常姿势模式及异常运动模式的不断变化而不断地改变。

具体治疗原则应以促通手技为主,包括:①促通仰卧位、俯卧位全身伸展模式;②促通头部抗重力模式;③促通姿势对称性;④促通保护性伸展反应的发育;⑤促通长坐位的模式;⑥促通体轴回旋活动;⑦促通平衡反应的发育;⑧促通运动的协调性。

操作中要遵循姿势与运动的发育顺序:①从头侧向尾侧;②从近位端向远位端;③从整体性运动向分离性运动;④从矢状面向冠状面再向水平面;⑤从粗大运动向精细运动;⑥从非对称姿势向对称姿势;⑦从屈曲状态向伸展状态。

(一) 促通头部控制能力

1. 仰卧位

将小儿头枕在楔形垫上,促其颈部伸展,治疗师可拿带声响的玩具逗引小儿注视,引导小儿的头由一侧转向正中位再转向另一侧,反复进行。

2. 仰卧位

治疗师坐于小儿对面,根据小儿的能力可选择其肩、肘、手不同部位将小儿从仰卧位拉至坐位。在拉起过程中,注意其头部位置:①下颌收紧,颈部伸展;②缓慢拉至45°角时应看到小儿的头保持在其躯干的延长线上或在躯干的延长线前方(头前屈);③如小儿在拉起时头后垂,可采用侧方拉起的方式。

3. 俯卧位

小儿俯卧于 Bobath 球上,在全身达到自然伸展后,进行肘支撑抬头训练,可将球前后左右晃动。注意:①肘支撑时肘关节必须在肩关节的前方;②如双下肢出现强直伸展,可将一侧下肢屈曲,以此打破联合反应的出现。

4. 坐位

小儿取坐位,治疗师坐于小儿后方,将小儿双上肢上举,并用胸腹部紧贴于小儿的躯干,促其躯干伸展状态下保持头立直。

(二)促通躯干控制能力

1. 仰卧位

诱导或帮助小儿下肢抬起,完成手触膝再进行手抓脚模式训练,以此促进仰卧位躯干伸展与屈曲的统合。

2. 俯卧位

在楔形垫上、滚筒上、球上进行俯卧位肘支撑抬头训练同时,可将玩具放置于小儿的前方或侧方,引导或帮助其一侧上肢支持体重,另一侧上肢抬起抓玩具。以此达到重心移动的目的,并促通俯卧位躯干伸展与屈曲的统合。

3. 坐位

小儿坐于 Bobath 球上,治疗师在其前后方均可,用双手控制其骨盆或双下肢的同时将球前、后、左、右摇动,可促通坐位头与躯干的矫正反应。

(三)促通翻身运动

主动翻身有两种方式:①由头部开始。首先回旋头部,随之肩胛带,继而骨盆回旋,即头部→肩胛带→骨盆的顺序。②从骨盆开始。与①相反,从骨盆开始,即骨盆→肩胛带→头部的顺序。

1. 仰卧位

将小儿横放在楔形垫上,治疗师用玩具逗引,使其用一侧上肢过中线抓玩具,利用楔形垫的倾斜面,完成翻身运动。

2. 仰卧位

首先协助小儿在双手抓双脚全身屈曲状态下,从仰卧位翻向侧卧位,再将其上肢摆放在平举或上举的位置,治疗师可用一手固定其一侧上肢,另一手拉着小儿手向固定侧翻身,促通颈矫正反应。

3. 仰卧位

治疗师可用一手固定小儿一侧下肢,另一手将其另一侧下肢屈曲并旋转,以此完成骨盆→肩胛带→头部为顺序的翻身。此方法也可在球上训练。注意:①小儿上肢应平举或上举,翻至俯卧位时不会将上肢压在腹部下面。②球上做此项训练时,如小儿头向后呈过伸展,则不可用此方法进行训练。

(四)促通上肢负荷体重能力

1. 俯卧位

小儿俯卧于 Bobath 球上,治疗师取跪立位在其后面,双手可放在小儿的肩部、

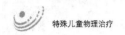

肘部、手腕部进行控制,完成手支撑训练,同时治疗师可用胸腹下压其臀部以此可促进髋关节伸展。

2. 俯卧位

在完成双手支撑的基础上,引导其用一侧上肢支撑体重,另一侧上肢上举过头抓取放置在前方的玩具,可促通肩胛带、头部和躯干的分离运动。

3. 坐位

让小儿坐在平衡板或 Bobath 球上,治疗师用手固定小儿骨盆或双下肢,使球向不同方向倾斜时,可促通小儿上肢负荷体重能力及上肢保护伸展反应。

(五)促通坐位控制能力

1. 仰卧位

小儿取仰卧位,治疗师坐于其对面,一手固定小儿的手或肘,另一手拉住小儿的另一只手,将小儿拉向固定侧同时使小儿躯干回旋后完成一侧从肩支撑到肘支撑再到手支撑,以此促通仰卧位向坐位的体位转换。

2. 坐位

将小儿骑坐在滚筒上(也可端坐在小木箱或坐在 Bobath 球上),治疗师用手固定小儿骨盆或双下肢,将玩具放置于其身体的后上方,引导小儿回旋身体抓取玩具。以此可促通小儿的躯干稳定性和回旋能力。

3. 伸腿坐位

小儿于平衡板上取长坐位,治疗师双手固定小儿的膝关节,防止膝屈曲同时保持骨盆与躯干的正确对线,并前、后、左、右晃动平衡板。由此可促通长坐位及坐位平衡反应。

(六)促通四点支撑位及四爬位移动能力

(1)首先引导小儿从侧坐位向四点支撑位的体位转移,如小儿维持不住四点支撑位,可在其腹部下面横放一滚筒。然后可在小儿前方放置玩具,让小儿一侧上肢支撑,另一侧上肢玩耍玩具,促通三点位支撑。

(2)将小儿放于平衡板或 Bobath 球上取四点支撑位,前、后、左、右晃动,以此促通骨盆的控制和四点位的平衡反应。

(3)小儿取四点支撑位,治疗师跪立其后面,首先扶持小儿肩部使一侧上肢负荷体重,另一侧上肢伸向前方,然后使这侧上肢负荷体重。之后使向前运动上肢一侧的下肢负荷体重,对侧下肢迈出,上、下肢呈对角线地交替向前方运动,以此促通四爬位的移动训练。

（七）促通膝立位、立位控制能力

（1）患儿取膝立位，在小儿前方放置一高度适中的桌子（高度为膝立位时小儿腋下），桌子上面放置玩具，引导小儿从四爬位上举双手跪起后玩桌上的玩具，治疗师可在其后方扶持小儿髋部，促其伸展髋关节，同时注意双膝与肩同宽。以此促通四点位向膝立位的体位转换及膝立位保持。

（2）在双膝立位保持下，引导小儿一侧下肢负荷体重，另一侧下肢向前迈出，形成单膝立位。治疗师跪坐于其后方，一手固定在支撑侧骨盆同时将骨盆向非支撑侧回旋，另一手掌在扶持骨盆的同时可用手指上提髂前上棘。帮助小儿完成将非支撑侧下肢向前迈出。

（3）小儿站在平衡板上，可做前后左右的晃动，幅度可由小到大，治疗师可根据小儿能力给以适当的辅助，以此促通其立位平衡能力。

（4）反复练习膝立位、单膝立位、膝立位至单膝立位、四爬位至单膝立位。

（八）促通步行控制能力

（1）当小儿发育至独站阶段，尽可能地让患儿取正常姿势站立，可在其面前的桌上放玩具，其高度要适宜，以保证小儿垂直地站立。

（2）反复练习从卧位→四点支持位→站立的姿势变换，练习抓物站起。

（3）多为小儿创造步行的机会，以游戏及语言诱导其步行，增强步行的欲望，给予步行的动机。比如在小儿两侧放两桌子，上面放玩具，诱导小儿步行去取两桌上的玩具。根据小儿步行的情况，加大两桌间的距离。或经常与其面对面，让其走向自己。

（4）可采用辅助器具促进小儿步行，如助行器、三轮车、推椅子行走等。

（5）正确分析步行模式，通过手技抑制异常模式，促通正常模式。对于以异常模式步行的小儿或缺乏体轴回旋和两下肢重心移动能力差的小儿，治疗师可在其后方取跪立位，两手扶持其两侧骨盆部位，用手的力量促通骨盆回旋及体重的移动。如，首先左手向下方用力，右手将骨盆轻轻向后回旋，使体重完全负荷于左下肢上，然后左手轻轻将左侧骨盆向前方推，使体重向前方移动，并口头指示小儿迈出右下肢。然后再同样使体重负荷于右下肢上，左侧骨盆向对角线方向回旋，即向后方回旋。体重向前方移动，迈左脚。如此反复进行训练。

注意：在体重完全移至一侧下肢并向前方移动的同时迈出另一侧下肢。

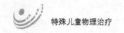

（八）小结

早期发现,早期干预。

第一,早期发现异常、早期干预是取得最佳康复效果的关键。婴幼儿时期的脑生长发育快、代偿性和可塑性强,是学习运动模式的最佳时期。在这一时期从外界给予刺激性治疗和功能训练,可使儿童在康复治疗过程中,不断矫正异常模式,学习和建立正常的模式和功能,从而达到最佳效果。

第二,早期康复治疗是恢复儿童神经系统功能的最有效手段。

第三,运动疗法的促通手技可以引发儿童的潜在能力,获得主动、自动反应和动作技巧。

第四,多采用游戏中训练模式。

第四节　运动发育障碍的遗传代谢病

有些运动发育障碍是遗传性疾病的早期或主要表现之一,若伴有明显的头颅、面容、皮纹和毛发等异常,或伴有先天性心脏病、肝脾肿大、食欲不振、喂养困难、慢性呕吐、腹泻和泌尿生殖系统畸形等应想到是否是遗传代谢病,高度怀疑时可做遗传代谢方面的检测,如血、尿遗传代谢病筛查,血氨、血乳酸、染色体(高分辨、脆性X)检查和基因检查(微阵列比较基因组杂交检测技术、高通量基因测序等),如检测结果确诊为某一遗传病,则不再诊断一般性发育迟缓/障碍性疾病。

一、概述

遗传代谢病是维持机体正常代谢所必需的某些酶、受体或载体等缺乏,以致代谢功能缺陷的一类遗传疾病,多为单基因遗传病。大部分属于常染色体隐性遗传病,部分属于伴性遗传。遗传代谢病病种繁多,包括代谢大分子类疾病(溶酶体贮积症、线粒体病等)、代谢小分子类疾病(氨基酸、有机酸、脂肪酸等)。遗传代谢病一部分病因由基因遗传导致,还有一部分是后天基因突变造成。目前已发现近3 000余种,单病发病率低,但总体发病率可达活产婴儿的1/500。

遗传代谢病几乎都伴有神经系统异常的临床表现,如运动、认知和行为等发育迟缓/障碍、代谢性酸中毒和酮症、严重呕吐、肝脏肿大或肝功能不全、特殊气味、容貌怪异、皮肤和毛发异常、眼部异常和耳聋等。有些遗传代谢病的神经系统异常在新生儿期发病时可表现为急性脑病、昏迷，可导致痴呆、脑瘫，甚至死亡。

二、临床表现

遗传代谢病可发生于各个年龄阶段，有些活不到成年。最早会发生于新生儿期，如喂养困难、食奶少、呕吐、腹泻、体重不增、少动、嗜睡、抽搐、黄疸延迟消退、肌无力或肌张力增高、皮肤大片状皮疹和肝大等，以婴幼儿期发生最多见。大多为慢性病程，可急性发病（感染诱发），如嗜睡、昏迷、抽搐、酸中毒和猝死等。

遗传代谢病是可发生于任何器官系统的疾病，以神经系统最为常见，如发育落后（智力、运动、语言），抽搐，肌无力或肌张力增高，精神、心理症状；消化系统：喂养困难，进食少，反复呕吐、腹泻，黄疸，肝脾肿大；心脏：心肌肥大，肥厚性或扩张型心肌病；骨骼：畸形，佝偻病；肌肉：肌无力（抬头晚，走路晚，易疲劳）；肾脏：肾病；皮肤与头发：头发黄，肤色浅或深，皮肤大片状皮疹，黄色瘤；容貌：大头或小头畸形，面容异常；难治性酸中毒、反复低血糖、长期贫血、血乳酸增高、肌酸激酶显著增高、长期尿酮体阳性、肝功能异常、血脂及胆固醇增高、高氨血症、胆汁酸增高和甲胎蛋白增高等。如有上述症状，应仔细询问病史和体检，必要时做遗传代谢病的相关检查。

三、诊断流程

（一）病史

详询有无近亲结婚史，母亲生育史中有无死胎、自然流产，家族中有无类似病例，对家族中已有确诊为遗传性代谢病患者或类似症状疾病患者，作出家系分析图以确定遗传方式（常染色体或性染色体的显性或隐性遗传），检测智力和体格发育情况。对高度怀疑为氨基酸、有机酸代谢缺陷者（有代谢性酸中毒、酮尿症、高氨血症、低血糖、血及尿肌酐含量降低、尿路结石等），能量代谢障碍和不明原因的脑病（昏睡、惊厥、智力障碍等），不明原因的肝大、黄疸等以及不明原因的神经肌肉疾病多系统进行性损害等需要进一步检查。

（二）体检

重视一般体格发育检查，重点需做皮肤、肌肉、骨骼、肝脾、心脏、神经系统的详细检查。特别注意眼科情况，有无白内障、角膜色素沉着、虹膜缺损，眼底检查注意有无黄斑色素沉着、视神经萎缩等。检查尿液颜色和气味等。

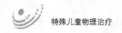

（三）实验室检查

1. 初步筛查

根据临床表现特点，选择检测血电解质、pH、血氨、酮体、尿酸、乳酸、血脂、胆红素和血糖等，尿还原物质酮体和乳酸等，以及视情况进行 X 线、B 超、脑电图、心电图、CT、磁共振等检查，作出初步诊断。

2. 进一步诊断

根据初筛结果，选择测定血中蓄积物质含量及尿中排泄物质情况，如血中半乳糖、果糖、氨基酸、有机酸、铜、铜蓝蛋白、TSH、rT3、皮质激素，尿中乳糖、氨基酸、尿酸及其他有机酸含量；测定代谢异常情况，如葡萄糖耐量试验、半乳糖耐量试验、白细胞内包涵体等。在一般情况下，对常见代谢缺陷病可以作出诊断。小分子类的多采用液相串联质谱（LC-MS/MS）技术，可以做到用一滴血样，在几分钟内一次分析近百种代谢物，检测多种遗传代谢病，是目前世界上最先进、最省钱、最高效的筛查方法。世界发达国家都普遍采用这一技术进行新生儿的筛查。筛查出现阳性结果的儿童需要进一步确诊。

3. 明确诊断

确诊主要依靠代谢物的测定和酶活性测定（测定特殊酶的活性），根据酶含量减少的情况，明确诊断为何种代谢缺陷病，如检测精氨酸酶、丙酮酸脱氢酶和 3-甲基巴豆酰辅酶 a 羧化酶的活性等来诊断相应的酶缺乏症。杜氏肌营养不良和脊髓性肌萎缩等可通过肌活检诊断。利用基因芯片、串联质谱全基因检查和二代基因测序等可明确诊断，但费用较高。染色体高分辨、头颅 MRI 特殊改变和肌电图常可帮助一些遗传代谢病的诊断。

四、诊断要点

（一）强直性肌营养不良（Myotonic Muscle Dystrophy，简称 MMD）

常染色体显性神经肌肉病，表现为面部及远端肌无力、肌萎缩、肌强直、白内障、智力低下和易患呼吸道感染、肌电图强直放电、CPK 轻度增高、肌活检肌肉发育停迟。

（二）杜氏肌营养不良（Duchenne Muscle Dystrophy，简称 DMD）

3 至 5 岁发病，表现为运动发育延缓、下肢无力、翼状肩、腓肠肌肥大、Gower 征阳性、痉挛性双瘫、心肌病。CPK 增高、家族史、肌电图肌源性损伤，用肌活检或基因确诊来诊断。

（三）脊髓性肌萎缩（Spinal Muscular Atrophy，简称 SMA）

对称性进行性双下肢（婴儿型为全身软瘫伴舌头震颤）肌无力、肌张力低下、肌肉萎缩、腱反射消失，智力发育正常，肌电图下运动神经元损伤、家族史、肌活检或基因确诊。

（四）精氨酸酶（Argnase，简称 ARG）缺乏症

精氨酸血症、间歇血氨增高，非新生儿起病，运动和认知功能降低，进行性痉挛型双瘫或四肢瘫，可抽搐，血精氨酸和氨浓度增高，皮肤成纤维细胞 ARG 降低。

（五）异染色性脑白质营养不良（Metachromatic leukodystrophy，简称 MLD）

3 岁前走路延迟，共济失调、四肢痉挛瘫、进行性精神运动倒退和智力低下、视神经萎缩、樱桃红斑、溶酶体酶芳基硫酸酯酶 A 降低、脑 MRI 双侧脑室周围白质对称性病变。

（六）肾上腺脑白质营养不良（Adrenoleukodystrophy，简称 ALD）

儿童型 5～10 岁男孩发病、智力降低、视觉障碍和痉挛、常有共济失调，青少年或成人型表现为腿的僵硬和笨拙，可进展为痉挛性截瘫，头颅 MRI 侧脑室三角区对称性"蝴蝶样"脑白质病变，DNA 分析可确诊。

（七）家族性（遗传性）痉挛性截瘫（Familial Spastic Paraplegia，简称 FSP）

走路延迟、尖足、交叉步、肌张力增高、腱反射亢进、共济失调、深感觉和振动觉消失、下肢痉挛、手足徐动、强直、癫痫、括约肌功能障碍、家族史、双下肢锥体束症状、躯体感觉诱发电位减低或消失，脊髓 MRI 可帮助诊断。

（八）多巴敏感性肌张力不全（Dopa-responsive Dystonia）

手足徐动、张力障碍，常先影响一侧下肢，步态异常、脚趾走路、足内翻，白天加重，女孩多见，大于 8 岁发生肌张力不全应考虑 Wilson 病。小剂量左旋多巴治疗有效，肌电图可见主动肌和拮抗肌同时收缩。

（九）戊二酸尿症Ⅰ型（Glutaric Aciduria Type Ⅰ）

生时大头畸形，开始发育正常，突发肌张力低下、头控差、惊厥、角弓反张、表情怪异、肌肉强直、恢复慢而不完全；可出现酮症和急性脑病。进行性张力障碍、手足徐动。血或尿戊二酸和 3-羟基甘氨酸升高、纤维细胞的戊二酰-CoA 脱氢酶活性降低，饮食和药物治疗可改变疾病进程。

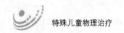

（十）丙酮酸脱氢酶复合物缺乏症（Deficiency of the Pyruvate Dehydrogenase Complex）

慢性乳酸性酸中毒,重症出生时即有严重酸中毒,头狭窄、额部隆突、宽鼻梁、鼻孔上翻,可有张力障碍,痉挛型四肢轻瘫、小头畸形、智力低下和癫痫。血和尿里乳酸、丙酮酸和丙氨酸浓度升高,头颅 MRI 表现为基底节,丘脑和脑干的对称性损害,可通过肌活检酶活性及基因诊断。

（十一）莱施—尼汉病（Lesch - Nyhan Disease）

又称自毁容貌综合征。1 岁内发病,最初 6 个月发育可正常,然后迅速发展成痉挛、舞蹈、手足徐动、学习困难、智力低下,易激惹和自残行为。次黄嘌呤-鸟嘌呤磷酸核糖基转移酶缺乏,血尿尿酸浓度增高,尿布橙色结晶是最早信号。

（十二）雷特综合症（Rett Syndrome）

6～18 个月缓慢进行性精神运动倒退、头围增长缓慢（后天小头畸形）、手功能失用、刻板动作、搓手、拍手、绞手等,80％为女孩。可通过国际 Rett 综合征诊断标准或 DNA 诊断。

（十三）神经元蜡样质脂褐质沉积症（Neuronal Ceroid Lipofuscinosis,简称 NCL）

缓慢进行性认知、运动功能减退、共济失调、强直、癫痫（肌阵挛为主）、视力减退。淋巴细胞或培养的成纤维细胞中包涵体可确诊,头颅 MRI 表现为脑萎缩。

（十四）家族性脑白质病/先天性皮质外轴索再生障碍症（Pelizaeus-Merzbacher Disease,简称 PMD,佩梅病）

缓慢进展脑白质病和锥体束症状,1 岁内发病,摆动性眼球震颤、手足徐动、痉挛型四肢轻瘫,智力可正常,小头畸形,吸气性喘鸣常见。髓磷脂蛋白及蛋白脂质蛋白质缺乏、脑 MRI"豹斑"状脱髓鞘改变,可通过 DNA 分析诊断。

（十五）3 - 甲戊烯二酸尿症（3 - Methyglutaconic Aciduria）

新生儿高血氨、精神运动发育缓慢、小头畸形、强直阵挛、不随意运动、共济失调、痉挛。尿 3 - 甲戊二酸和 3 - 甲戊烯二酸增高,相应的酶活性减低。

（十六）3 - 甲基巴豆酰辅酶 a 羧化酶缺乏症（3 - Methylcrotonyl CoA Carboxylase Deficiency）

显著的生长延迟,极重度精神发育迟缓,反复发作的吸入性肺炎。通过白细胞或培养的成纤维细胞酶测定诊断。

（十七）共济失调性毛细血管扩张症（Ataxia Telangiectasia）

1 岁后发病,站立不稳、步态摇摆、共济失调、手足徐动、震颤、肌张力减低、反复呼吸道感染,可发展成结膜毛细血管扩张和智力倒退。血清甲胎蛋白增高。血清 IgA 降低、脑 MRI 可见小脑萎缩,可通过 DNA 诊断。

（十八）GM1 神经节苷脂病Ⅰ型（Gangliosidosis TypeⅠ,简称 GM1）

生后肌张力低下、运动发育迟缓、面容丑陋（前额突出、鼻梁低平、耳大、巨舌）、听觉过敏、惊吓反射和惊厥、肝脾肿大,晚期肌张力增高、关节挛缩,去大脑僵直。二分之一有视网膜部樱桃色红斑、白细胞和或培养的成纤维细胞中 a-半乳糖苷酶降低。

（十九）脊髓性小脑性共济失调（Spinal Cecebellar Ataxia）

共济失调闭眼时加重,下肢重,步态不稳,足高而用力着地,痉挛型双瘫,震颤,锥体束征,发音困难、深感觉障碍、Romberg 征阳性。头颅 MRI 示小脑萎缩。

（二十）尼曼—匹克病 C 型（Niemann - Pick Disease Type C）

2～12 岁发病,共济失调、震颤、笨拙。骨髓海蓝组织细胞或培养的成纤维细胞受损的胆固醇酯化反应阳性,病理基因位于 18 号染色体。

（二十一）线粒体肌病（Mitochondria Myopathia）

肌肉软弱、四肢近端无力,活动后加重,共济失调和色素性视网膜炎,常被误诊为“家族性脑瘫”。8993 位线粒体 DNA 点突变。

（二十二）前岛盖综合征（Worster-Drought Syndrome）

核上性吸吮和吞咽障碍、流涎、构音困难、下颌痉挛、轻度痉挛型双瘫或四肢瘫、认知行为障碍、癫痫。存在家族史,头颅 MRI 显示前岛盖皮层异常合并先天性大脑外侧裂发育不全。

遗传代谢病可以造成体内任何器官和系统的损害,但通过适当的措施有些可以改善、控制或治疗。大多数患儿在新生儿时期常没有特别的临床表现,家长容易忽视,同时由于病例少见,医生容易误诊或难以诊断。但是一旦出现异常,孩子运动和智力损害已不可逆转,相当多的病儿在确诊和治疗之前即已死亡,或因贻误治疗时机而造成智力和身体的终身残疾。

第五节　智力障碍

智力障碍是有功能与适应行为限制的个体与环境相互作用的结果①。智障儿

---

① 美国精神医学协会发布的《精神疾病诊断与统计手册》（DSM-Ⅴ）中使用的概念。

童身体素质与运动能力较正常儿童低下且有运动障碍,其运动能力的低下是由智障引发的。但由于智障儿童的身体活动能力处于发育的关键期(尤其是 6 岁以下的婴幼儿),物理治疗是其康复过程中不可缺少的手段。当然,不能简单地把常规的物理治疗方法移植到康复训练中,应依据儿童学习与发展的整体性和个体差异性,制订适切的康复方案,以改善和提高智障儿童完成动作的能力和基本运动素质。恰当运用物理治疗的理论与技术可以促进智障儿童的发展与健康。

一、概述

(一)概念

智力障碍一词在不同领域有不同表述,其定义与标准一直有争议。医学界多用精神发育迟滞(MR),学界多称智力落后、智力低下、弱智、智能不足、智力障碍等。自 1908 年以来,美国智力与发展性障碍协会(AAIDD)已有 11 版智力障碍的定义以及相应的诊断分类系统。1992 年版[①]、2002 年版[②]均使用"智力落后(MR)",值得关注的 2010 年版的定义,则沿用了前一版(2002)定义的内容表述和理论假设,但以"智力障碍"取代了使用多年的"智力落后"。这三版定义较之以前的最大区别是,不再把智力障碍看作个体内在、固有的特质,而是视智力障碍为个体的一种功能状态,是有功能与适应行为限制的个体与环境相互作用的结果。同时,这三版定义在修订完善的过程中也逐步将"支持"纳入到智力障碍的定义中。这与世界卫生组织颁布的 ICF(2001)文件中"智力障碍"的提法是一脉相承的。

我国第一、二次残疾人抽样调查中均使用了"智力残疾"术语[③]。而由美国精神病学协会[④]发布的《精神疾病诊断与统计手册》[⑤](DSM-Ⅴ),已改变其在 DSM-Ⅳ中

---

① 1992 年版定义为:现有的功能水平存在实质性限制,其特征表现为智力功能显著低于平均水平,同时伴有下列两种或两种以上相关限制:沟通、自我照顾、居家生活、社交技能、社区运用、自我指导、健康与安全、功能性学科能力、休闲娱乐和工作。智力落后发生于 18 岁以前。

② 2002 年版定义为:是一种以智力功能和适应行为上都存在显著限制为特征的障碍。适应行为表现为概念的、社会的和应用性的适应性技能。智力落后发生于 18 岁以前。

③ 智力残疾界定为:智力明显低于正常人水平,并显示出适应行为障碍,此类残疾是由于神经系统结构、功能障碍,使个体活动和参与受到限制,需要环境提供全面、广泛、有限和间歇的支持,包括在智力发育期间(18 岁前),由于各种有害因素导致的精神发育不全或智力迟滞,或智力发育成熟后,由于各种有害因素导致有智力损害或智力明显衰退。

④ 该协会简称 APA,是一个由超过 36 000 名医生组成的诊断、治疗、预防和研究各类精神疾病,包括物质使用障碍的医疗团体。

⑤ DSM 是由临床医生和研究人员用于精神障碍诊断和分类的手册。美国精神病学协会(APA)在 2013 年发布的 DSM-Ⅴ,已历经 14 年的修订过程。

将智力障碍称之为"精神发育迟滞",采用"智力发育障碍"这一术语;强调需要使用临床评估和标准化的智力测试来诊断,评估并非单纯的测试智商,而是基于三个领域(概念、社会和实际),充分考虑日常生活中儿童的行为能力和自适应功能。

国内外智力障碍(以下简称智障)定义的演变,表明人类在近五十年对智力障碍的认识经历了从智力商数、适应行为到支持系统的发展历程[①],也折射出社会学、人类学、心理学、教育学、医学、生态学等学科的发展为人们认识、研究智障提供了丰富的理论依据,并为智障儿童的早期干预、学校教育、职业与社会康复提供了跨学科的视野。

(二)诊断、分型分级

1. 按照智商和适应行为障碍程度分类

世界卫生组织(WHO)1993 年出版的《国际疾病分类(第 10 版)》(International Classification of Disease,ICD-10)中将智力障碍分为六类。

(1)轻度智力障碍(Mild Mental Retardation)。

IQ 为 50～69(对成人而言,9 岁≤智龄<12 岁)。入学后存在一些学习困难,许多成人能够参加工作,能够维持较好的社会关系并对社会有所贡献。

(2)中度智力障碍(Moderate Mental Retardation)。

IQ 为 35～49(对成人而言,6 岁≤智龄<9 岁)。儿童期即表现出显著发展落后,大多数能够通过学习提高自我照顾的能力,并获得一定的沟通与学科技能。成人后生活与工作都需要不同程度的支持。

(3)重度智力障碍(Severe Mental Retardation)。

IQ 为 20～34(对成人而言,3 岁≤智龄<6 岁)。需要持续不断的支持性服务。

(4)极重度智力障碍(Profound Mental Retardation)。

IQ 在 20 以下(对成人而言,智龄<3 岁)。在自我照顾、自制、沟通和移动方面存在严重障碍。

(5)其他智力障碍(Other Mental Retardation)。

因伴有其他缺陷导致极为困难或根本不可能使用正常手段来进行评定。

(6)非特异性的智力障碍(Unspecified Mental Retardation)

因资料不足无法划入任何类别。

---

① 许家成.智力障碍概念的演变及其康复实践意义[C]//中国残疾人康复协会第五届学术报告会论文集(2011年).

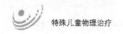
2. 按照智商和适应性能力分类

在美国精神病学会最新出版的《精神障碍诊断与统计手册》(DSM-Ⅴ)中,以"智力发育障碍"取代"精神发育迟滞",DSM-Ⅴ强调需要使用临床评估和标准化的智力测试诊断智力发育障碍,且要基于患者自适应功能,而不是智商测试分数的降低。在 DSM-Ⅴ中,IQ 或类似的标准化测试是一个单独的评估,智力低下被认为是约两个标准差或更低,相当于智商 70 或更低;另一项对智力方面的评估涉及三个领域(概念、社会和实际),以确保评估是基于患者的日常生活,这对于形成有效的康复计划尤为重要。

障碍特点主要涉及三个领域,影响智力发育障碍者的行为能力和精神能力,据此可确定如何能更好地处理个人的日常任务。

(1)概念:包括语言、阅读、写作、数学、推理、知识和记忆技能。

(2)社会领域:是指换位思考、社会判断、人际沟通技巧能力与保持友谊和类似能力。

(3)自我管理的领域:如个人护理、工作实际、中心职责、资金管理、娱乐与学校的组织和工作任务。

DSM-Ⅴ涉及的智力障碍的修订,不仅在名称上有重大改变(智力发育障碍),也意味着更标准全面地评估影响一个人的行为和适应能力,且"发育"一词反映了认知能力开始发生障碍的时期。尽管智力低下并没有出现于特定的年龄阶段,但个体的症状在开始发育时期就能诊断其在行为适应能力有障碍。这个障碍被认为是慢性的、常伴其他精神病症,如抑郁症、多动症、自闭症谱系疾病。更新后的标准将有助于更全面、更准确地了解智力障碍,以便为其提供有效的治疗和服务。总之,这些修订使 DSM 更符合世界卫生组织的疾病分类,以及其他专业学术组织的分类,如美国智力与发展性障碍协会对智力障碍的分类。

3. 按照支持程度分类

美国智力与发展性障碍协会指出智力障碍是个体现有的功能存在局限,其特点是智力功能明显低于平均水平,同时伴有下列各项适应技能中两种或两种以上的局限:交往、自我照顾、居家生活、社会技能、社区运用、自我管理、卫生安全、实用的学科技能、休闲生活和工作。在该界定下,它认为需要为智障儿童方方面面的生活提供适当支持。

由此,它按照支持程度将智力障碍分为四级,即需要给予间歇的、有限的、广泛的、全面的支持；需要给予间歇支持的智障儿童所需要的支持服务是零星的、视需要而定的，比如生病时；需要给予有限支持的智障儿童所需要的支持服务是经常性的、短时间的，比如从学校到就业的衔接支持；需要给予广泛支持的智障儿童至少在某种环境中有持续性的、经常性的需要，并且没有时间上的限制，比如需要居家生活中得到长期的支持服务；需要给予全面支持的智障儿童所需要的支持服务是持久的且需求度高，在各种环境中都需要提供，并且可能为终身需要。

4. 按照发育商、智商和适应行为分级[①]

我国医学界、教育界在参考上述分类基础上一般采用三条标准：其一，智力功能显著低下，在个别施测的标准化智力测验中，其智商(IQ)在70分以下。其二，有适应行为方面的缺损或障碍，即在下列十项技能中至少有两项存在缺损或障碍：沟通、生活自理、居家生活、社会技能、社区运用、自我管理、实用的学科技能、工作、休闲活动、健康与安全。其三，在18岁之前发病。

2011年5月，我国颁布了中国首部《残疾人残疾分类和分级》国家标准，其中，对智商和适应行为障碍进行了统一规定(见表4-5-1)。

表4-5-1 《残疾人残疾分类和分级》国家标准(2011)：智力障碍分级标准

分级标准	分类级别	发育商(DQ)	智商(IQ)	适应行为(AB)	WHO-DASⅡ分级
按0～6岁与7岁及以上两个年龄段发育商、智商和适应行为分级	四级，轻度障碍	55～75	50～69	轻度	52～95分
	三级，中度障碍	40～54	35～49	中度	96～105分
	二级，重度障碍	26～39	20～34	重度	106～115分
	一级，极重度障碍	≤25	<20	极重度	≥116分

(1) 四级智力残疾(轻度)。

IQ值在50～69，DQ在55～75，适应行为低于一般人的水平。具有相当的实用技能，如能自理生活，能承担一般的家务劳动或工作，但缺乏技巧和创造性；一般在指导下能适应社会，经过特殊教育，可以获得一定的阅读和计算能力；对周围环境有较好的辨别能力，能比较恰当地与人交往。

---

① 发育商(Development Quotient，简称DQ)：衡量智力障碍儿童智能发展水平的指标。智商(Intelligence Quotient，简称IQ)：智力商数，衡量个体智力发展水平的指标。适应行为(Adaptive Behavior，简称AB)：个体实现人们期待的与其年龄和文化群体相适应的个人独立与社会职责的程度或效果。

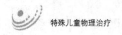

（2）三级智力残疾（中度）。

IQ值在35～49,DQ在40～54,适应行为不完全。实用技能不完全,如生活能部分自理,能做简单家务劳动;具有初步的卫生和安全常识,但阅读和计算能力很差,对周围环境辨别能力差,能以简单方式与人交往。

（3）二级智力残疾（重度）

IQ值在20～34,DQ在26～39,适应行为差。生活能力即使经过康复也很难达到自理。仍需要他人照料;运动、语言发展差,与人交往能力也差。

（4）一级智力残疾（极重度）

IQ值在20以下,DQ在25以下,适应行为极差。面容明显呆滞;终生生活需由他人照料;运动感觉功能极差,如通过康复,只在下肢、手及颌的运动方面有所反应。

二、运动障碍

运动能力是日常生活、学习、安全需要运动时所表现出来的完成动作的能力和基本运动素质,如速度、耐力、灵敏和协调性。智障儿童的运动障碍主要表现为运动能力低下而非瘫痪,并呈现两个显著特征:一是其运动障碍程度往往和其智力水平成正比;二是其运动障碍伴有明显的行为心理学特征。运动能力低下本身就是自组织的结果,这种运动的自组织是为适应环境和任务的要求而做出的生存发展的选择,这样的选择是非优化的,其自组织能力与其智力水平成正比。相对于神经肌肉控制而言,感知觉对其运动障碍的影响要来得更大。

1. 神经—肌肉控制障碍

智障儿童的视觉、听觉、触觉、味觉、嗅觉、前庭觉、本体感受觉等与正常儿童相比有很大差异。从神经肌肉控制角度看,其多个感觉器官反应迟缓,接受外界刺激阈值较低,且中枢神经系统的记忆与强化途径障碍,运动觉的协同运动功能低下,使其难以形成有效的运动动作控制。因而导致其对动作实施目的理解不足;事物分辨力及方位知觉差,尤其是对"左右""高矮""远近"的理解;对事物整体性缺乏认识。不仅大运动和精细动作显笨拙,如常出现穿脱衣裤、扣纽扣、拉拉链、系鞋带等动作缓慢及笨拙;且运动协调不佳,不敢做跳高、荡秋千、走平衡木等活动,害怕或逃避运动,活动中常受挫折,无创造性;进食时常掉饭粒等,端坐困难,显现出站无站相、坐无坐相;写字姿势不正确、速度慢、字迹不规则,阅读跳行、漏字等。

2. 身体形态和机能障碍

从身体形态和机能上看，智障儿童往往身材矮小，平均体重却高于或等于同龄正常儿童，可能会造成心理压力；胸围较大，肺活量却低于同龄正常儿童，而心率则高于同龄正常儿童，可能会影响其运动功能发展，因为心肺功能差的儿童，其肌肉力量和耐力的发育是滞后的；关节的深层稳定性差，这与关节周围的关节囊、韧带和肌腱等结缔组织发育落后有关，关节活动的自由度大于正常水平，但稳定性却低于正常水平，由于深层稳定性差，则需用更多的浅层肌肉参与稳定，因而会出现笨拙动作，影响粗大运动的发育。此外，智障儿童的肌张力和肌力普遍低、不均衡，但肌张力低多半与肌肉废用性有关，而肌张力高是功能性而非病理性的，与之被频繁使用有关。

3. 平衡能力障碍

人一出生就开始了身体平衡能力的发展，婴幼儿从躺、坐、爬到站立都涉及平衡机能，尤其到幼儿期和儿童期，他们大部分时间都在玩和运动，而与平衡相关的动作技能如移动性动作、伸展、操作和站立等，则与每天的生活息息相关。平衡能力包括静态、动态两种，静态平衡能力比动态平衡能力更易实现。静态平衡是身体为维持某一动作姿势，如双脚站立、单脚站立、坐姿等所必备的能力。智障儿童的平衡能力与正常儿童相比明显滞后，尤其表现在维持姿势的静态平衡中，如单足闭眼站立时间明显短于正常儿童；在动态平衡过程中，对身体平衡的控制能力也远低于正常儿童，跌倒的几率较正常儿童高，导致其跌倒的主要原因是缺乏平衡控制能力，故大多数智障儿童都在两岁以后学会走路。

4. 协调能力障碍

协调能力是身体所有肌群相互配合，按照一定时空顺序，平衡稳定且有韵律地活动的能力。影响协调性的因素除了遗传、心理特征，还有肌力与肌耐力、技术动作纯熟度、速度与速耐力关系、身体重心平衡、动作节奏及柔韧性等。智障儿童由于各种因素的影响，其动作协调能力，尤其是新学动作的协调性远低于正常儿童，以至其运动能力显著低下，且年龄越大差异表现越明显。此外，在需要大运动协调技能的球类运动方面，智障儿童在躯体、四肢各组肌群的伸缩协调性、运动顺序策划和运动时间安排方面均存在缺陷。

5. 精细运动障碍

智障儿童的精细运动障碍是其运动计划、视觉空间整合能力的缺陷所致。由

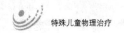
于其神经系统对外界信息进行加工传递滞后,生理和心理节奏的自发性紊乱,对外界信号的刺激强度难以掌控,多引起保护性抑制,个体发育滞后与环境限制,而导致运动、学习障碍。因此,智障儿童常表现出动作笨拙、极不协调,无法形成动作的精细化和自动化,如有些智障儿童肌张力比正常儿童低,手部肌肉力量控制不当,故其描线、涂色、书画、书写、运用工具(如剪刀、画笔或蜡笔)等能力滞后,日常生活中不会穿衣、扣纽扣、系鞋带,玩耍时不会拍球、传球、接球等。

三、评定

智障儿童运动康复评定要从运动能力特点和康复训练需求出发,以运动功能为基础评估其综合能力发展(优、劣势及整体水平),评估结果既可指导专业人员开展针对性、基础性的功能康复训练,又能帮助家长开展家庭康复训练,满足智障儿童的日常生活、学习、安全需要。从 ICF 核心观点"个体—任务—环境"出发,智障儿童的运动功能评定包括个体因素(原始反射、运动发育、肌张力和肌力评定)、任务因素(协调功能、步态分析及综合活动能力评定)及环境因素(一般状况评定)等。目前国内外常用的运动能力评估量表可分成儿童发育筛查量表中的运动能力评估(粗大运动和精细运动)和专门的运动能力评估量表。

1. 综合筛查量表

(1) 丹佛儿童发育筛查测验(DDST)。

DDST 适用于 0～6 岁的婴幼儿,编制于 1967 年(已修改 4 次),分为个人—社交、精细动作—适应性、大动作、语言 4 个能区,共 104 个项目,结果判断为 4 种,记录仅一页,可简明判断儿童的能力概况。对鉴定高危的发展迟缓儿童很有效,但误诊也很高,故常用于综合测试中的一部分。其中,精细动作—适应性是判断儿童看、用手取物、画图等能力,大动作则是判断儿童坐、步行、跳跃等能力。

(2) 婴幼儿发展量表(BSID)。

BSID 属常模参照测验,施测年龄为 1 个月～3.5 岁,用于识别发展迟缓、监测发展进程。此量表由三个分量表组成,分别是运动(精细运动、粗大运动)、智力(语言、感知)和行为评定。运动分量表涉及运动的要素很少,其第 2 版(1993)增加了肌张力、动态和静态平衡,较大年龄婴儿的知觉运动发展,较小年龄婴儿的运动对称性和抗重力运动能力,其他年龄段则增加了运动计划和运动协调性。

（3）婴幼儿发育评价量表（IDS）。

IDS 适用于 0～72 个月的儿童，将神经、精神发育分为粗大运动、精细运动、摄食语言、认识、人际社交五个能区，按发育年龄分别进行评价，最后进行综合分析。为客观、准确地了解智障儿童的综合能力水平，IDS 将儿童不同发育年龄所掌握的各种技能与正常儿童进行对比，为制订康复训练计划提供可靠依据，也为准确评定康复治疗效果提供客观评价指标。

（4）盖塞尔婴幼儿发展量表（Gesell Developmental Schedules，简称 GDS）。

GDS 主要诊断动作、应物、言语、应人 4 种能力，适用于测量婴幼儿的发展水平。其中，动作能分为粗动作（姿态的反应、头的平衡、坐立、爬走等）和细动作（手指抓握），构成了估计婴幼儿成熟程度的起点；应物能是婴幼儿对外界刺激物分析和综合的能力（对物体、环境的精细感觉），是后期智力的基础。正常儿童的行为表现在 4 个方面应是平行、相互联系并彼此重叠的，它被认为是婴幼儿智能测试的经典方法，且比其他量表更适用于残障儿童。

2. 运动专项评价量表

（1）婴儿运动量表（AIMS）。

AIMS 与以往的运动发育量表相比，更注重对婴儿的运动质量评定，是借助观察评定 0～18 个月婴儿运动发育的工具，不仅评定运动技能是否获得，且对每项技能从负重、姿势及抗重力运动三特征进行评定，精确评定婴儿运动发育成熟水平及干预后的变化。AIMS 不仅关注运动技能的发育速度，更具优势的是观察运动技能的缺失或异常成分，较早识别运动发育不成熟或运动模式异常，适用于高危儿早期监测，并为制订干预方案提供有价值的信息。

（2）发展运动量表（PDMS）。

PDMS 属常模参照测验，适用于 0～6 岁儿童（包括残障儿童），施测时间 45～60 分钟，由大运动量表和精细运动量表组成。大运动量表有 6 个子测验（身体弯曲能力、稳定性、移动能力、物体操控能力、抓握能力、视动统合能力），精细运动量表包括 6 个手部活动的子测验（模仿画图形、系鞋带、用剪刀剪出简单的图形、连线、扣解纽扣、手指相碰放硬币或小球等活动）。通过比较找出儿童未完全发展的粗大运动和精细运动技能，并据此做出帮助儿童发展落后能力的结构性计划。

（3）大肌肉群发展测试（TGMD）。

TGMD 开发于 1985 年，专用于评定 3～10 岁儿童大肌肉动作发展，以识别运

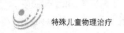

动能力不良的儿童并使其从具体干预中受益。TGMG 主要测评儿童的运动能力和物体控制技能,共 12 种。大运动发展分为两种不同形式:一是位移(跑、快速跑、同一单脚跳、向前跳、跳远、立定跳远),二是物体的控制能力(用网球拍控球、弹球、抓球、踢球跑、手投球)。

(4) 儿童运动评定测验(M-ABC)。

M-ABC 为标准化测验,开发于 1992 年,适用于诊断发展性协调障碍和学习障碍,施测年龄 4~12 岁。由感觉运动能力的 3 个子测验——手的灵活性(投币、穿珠、跟踪骑车轨迹)、球的技能(抓豆袋、目标滚球)、平衡能力(单腿平衡、跳跃绳索、脚尖走),共 8 个项目组成。为国内外儿童动作发展研究者普遍采用,被认为是发现发展性协调障碍最有用的评定量表。

此外,感觉统合量表也可作为参照量表,它是依据感觉输入的控制而制定的量表,适用于 6~11 岁儿童,具有较好的信效度,由 58 个问题组成。按"从不、很少、有时候、常常、总是如此"五级评分。"从不"为最高分,"总是如此"为最低分。此表用于儿童感觉统合能力发展和感觉统合失调严重程度的评定,并作为感觉统合治疗前后疗效比较的工具,具有客观性及实用性。

上述量表不仅对智障儿童的运动障碍评定提供了诊断依据,也对确定康复目标、制订治疗方案、评价康复效果提供了可靠的技术指标。对智障儿童的运动康复评定分为初期评定、中期评定和末期评定。通常三个月为一康复疗程。初诊可采用《婴幼儿发育评价表》,以了解其运动功能障碍程度和残存能力,并依据结果制订康复治疗方案;中期可据康复训练情况进行评估,以判定效果和修正方案;每一疗程即将结束时末期评估,总结康复效果并制订继续康复计划或家庭康复目标。

四、物理治疗

(一)感官知觉能力训练

感官知觉是产生高级、复杂的心理现象的基础。感官知觉能力训练可以提高智障儿童对自己身体及外界环境的认识,增加感知的敏锐性和精确性,对环境的改变能做出适当的反应。通过大量丰富的感知刺激和增加肌肉活动的效率,提高感知的阈限性,刺激大脑功能定位的恢复和补偿,是提高智障儿童适应性技能的重要手段。

1. 视知觉发展训练

人类对周围环境信息的获取多数是通过视觉系统察觉和辨认获得,通过视觉感官的信息输入,能加速认知能力的发展,提高和增强视觉器官的感受能力和大脑对视觉信息的加工处理能力。视知觉发展训练包括视觉追视、快速巡视、视觉分辨。

视觉追视是指慢而平稳的眼球运动,例如魔术电筒,在光线暗的屋子中,电筒投影光束大、小与出现、消失交替变换,给予儿童光感刺激,发展视觉反应能力;快速巡视是指大幅度快速移动视觉追视能力(睫状肌运动发展训练),例如彩色的羽毛、移动的蜡烛、会游泳的小鸭子、跑来跑去的汽车,即使儿童头在不停地动,眼睛也能够稳定在感兴趣的目标上;视觉分辨是指不同年龄的儿童能按不同颜色、大小、形状、厚薄、长短作配对和分类,可以采用游戏方式对儿童进行视觉分辨能力训练,例如相同物件不同颜色分类、不同物件相同颜色分类、按物件外貌特征分类、配对物件与轮廓、物件整体与部分的关系,以及图案配对、仿砌图案等。

2. 听知觉发展训练

听觉是由耳、听觉神经和听觉中枢的共同活动完成的。运用游戏训练听觉功能和器官发音,能促进儿童言语发展,增进语言理解、思维发展和联想功能。可以在游戏中发展听觉辨识、听觉记忆训练,训练分辨不同声音(动物、人类、物件、自然界声音)等。

听觉分辨游戏是以声音和画面组合的形式,形象展示各种动物特征,让幼儿辨别不同动物发出的声音;听觉记忆游戏是传话游戏,依据智障儿童的能力设计说话的内容和长短、游戏参与人数;购物游戏是告诉儿童要买的东西(数量据能力而定),让儿童在众多物品中,凭记忆选出正确的物品。听觉训练时声音应由重到轻、由熟悉到陌生,数量由少到多、由简单到复杂,还可利用生活中的自然物进行辨别声音大小、区分声音响度的训练。

3. 触知觉发展训练

本体同化游戏能发展婴幼儿的触觉感知能力,如徒手游戏是让婴幼儿趴在母亲身体上,训练婴幼儿手的抚摸和支撑体重;在婴幼儿具有良好的头部控制能力时,母亲应鼓励其有意识地发展手伸向母亲面部,引导手抓向物体或过中线伸展与移动的能力,发展其空间感知觉能力。3个月时,就应鼓励婴幼儿用手抓物、丢物,训练手的抓握与分离运动能力;在建立坐位功能时,要用玩具引导幼儿伸手抓物,体会在姿势变换时,保持平衡支撑以及高级自动保护反应能力训练,为爬行奠定基础。

亲子互动地面游戏是母亲与婴幼儿躺在地面或床上一起学习翻身,学习从卧

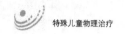
位到坐位的躯干转移运动能力,再从坐位转移躯干到爬的运动发展,婴幼儿通过手的交替使用,学习四肢协调运动能力。这一过程是积极主动、有选择的过程,感知游戏的动因就在于感觉和肢体运动使用过程中获得快乐和自主控制的感觉,婴幼儿通过直接感知和实际动作,获取周围环境信息并适应。

（二）粗大运动能力训练

粗大运动能力训练是感觉、认知、行为的复合学习过程,包括个体和环境的相互作用。儿童从抬头、翻身、坐、爬、站立、行走都涉及运动感知和认知的发展。尤其是在幼儿期和儿童期,儿童大部分时间都通过玩来学习运动技巧,提高动作的准确性和灵活性,发展生活与学习所需的基本动作技能。此发育顺序并非呈直线式上升,而是螺旋式的发展。

游戏滑板爬:可以调节前庭固有感觉和触觉以及视觉功能,引发丰富的平衡反应。具体是让孩子俯卧在滑板上,以腹部为中心,身体紧贴滑板,头部抬高、挺胸、双手伸直用力向前滑。运动中大量的视觉信息、脊髓及四肢的本体感,可使整体感觉统合功能积极发展。

游戏跳跳床:可以强化前庭刺激,抑制过敏信息,矫治重力不稳和运动企划不足,促进前庭感觉的统合,促进手眼协调,稳定情绪。具体是让孩子站在跳跳床上,双脚并拢蹦跳,跳起来时,膝盖弯曲,脚后跟踢至臀部。

羊角球:让儿童坐在球上,双手紧握着手把,身体屈曲,向前跳动。通过姿势和双侧的统合,促进儿童较高程度的运动企划。

（三）精细运动能力训练

儿童精细运动发育有一定规律,是由简单到复杂、不协调到协调、粗大到精细控制。手的精细运动发展可有效促进脑的发育,防止继发性运动机能障碍和感觉发育滞后。训练时可分别做单手和双手协调活动设计,制定出作业疗法或手左右利及配戴支具等训练目标,并在游戏和作业活动中使儿童学会协调运动。训练强调功能发展,包括使用工具,为其逐步过渡到日常生活自理而奠定基础,例如画直线、画圆以及画各种平面图形,穿珠、系鞋带、解鞋带,折纸、剪纸、手工、泥工、烙画,筷子夹豆、翻书页、手指操等游戏。

插棍游戏:儿童俯卧在网缆中,头部抬高向前,指导者协助前后摆动,让儿童在摆动中用双手从左至右、从上往下按次序插棍。可使颈、背部肌肉强烈收缩,改善眼的注视,促进前庭固有感觉、视觉、触觉的发展和全身肌肉的伸展和活性化,对提高儿童有意注意力有很大的帮助。

时光隧道:让儿童俯卧身体从隧道中爬行通过。这可帮助儿童判断身体形象,加强肌肤的各种接触刺激,并调节前庭感觉;改善本体感觉不佳和触觉敏感或迟钝,发展眼手协调能力。

（四）感觉统合训练

感觉统合训练如同游戏活动,但有别于一般游戏,它是训练者根据儿童的感觉和动作发展的不良状况,经过专门研究、精心选择、调配器材,以游戏的方式让儿童在游戏中表现出一系列的统合行为和脑力强化训练活动,丰富儿童的感觉刺激,使大脑能综合处理训练中接受的各种感觉信息,并做出正确决策。这种训练通过组织与整合各种感知信息,加强自我控制与整体协调,使机体能有效运作,提高注意力、自我控制力、组织能力、概念与推理能力等,从而克服运动障碍。此外,还能增强注意力,提高学习能力与适应能力,并将习得技能逐步融入日常生活中,增加与外界环境的互动,不断提升儿童的自信心。

滚筒游戏:用来强化固有感觉来提高身体平衡能力,让儿童以俯卧、仰躺或坐卧等姿势在滚筒上做头、颈部抬起,手和双臂伸展的动作。可增强前庭固有感觉和触觉刺激,强化本体感和身体形象概念,改善身体协调不佳、触觉敏感或迟钝。

大笼球游戏:用来促进前庭感觉体系发展,让儿童以俯卧、仰躺或坐卧等姿势在大笼球上将手和上臂伸直。可促进本体感觉和平衡反应的发展,改善触觉敏感或迟钝。

圆筒吊缆游戏:用来促进身体协调以及固有前庭感觉输入统合。让儿童屈曲身体,用手紧抱圆筒并保持身体平衡,亦可据其能力做前后左右大回转难度运动训练,运动的同时让儿童感知危险的信号,发展保护性动作意识。

滑滑梯:统合身体的紧张性迷路反射,强烈刺激前庭体系,让儿童俯卧在滑板上,双手抓住滑梯两侧用力向下滑,滑下时双臂朝前伸展,双腿并拢头抬高,使头部、颈肌同时收缩,促进身体保护伸展行为的成熟。

袋鼠跳:用来强化前庭固有感觉,抑制过敏的信息,让儿童站在袋中,双手提起袋边,双脚同时向前跳。

（五）日常生活活动能力训练

日常生活活动是指为了满足儿童的日常生活需要,每天所进行的必要活动,分为基础性活动和工具性活动。可将日常生活活动训练设计在功能性游戏活动（小护士游戏、购物游戏、银行钱币兑换游戏等)中,如角色扮演、象征性地使用替代物进行假装游戏,通过想象这种特殊形式实现参与自然和社会活动的愿望,培养学习社会角色的社会职责,掌握各种行为准则。还可指导儿童有目的和有选择地进行某项活动,强调掌握某一生活或工作技能,发展其生活能力和工作能力,进一步改善儿童的机体、心理和社会功能。

(六)综合能力发展训练

综合能力训练涵盖了肌力、耐力、协调能力等方面的发展。智障儿童广泛存在协调能力差的问题,动作精细程度差且体态和姿态笨拙,对身体或身体不同部位在时间、空间、肌肉功能与运动节奏等方面,不能把握时空与节奏特征、用力强度,同时或依次准确配合以适当完成动作的能力感知很差。通过综合能力训练可适当改善这些问题。

1. 水疗

在现代儿童康复中,水疗已成为特殊儿童物理治疗中的一种重要方法。智障儿童水疗康复的应用是以水和游戏为载体(图4-5-1),运用水的温度、浮力、静水压、导热等物理学性质,将运动、感觉、感知、意识和行为管理融合在康复治疗的软环境中,丰富了物理治疗的内容,有效改善智障儿童的心肺功能和有氧耐力,提高平衡、感觉统合、肢体运动协调性,建立自主运动感觉,增强自信心。水疗还提供了优越的激发动机和运动学习的环境,是提高智障儿童生命质量的一种有效途径。

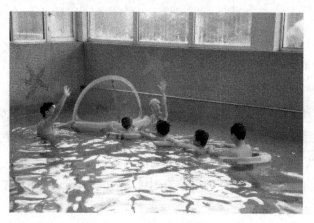

图4-5-1 水疗康复

2. 轮滑训练

轮滑训练以轮滑运动为手段,融合游戏的方式促进智障儿童发展身体平衡、增强肌肉的力量和身体各关节的灵活性及耐力素质(图4-5-2),对智障儿童心理素质的提高和智能发展起到了积极的促进作用。

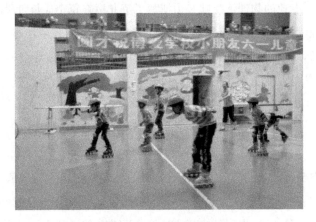

图4-5-2　轮滑训练

3. 乘马治疗

乘马疗法是以神经生理学为基础的马背运动疗法,骑马时接收到触觉、前庭觉、本体感觉等感觉的刺激输入,增加骑者专心注意的时间、空间方位感,以及凝听的技巧、学习的意愿与沟通的能力,达到了改善平衡、促进动作的协调性、恢复关节与肌肉机能、促进肌肉张力正常化、强化心肺功能、维持对称与直立姿势、疏导心理、调节情绪的目的(图4-5-3)。

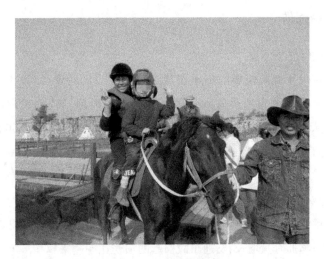

图4-5-3　乘马治疗

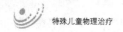

智障是由于多种原因造成的综合症状,因而需要多学科专业人员的密切配合和通力协作,从"功能—支持—生活质量"角度出发,关注功能性行为和环境因素的支持。实践中,专业的物理治疗师必须清楚了解儿童在每个成长阶段的实际需要,使用多种物理治疗方法介入康复实践,以改善智障儿童的各项功能。早期干预中的物理治疗师,不仅仅是治疗者,也是照料儿童家长的专业指导者,还是专业团队中的成员,与其他专业工作者一起进行成效互补的整合式康复服务。

第六节　脊髓损伤和脊髓炎

脊髓是中枢神经系统的低级部分,由三层被膜包围,由外向内依次为硬膜、蛛网膜和软膜。它的上端在枕骨大孔水平与延髓相连,下端形成脊髓圆锥。它以脊神经和躯干及四肢相连,支配相应部位的躯体运动和邻近部位的躯体感觉,并且通过内脏神经控制内脏的活动和感觉。因此运动障碍、感觉障碍和自主神经功能障碍是脊髓疾病的三大主要症状。

脊髓不同部位损害引起相应的临床症状,如脊髓半侧损害,表现为病变平面以下同侧肢体瘫痪、深感觉障碍。对侧痛、温觉障碍,称为脊髓半切综合征,多见于脊髓外伤和髓外肿瘤早期,如脊髓横贯性损害,则出现损害平面以下各种感觉缺失、上运动神经元瘫痪及括约肌功能障碍等。

一、脊髓损伤

(一)概述

儿童和青少年脊髓损伤的临床表现和并发症有其特殊性,发生于青春期前的脊髓损伤会影响儿童的生长发育、活动能力,并限制了他们对周围环境的探索,使运动、认识、心理和职业能力的发展受到限制。儿童与青少年脊髓损伤并发症多、后遗症永久,护理与治疗应贯穿患儿的一生,一般处理原则区别于成人损伤。

1. 流行病学

我国儿童与青少年脊髓损伤的原因以交通事故、坠落伤和运动损伤为主,近几年随着私人轿车拥有量增长,交通事故引起的损伤比率越来越高。每年 15 岁以下儿童与青少年的脊髓损伤占 1‰～13‰,20 岁以下占 20%。小年龄儿童脊髓损伤发生率低,这与此年龄段儿童脊柱柔韧性好、运动量少、从事危险运动较少,致伤因素较少有关。儿童与青少年脊髓损伤中30%～40%为不完全损伤,3岁儿童脊髓损伤的男女患病率相同。婴儿和小年龄儿童头部相对较大、颈部肌肉未发育成熟,所以容易发生上颈椎损伤。

2. 生物力学

儿童和青少年脊髓损伤生物力学特点具有特殊性。脊髓损伤的机制包括过屈、旋转、牵引、过伸、垂直负荷、俯屈和剪切力,根据受力的方向和强度不同,导致不同类型的病理学表现。摇动儿童出现的挥鞭样损伤,同时伴有过伸和过屈。颈髓损伤后33%的患儿会出现颈椎半脱位,发生骨折的比例也较高,大年龄儿童或青少年多发生椎体骨折,小年龄儿童常见软骨终板骨折、单纯韧带损伤、半脱位或无影像学异常表现的脊髓损伤。

3. 病理生理

儿童与青少年脊髓损伤的病理表现为椎体软骨终板撕裂、韧带损伤、关节囊撕裂、脊髓出血、梗死、撕裂、横断、硬膜撕裂、椎动脉损伤和硬膜内外出血等。

小于11岁的青春前期儿童具有独特的解剖和生理特征,如脊髓损伤后无影像学异常表现和神经功能障碍延迟发作。无影像学异常表现的发生率约为60%,而在大年龄脊髓损伤中发生率约为20%,尽管无影像学异常表现的脊髓损伤X线摄片中没有异常表现,但患儿可能存在完全性神经损伤。

约25%～50%的脊髓损伤患儿会有神经功能障碍延迟发作,延迟发作时间从30分钟到4天不等。神经功能障碍延迟发作的患儿也会有一过性和隐性神经症状,如感觉异常和无力。延迟发作的机制包括外伤后根动脉闭塞、炎性反应使脊髓损伤自然扩展、脊柱不稳定造成的脊髓重复损伤。

(二)临床表现

1. 临床特点与诊断

(1)新生儿脊髓损伤。

新生儿脊髓损伤发病率为六万分之一,最常见的原因是分娩时扭转力导致的上颈椎损伤,臀位分娩时脊髓损伤的原因与拉力有关,损伤多见于下颈椎和上胸椎,肩位难产时不但会导致臂丛神经损伤,而且会导致颈段的脊髓损伤。新生儿胸段或腰段脊髓损伤多由脐动脉导管或分支的空气栓塞通过过渡心血管分流引起血管闭塞所致。新生儿脊髓损伤可伴有缺氧性脑病、臂丛神经损伤或膈神经损伤,常

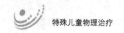
见的临床表现是弛缓性瘫痪。根据病史、神经系统受损的体征以及影像学表现可基本确诊,明确诊断要与脊肌萎缩症、先天性肌营养不良和神经管缺陷相鉴别。

(2) 无影像学异常表现的脊髓损伤。

无影像学异常表现的脊髓损伤为脊柱 X 线摄片、CT、脊髓造影和脊柱动态屈/伸位 X 线摄片无异常发现的创伤性脊髓病综合征。发生率约为 15%～20%,多见于小年龄儿童。因为缺乏影像学证据,所以无影像学异常表现的脊髓损伤诊断困难,主要根据 MRI 检查可发现异常。

2. 并发症

儿童与青少年脊髓损伤并发症多,包括深静脉血栓形成、高钙血症、自主神经反射异常、多汗症、体温调节障碍、疼痛、系统并发症(包括呼吸、循环、泌尿、消化、骨骼等)、脊髓空洞症等。临床治疗过程中,应注意并发症的早期预防,同时做好与患儿生活密切相关的成年人,如教师、学校护士、教练和社区医疗卫生服务者相关知识的宣教,包括症状识别和急救处理,一旦出现相应的并发症,应立即予以对症处理。

3. 预后

一般而言,儿童不完全性脊髓损伤预后较好,改善率占 89%,甚至可以恢复正常,这可能与儿童神经系统的可塑性有关。但完全性脊髓损伤预后差,仅 20% 的患者可有不同程度的恢复。近年来脊髓损伤的治疗获得很大发展,但每年仍有 5%～10% 的患者死亡。儿童和青少年的脊髓损伤预期寿命随着脊髓损伤的神经水平和完整性的变化而变化。神经损伤程度越轻微,预期寿命越长。同一般人群相比,C1～C4 损伤患者的预期寿命为一般人群的 59%～64%,C5～C8 损伤患者的预期寿命为一般人群的 70%～73%,截瘫患者的预期寿命为一般人群的 80%～84%。

(三) 评定

1. 神经评估

(1) 感觉检查:由轻触(LT)和针刺(PP)两种方式组成,用以检查患儿的轻触觉和痛觉。28 个皮肤节段的每一节检测和分级:0 级完全缺失,1 级受损,2 级正常(或不变),或无法检查。面部是用来检查每一个皮节感觉的参考点。2 级表示与脸部感觉相同。对于针刺觉来说,1 级表示能区别出锐利和钝的能力。在可疑情况下,十次中八次答案正确建议作为准确性的一个标准。在骶段最低处,S4-5(肛门黏膜皮肤交界处),区分出感觉的类型很重要,因为较低骶段的针刺觉保留,则神经恢复将有较好的预后。

正常者每种感觉最高得分是 112 分,轻触觉和痛觉(身体一侧 28 个皮节最高得分为 56 分,两侧相加获得总分)。

(2) 运动检查:是对 10 个关键肌使用传统的徒手肌力测试(MMT)技术(从 0 到 5 级),上肢(C5～T1 肌节)和下肢(L2～S1),检查身体的每一侧。根据其肌节的神经支配和仰卧位运动选择关键肌。大部分肌肉的神经支配来自两个神经根平面(例如,肘屈肌的神经支配来自 C5 到 C6)。当一个关键肌最初检查的肌力为 5 级,就假定它受这两个神经根的完全支配。如果肌肉肌力最初为等级的五分之三,则认为它由更完全的近端神经支配(如肘屈肌,是 C5 神经支配的肌节)。最大的运动指数得分是 100 分(由身体单侧最大成绩 50 分相加得出)。

运动平面被定义为最末端运动平面得分大于等于 3 分,平面上多数关键肌肌力为 5 级。如果没有相应的运动平面(即高于 C4,T2～L1 之间)损伤,采用最后一个感觉正常的平面。

2. 功能分级

(1) Frankel 分级方法。临床医生常用 Frankel 分级来对神经障碍的严重程度进行分类,其优点在于使用单个字母,能描述某级别的神经损伤程度、鞍区功能保留与否及损伤平面以下运动和/或感觉功能保留的类型。通过重复的神经系统评估和记录,使用从 A 到 E 的字母,可便捷地表示某治疗方法在神经功能变化方面的显著影响。Frankel 将神经障碍的严重程度分为 5 个等级。

完全性损伤(Frankel A):损伤平面以下运动和感觉完全丧失。若损伤平面发生变化,且变化后的损伤平面以下运动和感觉功能仍完全丧失的,则在"完全性损伤"一栏里用向上或向下箭头表示。

感觉不完全性损伤(Frankel B):损伤平面以下保留部分感觉功能但完全丧失运动功能,包括鞍区感觉保留,但不包括运动和感觉平面存在轻微差异的情况。

无实用价值的运动不完全性损伤(Frankel C):损伤平面以下保留部分运动功能,但残留的运动功能无实用价值。

有实用价值的运动不完全性损伤(Frankel D):损伤平面以下保留有实用价值的运动功能,能活动下肢,在借助或不借助辅具时,很多患者可恢复步行能力。

恢复(Frankel E):患者不存在肌力减弱、感觉障碍、括约肌障碍等神经异常的

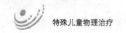

症状。可能存在反射异常。

（2）ASIA 分级方法。1982 年，基于 Frankel 分级方法，美国脊髓损伤协会（American Spinal Injury Association，简称 ASIA）首次公布了脊髓损伤神经功能分类标准。1992 年，国际脊髓损伤学会在上述指南的基础上，创建了真正的国际标准，包括自主神经功能评估在内的进一步细化的 ASIA 标准目前已经采纳。

AIS-A——鞍区 S4～S5 平面无任何感觉和运动功能保留。

AIS-B——本质上等同于 Frankel B 级，但强调了鞍区 S4～S5 功能的保留。应指出 AIS-A 级和 AIS-B 级的区别仅在于 S4～S5 的感觉、运动功能有无保留，即一位感觉不完全性损伤的 Frankel B 级患者，若感觉保留至 S2 或 S3 而非 S4～S5，则不能认为其在 C5 损伤部位以下仍保留长传导束。

AIS-C——患者损伤平面以下超过一半的关键肌肌力小于 3 级。

AIS-D——损伤平面以下至少有一半以上的关键肌肌力大于或等于 3 级。

AIS-E——存在脊柱损伤，但在神经学检查时未发现存在神经功能障碍。

（四）物理治疗

脊髓损伤急性期的治疗、护理与康复，儿童与成人基本相同，但要考虑儿童的生长发育、年龄和身高等情况，康复目标要随儿童和青少年生长的动态变化而变化，基本目标是维持健康，恢复功能和提高生活质量。常规康复治疗应包括运动疗法、日常生活能力训练、肠道、膀胱和皮肤处理、社会服务、心理和职业咨询。除了常规的康复外，还需加入移动能力、教育、社会服务、娱乐治疗，以改善功能，提高生活质量。

1. 运动疗法

特殊儿童的坐位训练，可通过游戏的方法获得无辅助的坐位姿势。要及早培养患儿从卧位坐起的能力，还要教会患儿在垫上翻身，由仰卧位变成俯卧位，以及移动躯干和下肢的动作。脊髓损伤儿童容易出现脊柱畸形，因此要特别重视加强患儿背部肌肉的训练。

脊髓损伤的患儿学习步行能力训练耗时较长，但其效果比成年人好，往往可以完全摆脱轮椅。步行训练要尽早开始。患儿一岁半时就可开始，步行能力取决于年龄、体型、神经损伤水平等。L3 或 L3 以下水平损伤、ASIA 分级为 D 的儿童最有可能获得步行能力。儿童体形小，会比青少年和成人更有可能进行主动移动。

2. 理疗

植入式功能性电刺激系统已被成功应用于 C5 或 C6 四肢瘫的青少年，恢复其抓据功能,6岁以上的儿童会比较容易从这种技术上获得治疗效果。植入式功能性电刺激系统也可用于直立移动治疗,每周建议使用植入式功能性电刺激治疗2~4次。髋关节脱位、下肢挛缩、严重的脊柱侧凸和皮肤肿胀是功能性电刺激的禁忌证。

3. 辅具治疗

四肢瘫患儿的手功能可以通过多种静态和动态矫形器来改善,但佩戴矫形器影响外观,并产生不舒适感,患儿常不愿意使用矫形器。站立有利于提高和恢复脊髓损伤儿童的许多功能,并能让脊髓损伤儿童脱离上肢而承重站立,允许他们使用双手进行各种活动,提供与同龄人平视的机会。脊髓损伤儿童选择轮椅要合适,不可太大或太重,而且要便于儿童操作。

4. 相关疗法

(1)心理治疗。

心理问题是儿童和青少年脊髓损伤后的主要问题。因为脊髓损伤的巨大影响,加上青春期的波动,所以脊髓损伤青少年会有较高的自杀风险,需要根据不同的发育阶段,对患儿进行持续的心理教育和咨询。家庭对脊髓损伤儿童和青少年会产生重要影响,因此,患儿的父母和其他重要的家庭成员也需要接受心理咨询和治疗。

在儿童脊髓损伤治疗的过程中,随着儿童和青少年的成长,性功能是常被忽略的方面。因此,需要对患儿的家人进行相关年龄性功能知识的宣教,内容包括所有儿童和青少年常见的性功能问题、与脊髓损伤有关的特定性功能问题等。根据不同发育阶段提供性教育和咨询,对于大年龄儿童和青少年,要在没有父母陪同的情况下提供性咨询。

(2)娱乐治疗。

游戏与娱乐是康复治疗方案必不可少的一部分,可根据儿童或青少年受伤前的兴趣爱好,设计游戏和娱乐治疗方法。游戏是小年龄儿童日常生活中的主要活动,因此,将游戏融入康复治疗中是非常必要的。大年龄的儿童和青少年,康复治疗中加入游戏和娱乐,为患儿提供了必要的休息时段。大年龄儿童和青少年还需要进行与年龄相适应的活动,如运动、电视、电影、音乐和聊天,还需要帮助他们了解和参与社区活动、学会轮椅运动。

(3)康复护理。

康复护理也很重要,患儿的母亲或负责护理的人员,在患儿出院之前要学习膀

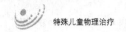

胱、直肠管理及皮肤护理知识,详细了解患儿的运动能力,并学会辅助患儿进行训练的方法。家长需要了解患儿自己能做哪些日常动作,如穿脱衣服、转移动作等,即使动作很慢,回家后也要继续训练患儿自己独立完成这些动作,这对患儿的康复非常重要。

二、脊髓炎

（一）概念

脊髓炎是指各种感染或变态反应所引起的脊髓炎症。而由外伤、压迫、血管、放射线、营养和遗传所引起的脊髓病变称为脊髓病。

（二）分型分级、诊断

急性脊髓炎是临床上最常见的一种脊髓炎,是指各种感染后变态反应引起的急性横贯性脊髓炎性病变,亦称急性横贯性脊髓炎。起病急,多数在发病 2～3 天内达高峰。病前 1～2 周有上感、胃肠道感染及疫苗接种史。病变常累及胸段 T3～T5 节段,常见有双下肢麻木或束带感,随即出现受损平面以下运动障碍、感觉缺失及膀胱、直肠括约肌功能障碍。脑脊液无色透明,淋巴细胞及蛋白质正常或轻度增高,糖、氯化物正常。脊髓 CT、MRI 多无改变。

1. 分型

（1）按起病形式分。

按起病形式分为急性（1 周内病情达高峰）、亚急性（2～6 周）和慢性（超过 6 周）脊髓炎。

（2）按病因分。

按病因分为:①感染后和预防接种后脊髓炎;②病毒感染性脊髓炎;③细菌或螺旋体性脊髓炎;④真菌性脊髓炎;⑤寄生虫性脊髓炎;⑥原因不明的脊髓炎。

（3）按炎症累及部位分。

按炎症累及部位可分为:①脊髓前角灰质炎;②横贯性脊髓炎;③上升性脊髓炎;④播散性脊髓炎;⑤脊膜和脊髓同时受累的脊膜脊髓炎;⑥脊膜和脊神经根均受累的脊髓脊神经根炎。

2. 分级

分级,采用修改的 Frank 标准。

A. 完全性损伤:骶段（S4-5）无任何感觉或运动功能保留。

B. 不完全性损伤:损伤平面以下包括骶段有感觉但无运动功能。

C. 不完全损伤:损伤平面以下存在运动功能,大部分关键肌肌力3级以下。

D. 不完全损伤:损伤平面以下存在运动功能,大部分关键肌肌力3级或以上。

E. 正常:感觉或运动功能正常。

根据急性起病,前驱有感染史或疫苗接种史及快速出现的横贯性脊髓损伤的临床表现,结合脑脊液及脊髓MRI检查结果,即可诊断。

（三）评定

需要有神经科/康复科医师、PT/OT治疗师、护士、心理医生及患者共同参与,分析病情,根据病情制订个性化康复方案,包括如下内容。

1. 损伤水平的评定

颈1～胸1段横贯性脊髓炎造成四肢瘫,胸腰段损伤(T1以下)造成截瘫。脊髓损伤水平是确定患者康复目标的主要依据。

对于横贯性脊髓炎患者来说,脊髓损伤水平一旦确定,其康复目标基本确定。对于不完全性脊髓损伤患者来说,应具体确定脊髓损伤水平以下的肌力评分。脊髓损伤水平对选择康复治疗方法,制订护理方案和评价疗效有重要意义。

表4-6-1　不同损伤平面的急性横贯性脊髓炎患者的康复治疗目标

脊髓损伤水平	基本康复目标	需用支具轮椅种类
C5	床上动作自理,其他依靠帮助	电动轮椅、平地可用手动轮椅
C6	ADL部分自理,需中等量帮助	手动电动轮椅,可用多种自助具
C7	ADL基本自理,移乘轮椅活动	手动轮椅、残疾人专用汽车
T1～T4	ADL自理,轮椅活动支具站立	同上,骨盆长支具
T5～T8	同上,可应用支具治疗性步行	同上
T9～T12	同上,长下肢支具治疗性步行	轮椅,长下肢支具、双拐
L1	同上,家庭内支具功能性步行	同上
L2	同上,社区内支具功能性步行	同上
L3	同上,肘拐社区内支具功能步行	短下肢支具、洛夫斯特德拐
L4	同上,可驾驶汽车,可不需轮椅	同上
L5～S1	无拐、足托,功能步行及驾驶汽车	足托或短下肢支具

2. 运动系统评定

运动系统评定包括肌力、肌张力、关节活动度、痉挛程度、协调与平衡功能、日

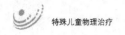

常生活能力(ADL)评定及步态分析。

3. 感觉系统评定

感觉系统评定表现为脊髓损伤平面以下深浅感觉均消失,感觉消失区上缘常有感觉过敏或束带感。

4. 自主反射检查

早期表现为尿潴留,膀胱无充盈感,呈无张力性神经元性膀胱,此时应注意及时导尿;随着病情好转,膀胱容量缩小,脊髓反射逐渐恢复,膀胱充盈至 300～400 mL时会自动排尿,为反射性神经元性膀胱,出现充溢性尿失禁。

(四) 治疗

急性脊髓炎应早期诊断,尽早治疗、精心护理、早期康复训练对改善预后有很重要的作用。

1. 药物治疗

急性期可采用大剂量的甲强龙冲击治疗,10～20 mg/kg,1 次/天,连用 3～5天,后改为泼尼松口服,1 mg/kg/d,渐减量停用;也可选用大剂量免疫球蛋白 400 mg/kg/d,连用 3～5 天。根据感染情况及时选用必要的治疗呼吸道及泌尿系感染的抗生素;B族维生素有助于神经恢复。如双下肢痉挛明显,可加用巴氯芬、地西泮、丹曲林;如肢体疼痛,可采用红外线热疗及解热镇痛类的药物。

2. 康复治疗

康复治疗的目标是利用康复手段,使患儿功能最大限度恢复,以便他们重返社会,接近正常或比较正常地生活。不同阶段的康复治疗的方法不同。

(1)急性期。预防肢体挛缩畸形,促进机能恢复:应及时地变换体位、被动肢体及关节活动,避免严重肌痉挛。病人仰卧时将其瘫肢的髋、膝部置于外展伸直位,避免固定于内收半屈位过久,防止足下垂;并间歇让患儿俯卧位,促进躯体的伸长反射,防止屈肌痉挛。

(2)恢复期康复。

第一,运动功能康复。

a. 肌力训练:肌力为 0 级时,只能进行功能性电刺激运动,诱发肌肉主动收缩,避免肌肉废用性萎缩,保持关节活动度,避免挛缩;肌力为 1～2 级时可采用肌肉电刺激疗法,可以开始助力运动训练;肌力达 2 级时,可进行免负荷运动,产生功能性关节主动活动;肌力 3～4 级时,由主动运动渐进到抗阻力、等速运动,促使肌力和耐力恢复正常,提高心肺功能。

b. 肌肉牵张训练:对肌肉和韧带进行牵伸延长训练,主要用于治疗肌痉挛,肌腱、韧带或关节挛缩、痉挛性疼痛。多用于下肢,每次保持15~20秒,重复10~20次。如直腿抬高练习腘绳肌;足背曲减轻跟腱挛缩;大腿外展练习内收肌;如累及上肢,由治疗师进行肩关节、肘关节牵拉,防止腕下垂,肩内收旋前。

c. 坐位训练。

d. 平衡和站立训练、协调训练、体位转移训练及步行训练。

e. 水疗。

第二,日常生活能力训练:在运动功能逐渐完善的同时,进行进食、移动、整洁修饰、穿衣、步行及二便控制训练。

第三,膀胱功能训练。

脊髓炎患儿泌尿系统康复过程由留置导尿、一次导尿和建立反射性膀胱三个阶段组成。训练方法包括括约肌控制训练、排尿反射训练、手法排尿试验、水出入管理制度、间歇导尿、定时排尿、提示性排尿、盆底肌功能训练。

第四,作业疗法。

作业疗法包括轮椅训练、日常生活活动训练、工作训练、文体训练和矫形器的应用。

功能性电刺激:又称人工脊髓,通过适当剂量的电刺激使肌肉或肢体重现功能活动。刺激可直接作用于肌肉或神经,增强肌肉的有氧代谢,释放更多的活性酶;增加肌肉的横切面积和提高肌原纤维所占的百分比,从而增强肌力;增快肌肉的收缩速度和增强肌肉的耐力。此外,尚可在中枢神经系统与肌肉之间开放更多的通道而加强其控制运动的能力。

(1)刺激股四头肌:留负极于大腿前面上中交界处,诱导期可见股四头肌间断性收缩,而于强化期及站立期则明显有力。

(2)刺激股神经:置负极于腹股沟股动脉之外侧,刺激后可见股四头肌收缩,虽然强度低但是效果好,能改善排尿功能。

(3)刺激腓总神经:置负极于腓骨小头下方,正极于小腿外侧伸肌肌腹上,用以纠正足下垂,使踝关节呈足背伸而为站立和步行做准备。

(4)刺激腰背骶棘肌:置电极于感觉平面以下的两侧骶棘肌,使腰背肌收缩,维持人体站立姿势。

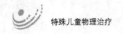

(5) 刺激正中神经:置负极于肘窝正中,正极于前臂下 1/3 屈侧。

(6) 刺激尺神经:置负极于肘后内侧,正极于前臂中下 1/3 交界处之屈侧。

(7) 刺激桡神经:置负极于肘窝外侧,正极于前臂中下 1/3 交界处的屈肘穴处。

3. 合并症的处理

脊髓炎患儿易出现痉挛、体位性低血压、自主神经过反射、体温调节障碍、褥疮等合并症,合并症的处理是康复治疗中必不可少的重要环节。

第七节　周围神经损伤

一、概述

周围神经损伤(Peripheral Nerve Injuries,简称 PNI)是指周围神经干或其分支意外受到外界直接或间接创伤而发生的损伤,导致躯干和肢体的运动、感觉及自主神经功能障碍的一种临床病症。儿科常见的神经损伤是臂丛神经损伤,尤其是新生儿臂丛神经损伤最为多见,其次是注射性坐骨神经损伤,其他神经损伤类型较少。

(一)病因与发病机制

1. 产伤

产伤是新生儿臂丛神经损伤的主要原因,发生率为 0.05%～0.09%,在分娩过程中,由于胎位不正、胎儿过大、产道过小引起分娩困难,或助产技术不当等引起。

2. 注射性损伤

注射性损伤是小儿坐骨神经、腓总神经损伤的常见原因。与神经直接损伤和注射药物的刺激性或毒性作用等有关。

3. 运动时闭合性损伤

运动时跌倒或撞击硬物受到钝挫伤或擦伤,或肢体骨折而并发神经损伤,以及伤后高度肿胀的组织压迫或机化的瘢痕组织牵扯挤压邻近部位的神经而使神经受到损伤。

4. 手术误伤

比较少见。

5. 切割伤

常因锐器如玻璃、刀剪刺伤或切割致神经损伤。

(二)临床特点

周围神经(除部分颅神经外)一般为混合神经,损伤时表现为运动、反射、感觉、血管运动、分泌营养等各方面障碍。

1. 运动障碍

运动障碍主要表现为受损神经支配区肌肉主动运动消失,呈迟缓性瘫痪,肌张力降低或消失,肌肉萎缩,由于关节活动的肌力平衡失调,出现关节挛缩和畸形,从而导致日常生活活动能力下降。肌电图呈失神经损伤。

2. 感觉障碍

感觉障碍可因神经损伤部位和程度不同而有不同表现,如局部麻木、刺痛、灼痛、感觉过敏、感觉减退、感觉消失或实体感消失等,痛觉增加常与损伤局部直接受压有关。

3. 反射障碍

反射障碍主要为损伤神经所支配区域的深浅反射均减弱或消失。

4. 自主神经功能障碍

受损神经支配区域的皮肤早期血管扩张,表现为皮肤潮红、发绀、温度升高;后期因血管收缩而出现皮肤苍白,变薄,温度降低。汗腺分泌失调早期表现为多汗,后期少汗或无汗,皮肤干燥。营养障碍表现为肌萎缩、皮肤萎缩、角化过度、毛发过多、指(趾)甲无光泽及粗糙脆裂,骨质疏松及营养性溃疡等。

5. 继发性变化

继发性变化主要包括①软组织变化:腱鞘增厚和纤维粘连,导致关节活动范围变小,关节周围肌肉无力导致关节无力、不稳、水肿和废用导致关节囊和韧带无力,使关节产生过度活动,关节退变。由于负重关节的异常生物学与拮抗肌的反向牵拉,进而导致关节畸形。②骨变化:儿童的生长骨在神经损伤后有一个增生期,骨早熟、生长停止,导致骨的长度、直径及骨突明显缩小,造成以后上下肢长度差异。

(三)临床分类

下面重点介绍儿科临床较为常见的臂丛神经损伤和注射性坐骨神经损伤。

1. 新生儿臂丛神经损伤

臂丛神经损伤后引起相应神经根所支配的肌群麻痹,临床上因臂丛神经损伤

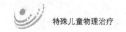

部位的不同,表现也不相同,可分为3种类型(上臂型、下臂型、全臂型)。通常均为单侧,但约10%为双侧性损伤,无论其部位何在,瘫痪皆在出生后立即出现。

(1)上臂型。又称Erb's麻痹(Erb-Duchenne paralysis),是臂丛神经上干C5、C6的损伤,临床较为多见,约占80%～90%,主要表现为自肩以下的上肢不能外展、外旋,前臂不能旋后。因此患肢下垂于身侧,呈内收、内旋、前臂旋前,腕关屈曲样特殊异常姿势。约有5%患儿并C4神经根损伤,致膈肌麻痹,其中80%以上为单侧,尤其易引起右侧膈肌麻痹。患儿可无症状或有轻度心率增加和呼吸困难等症状。但双侧膈肌麻痹则会引起明显呼吸困难,危及患儿生命,检查可见患侧腹式呼吸消失。胸透可见患侧膈肌抬高和矛盾运动。上臂处和前臂外侧面皮肤感觉减退,但在新生儿期很难确定。

(2)下臂型。又称Klumpke's麻痹(Klumpke's Paralysis),是臂丛神经下干C7～T1损伤,比较少见,主要表现为上肢远端麻痹,手腕活动消失(手麻痹)。其中约1/3患儿星状神经节交感神经纤维同时受损伤,引起同侧霍纳(Horner's),表现为同侧眼睑下垂及瞳孔缩小。

(3)全臂型。整个臂丛神经C5～T1均有不同程度损伤,引起整个上肢的弛缓性麻痹,感觉亦可丧失,预后极差。

轻症在出生后不易立即被发现,常在数日后经观察才发现。本病需与脑损伤(脑性瘫痪)肱骨骨折、肩脱位及锁骨骨折等鉴别。可证实神经根断裂或撕脱。预后取决于神经损伤程度,轻者只有神经纤维受牵拉,其周围发生水肿、充血,水肿吸收后可完全恢复;但也可因局部机化形成瘢痕压迫而不能完全恢复,此时需通过手术松解才能达到完全恢复。中度损伤时一部分神经被牵拉,一部分被撕裂,因而恢复往往不完全,需通过神经吻合才能恢复功能。严重时神经干被拉断或神经根从脊髓处撕脱,须借助神经移植或移位手术来恢复上肢部分功能。

产伤性臂丛神经损伤以往多采用保守治疗等待自然恢复,近年来随着显微外科手术的发展,主张早期手术探查的趋势。由于婴儿的生理特点,神经损伤较成人有更大的恢复能力,因此选择手术时机对患儿预后有决定性意义。如过早手术可使一部分能够自发恢复的患儿失去机会,同时还有可能由于手术损伤正常神经纤维,反而不利于神经的恢复。通常认为3～6个月尚未恢复者应作为手术指征,因6个月后开始出现迟缓恢复难以达到正常功能。

2. 注射性坐骨神经损伤

当前在小儿周围神经损伤中,坐骨神经受损的发生率最高。其中大多数与臀部肌肉注射失误有关。少数由其他原因引起。坐骨神经由胫神经和腓总神经组成，分别起自 L4～L5 和 S1～S3 的前、后股，包围在一个结缔组织鞘中，穿梨状肌下孔至臀部，于臀大肌深面沿大转子与坐骨结节中点下行，股后部在股二头肌、半膜肌之间行走，至腘窝尖端分为胫神经和腓总神经，沿途分支支配股后部的股二头肌、半腱肌、半膜肌。注射性坐骨神经损伤多见于 2～12 岁，患儿注射药物前无下肢活动障碍，大多数常在注射药物时或注射后出现注射部位剧烈疼痛，哭闹不安；较大患儿能自述注射局部剧痛并向下肢放射、麻木，立即出现患侧足踝部分活动障碍，患儿拒绝下地，足尖行走或完全不能站立。少数注射后 2 天后才发现有足趾活动障碍。检查时常有腘窝、大腿后部压痛，背屈患足疼痛加剧，髋部外展和膝以下肌群无力。由于 86% 以上病例主要损伤腓总神经，多数患儿表现股后部肌肉及小腿和足部所有肌肉全部瘫痪，导致膝关节不能屈，踝关节与足趾运动功能完全丧失，呈足下垂、足背屈困难。小腿后外侧和足部感觉丧失，足部出现神经营养性改变。由于股四头肌健全，膝关节呈伸直状态，行走时呈跨越步态。

二、运动障碍

婴幼儿及小儿由于年幼，常不能或难以诉明受伤过程及伤后功能障碍情况，重要的是通过细致观察患儿自主活动时肢体活动情况进行判断，如受累肢体的静止姿势，把持或玩弄玩具时的活动情况，下肢行走步态和肢体活动时出现疼痛的征象。检查是否成功很大程度上取决于检查者能否很好地进行引导。检查婴幼儿时以检查其运动功能受损的情况为主。

1. 新生儿运动障碍

患儿常表现为特殊姿势：患肢下垂，上臂和前臂内收而不能外展，前臂伸直且旋前，前臂不能旋后和弯曲。患肢活动少，牵拉其患肢时则啼哭不安。伤后即见锁骨上窝处有淤斑或皮下出血，并可触及局部肿胀。以后可见锁骨上窝斜角肌处增厚变硬。发生面瘫时闭眼不全，啼哭时面部活动减少，鼻唇沟变浅。患儿外耳道下方至下颌角范围可见产钳压迹。

2. 上肢神经损伤

最常见的上肢神经损伤是桡神经损伤，多为肱骨干骨折和石膏固定所引起，表现为垂腕、垂指。正中神经在腕部位置表浅，易被锐器割伤此处，引起拇指外展及对掌功能障碍。尺神经则在肘部位置浅而易受伤，引起掌指关节过伸，指指关节屈曲,形成爪形手。

3. 下肢神经损伤

下肢神经损伤时,观察患儿行走的步态具有很大的诊断意义。腓总神经损伤时呈垂足走行,足尖朝向地面。患儿为了不让下垂的足尖触及地面而抬高小腿,足尖先落地,其次为足外侧缘,最后是足跟落地。股神经受损时,由于屈髋屈膝不能,走行时步伐细小,可见明显的脚摆动。坐骨神经损伤时,下肢活动障碍严重,大腿后方及小腿和脚的肌肉均瘫痪,感觉障碍的范围涉及大腿后面、小腿后面和外侧面及整个足部。

三、康复评定

除应进行病史采集和体检外,还需进行康复评定。康复评定的目的是了解周围神经损伤的程度、判断预后、确定康复目标、制订康复计划、评定康复效果等。

(一) 运动功能评定

(1) 望诊,皮肤是否完整、肌肉有无肿胀或萎缩、肢体有无畸形、步态和姿势有无异常。

(2) 肢体周径测量。

(3) 肌力和关节活动范围评定。

(4) 运动功能恢复的评定:0级(M_0)为肌肉无收缩;1级(M_1)为近端肌肉可见收缩;2级(M_2)为近、远端肌肉均可见收缩;3级(M_3)为所有重要肌肉能抗阻力收缩;4级(M_4)为能进行所有运动,包括独立的或协同的;5级(M_5)为完全正常。

(二) 感觉功能评定

(1) 感觉功能评定,包括触觉、痛觉、温度觉、压觉、两点辨别觉、皮肤定位觉、皮肤图形辨别觉、实体觉、运动觉、位置觉、神经干叩击试验(Tinel 征)等。

(2) 感觉功能恢复的评定:0级(S_0)为感觉无恢复;1级(S_1)为支配区皮肤深感觉恢复;2级(S_2)为支配区浅感觉和触觉部分恢复;3级(S_3)为皮肤痛觉和触觉恢复,且感觉过敏消失;4级(S_4)为感觉达到 S_3 水平外,两点辨别觉部分恢复;5级(S_5)为完全恢复。

(三) Tinel 实验

该检查是当神经受伤后了解神经再生情况的方法。其原理是,当神经轴突再生时,位于生长最前端的新生轴突尚未形成髓鞘,叩击此处时患儿感到放射样疼痛和触电样感觉。沿受伤神经干走行部位叩击,可了解其再生情况。

（四）电生理学评定

电生理学评定对判断周围神经损伤的部位、范围、性质、程度和预后等均有重要价值。在周围神经损伤后康复治疗的同时,定期进行电生理学评定,还可监测损伤神经的再生与功能恢复的情况。

1. 直流感应电检查法

直流感应电检查法通常在神经受损后 15～20 天即可获得阳性结果。观察指标有兴奋阈值、收缩形态和极性反应等。

2. 强度—时间曲线检查法

强度—时间曲线检查法通常在神经受损 3 天后即可获得阳性结果。观察指标有扭结、曲线的位置、时值和适应比值等。

3. 肌电图检查法

肌电图检查法是将肌肉兴奋时发出的生物电变化引出放大,用图形记录出来。一般比肉眼或手法检查早 1～2 个月发现肌肉重新获得神经支配。①正常情况下,肌肉在松弛时是静息状态,无波形出现。轻收缩时呈现单个及多个运动单位电位。肌肉最大收缩时,多个运动单位电位密集,互相干扰,呈干扰相。②周围神经完全损伤早期,其所支配肌肉可完全无电位活动。2～4 周后,可出现失神经的纤颤电位和正向电位,试图作肌肉收缩时,亦无运动单位电位出现。③神经再生后,失神经的纤颤电位和正向电位逐渐消失,恢复新生电位,少数单个运动单位电位,最后恢复运动相以至干扰相。若神经长期未获再生,随着肌纤维被纤维组织所代替,失神经的纤颤电位和正向电位亦消失。④如果运动单位电位数量渐增,说明神经再生过程在继续;如果数量不增,则提示预后不佳,应考虑手术干预。

4. 神经传导速度的测定

利用肌电图测定神经在单位时间内传导神经冲动的距离。以此可以判断神经损伤的部位、神经再生及恢复的情况。应用价值比肌电图大。正常情况下,四肢周围神经的传导速度一般为 40～70 m/s。神经部分受损时,传导速度减慢。神经完全断裂时,神经传导速度为 0。

5. 体感诱发电位(SEP)检查

此检查是刺激从周围神经上行至脊髓、脑干和大脑皮质感觉区时在头皮记录的电位,具有灵敏度高、定量估计病变、定位测定传导通路、重复性好的优点。

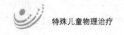

四、物理治疗

小儿周围神经损伤后,无论手术与否,早期积极采用综合疗法,对患儿进行治疗,对促进神经再生和功能重建均十分重要。

(一)理疗

1. 超短波治疗

在损伤的早期,采用超短波治疗,改善患处循环可减轻局部水肿、渗出,改善组织的代谢和营养,小剂量超短波治疗可促进神经纤维再生,1次/天,10~15次为1个疗程。

2. 直流电碘离子导入

急性期过后,可采用直流电碘离子导入疗法,因为碘离子在损伤的部位导入,有加强神经营养,提高神经兴奋性,促进神经功能恢复作用,1次/天,15~20次为1个疗程。

3. 电刺激疗法

此法是周围神经损伤最常用、较有效的治疗方法。一般在损伤后2~3周才进行。采用多形波治疗仪,该治疗仪能根据患儿神经损伤的程度而调节出治疗所需要的参数,如治疗所需的波形、刺激的脉宽、间隙时间及刺激强度等,使其对病变的神经肌肉发挥特有的刺激效应,而不引起正常神经肌肉过度收缩而出现疼痛。轻度神经损伤可选用脉宽 50~100 ms,间隙 1 500~2 000 ms;中度神经损伤选用脉宽 100~200 ms. 间隙 3 000~4 000 ms;重度神经损伤选用脉宽 200~300 ms,间隙 3 000~6 000 ms。电流量以能引起肌肉收缩为度,一般在 20~40 mA 之间。每个患肌每次刺激 6 分钟,1 次/天,每 20~30 天为 1 疗程,疗程之间间隙 7~10 天,一般连续治疗数月。

(二)运动疗法

根据肌力情况选用辅助运动、主动—辅助运动、主动运动及抗阻运动进行肌肉练习。适当配合针灸和按摩使损伤局部的血循环得到改善,为神经功能的恢复创造有利条件,能维持肌肉营养,预防或减轻肌萎缩、韧带缩短及关节强直,恢复肌肉活动功能。

第八节　脊髓灰质炎

一、概述

脊髓灰质炎(poliomyelitis)发病常见于儿童,部分患者可出现脊髓前角运动神经损害和肢体瘫痪,又称为小儿麻痹后遗症(简称"儿麻")。

脊髓灰质炎病毒是微小核糖核酸病毒科、肠道病毒属中的一种,分成Ⅰ型、Ⅱ型和Ⅲ型,其中Ⅰ型占大部分。人类是脊髓灰质炎唯一的传染源,且隐性感染者是最重要的传染源。传染性以发病前后7至10天为最高。本病主要通过粪—口途径传播。由于计划免疫彻底与否的缘故,在本病流行严重的国家和地区,患儿发病年龄低,而发达国家若有发病则年龄往往较大。

二、临床表现与诊断

(一)临床表现

本病潜伏期一般5～14天,临床上分为隐性感染、顿挫型、无瘫痪型和瘫痪型,咽部和粪便中均可分离出病毒,恢复期血清中和抗体增长4倍。其中隐性感染占全部感染的90%～95%,无临床症状;顿挫型占4%～8%,有胃肠道紊乱和上呼吸道炎的症状,1～3天可恢复;无瘫痪型的特征为脑膜刺激症和脑脊液改变,并有与顿挫型相仿的前驱期症状,患者通常3～5天退热,但脑膜刺激症可持续两周;瘫痪型占1%～2%,除无瘫痪型的临床表现外,尚有脊髓前角灰质、脑或脑神经的病变,可致肌肉瘫痪。

按病变部位可分成脊髓型、延髓型和脑炎型。其中脊髓型最为常见,表现为弛缓性瘫痪,不对称,腱反射消失,肌张力减退,下肢及大肌群较上肢及小肌群更易受累,但也可仅出现单一肌群受累或四肢均有瘫痪,如累及颈背肌、膈肌、肋间肌时,则出现梳头及坐起困难、呼吸运动障碍、矛盾呼吸等表现。延髓型占瘫痪型的5%～10%,呼吸中枢受损时出现呼吸不规则,呼吸暂停;血管运动中枢受损时可有血压和脉率的变化,两者均为致命性病变。颅神经受损时则出现相应的神经麻痹症状和体征,以面神经及第Ⅹ对颅神经损伤多见。脑炎型少见。

(二)诊断

根据流行情况和接触史、发热和不规则弛缓性瘫痪等症状可基本诊断,确诊依

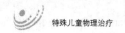
赖病毒和血清学检查。鉴别诊断包括上感、其他病毒所致的脑膜炎和脑炎、感染性多发性神经炎、白喉、家族性周期性瘫痪、假性瘫痪等。

三、康复评定

脊髓灰质炎的功能评定应该是包括神经、肌肉、骨骼等在内的多系统评定（multi-system assessment），功能评定应包括如下内容。

（一）一般检查

主要观察畸形部位和程度、姿态、肌萎缩、肢体力线的变化和行动特点，测量肢长、肢围、肢体体积等，应在充分暴露下检查。

（二）肌力检查

常用徒手肌力测试（MMT）。MMT 检查时使受试肌肉在一定姿位下做标准测试动作，观察其完成动作的能力，由测试者手施加阻力或助力。

（三）关节活动度检查

脊髓灰质炎造成的关节畸形可表现出关节活动度的异常，需要做关节活动度检查来进行判断。

（四）X 线检查

X 线可显示脊髓灰质炎后遗症骨质脱钙、变细变薄程度，骨关节畸形，以及骨骺是否已封闭，关节有无脱位或半脱位等情况。它可以指导骨性矫正手术，并了解术后截骨愈合和关节融合情况、力线矫正和肢体延长的效果。

（五）步态检查

脊髓灰质炎后遗症肌肉无力、关节挛缩或短肢畸形时可产生异常步态。步态检查需结合神经肌肉、活动度及肢长、骨盆与脊柱形态等检查，精确测量需辅以肌电图、电子量角器和多维摄像等。

（六）神经肌电图检查

通过神经传导检查，于疾病的急性期可了解肌肉失神经支配、神经支配或两者兼有的情况，同时它提供了治疗的病理生理基础，并可用以估计肌肉恢复和对治疗的反应。

（七）心理测验

脊髓灰质炎后遗症患者可出现各种心理行为改变，严重影响患者生活和其他康复举措的进行，甚至导致自伤。因此有必要进行一些心理测验来了解心理变化，如可用汉密尔顿焦虑量表和抑郁量表，及进行人格评估的明尼苏达多相人格测验等。

（八）日常生活活动能力、职业能力、社会生活能力的测定

这是评价患者能否独立生活，能否从事劳动和重返社会的较为客观的标准，有数种常用的评价表可选用。

（九）残疾评定

一级残疾：四肢功能严重障碍，或两肢功能极严重障碍，同时另一肢严重障碍。

二级残疾：两肢功能极重障碍或三肢功能严重障碍，脊柱严重软弱不能保持坐位者。

三级残疾：一肢功能严重障碍同时另两肢功能中度障碍者；三、四肢功能中度障碍者；脊柱软弱，坐立有困难者。

四级残疾：一肢功能中度障碍或两肢功能轻度障碍者；两腿长度相差3厘米以上者；有足内、外翻，马蹄畸形或髋脱位者。

四、物理治疗

（一）肌力训练

儿麻患者的肌肉瘫痪往往不十分完全，因此有可能通过训练使残存的神经元产生新的神经支配，或者使残存的肌肉纤维收缩能力提高，从而改善运动功能。肌肉功能训练包括肌力和肌肉耐力训练。运动强度不宜过大，避免产生训练疲劳。过分训练可以导致神经元死亡。

（二）牵张训练

牵张训练是治疗肌腱、肌肉、韧带痉挛的主要方法之一。牵张的方法包括手法牵伸和关节牵引。牵引需要反复进行，以逐渐产生结缔组织的形态重塑。

1. 手法牵张

一般由康复治疗师实施，注意用一只手固定或控制被治疗关节的近端肢体，而另一只手对远端缓慢施加压力或牵拉力，每次维持5分钟左右，可以重复多次。例如进行跟腱牵张时，治疗者坐在患腿外侧，用手握住足跟，前臂置于脚掌，治疗者用上身的重力通过前臂将患足向患者头部牵拉。

2. 关节牵引

关节牵引可采用重量与滑轮方法，患者取坐位或卧位，固定被牵张关节的近端

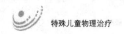

肢体,牵拉远端肢体。牵引力一般与被牵张的远端肢体垂直。牵引一般10～20分钟/次,可重复多次。重量以产生适度紧张,但无显著疼痛为度。也可以采用自身重量牵引。牵引时在活动障碍的关节进行热疗(辐射热或透热)有利于结缔组织弹力纤维的延伸,提高治疗效果。

（三）耐力训练

儿麻患者由于长期身体活动障碍,往往导致心肺功能失健和耐力运动能力降低。这是过去被忽视而又十分重要的康复治疗方向。耐力训练一般采用步行、骑车、游泳、上肢运动等,靶强度运动时间至少10～15分钟,加上适当的准备和结束活动。由于儿麻患者肌肉瘫痪不规律,因此耐力训练的动作尽量选择无瘫痪的肌肉,以避免瘫痪肌肉的过度训练。由于耐力训练的目标是提高全身耐力运动能力和心肺功能,因此应该以正常神经支配的肌肉训练为主,以保证足够的训练强度。由于患者下肢瘫痪较多,因此上肢活动应作为耐力训练的主要手段。

（四）呼吸训练

部分患者有呼吸肌功能障碍,也有部分严重脊柱畸形的患者合并胸廓畸形,影响吸气时肺膨胀或扩张,导致呼吸功能障碍。这些障碍多为限制性呼吸功能障碍。呼吸肌训练和脊柱/胸廓牵张训练是重要的基础治疗。

（五）步态训练

患者下肢如果可以在支撑相稳定,摆动相无显著足下垂,便可以进行步态训练,实现独立或辅助步行。可以使用矫形器、拐和助行器帮助患者步行。患者一般从站立训练开始,练习重心移动,单腿站立,缓慢地原地踏步,然后再练习行走,并尽量做到身体正直,支撑相和摆动相时间合理。

（六）其他疗法

1. 辅具治疗

矫形器对儿麻患者的主要作用包括支撑作用和矫形作用。支撑作用指采用下肢矫形器,固定踝关节、膝关节或髋关节,适用于下肢肌力<Ⅲ级的患者,使患者在步行支撑相可保持关节稳定承重或在摆动相改善下肢廓清能力。另外矫形器还可以用于治疗挛缩的关节,采用抗阻矫形器,给挛缩的组织以适当的压力,保持在过度矫正位,以逐步改善挛缩和关节畸形。

对下肢严重畸形,特别是下肢畸形合并严重脊柱侧弯畸形的患者往往无法使用矫形器和助行器行走,轮椅是必要的代步工具。使用髋或膝矫形器的患者,由于步行时能量消耗过大,在长距离移动时也需要使用轮椅。对于四肢均瘫痪的患者则可以采用声控或下颌控制的方式驱动电动轮椅。轮椅选用的原则见表4-8-1。

表4-8-1　小儿麻痹后遗症患者轮椅选用原则

功能障碍类型	主要应用目标	轮椅类型
下肢瘫痪,腰背肌和上肢肌力正常	轮椅作为长距离移动的工具	低靠背轮椅或运动轮椅
下肢瘫痪,腰背肌肌力不足,上肢肌力正常	轮椅作为短距离移动的工具	高靠背轮椅,或特制的运动轮椅
下肢严重瘫痪,同时上肢功能肌力不足Ⅲ级,不能用手驱动轮椅	轮椅为唯一的移动工具	电动轮椅,或特制的手动轮椅(只能在平地行进)
四肢完全瘫痪	轮椅为唯一的移动工具	使用下颌控制或声控的电动轮椅

2. 手术矫治

部分患者需要手术矫治,以达到最佳的康复治疗效果。

3. 心理治疗

儿麻患者往往有不同程度的心理障碍,从而影响其康复训练的主动性,也对其最终的康复目标产生关键的影响。心理治疗是不可忽视的基本康复内容。

第五章 骨关节疾病的物理治疗

特发性脊柱侧凸、先天/发育性髋关节脱位、先天性马蹄内翻足等脊柱与骨关节疾病常见于特殊儿童。物理治疗可有效阻止特发性脊柱侧凸畸形进展，预防和治疗先天/发育性髋关节脱位，矫正先天性马蹄内翻足畸形和防止畸形复发。本章将介绍特发性脊柱侧凸、先天/发育性髋关节脱位、先天性马蹄内翻足的定义、诊断、分型分级、功能障碍、评定和治疗。

第一节　特发性脊柱侧凸

特发性脊柱侧凸是特殊儿童常见的脊柱畸形疾病，发病率高，病因不明。特发性脊柱侧凸的治疗方法有运动疗法、手法治疗和支具治疗，及时治疗可有效阻止脊柱畸形进展，减少手术率。本节将对特发性脊柱侧凸的定义、病因、功能障碍、康复评定和治疗方法进行介绍。

一、概述

脊柱侧凸是指脊柱的一个或数个节段在冠状面上向侧方弯曲，形成一个带有弧度的脊柱畸形，通常伴有横断面上椎体旋转和矢状面上生理弧度的改变，脊柱侧凸是一种三维的畸形。国际脊柱侧凸研究学会（Scoliosis Research Society，简称SRS）对脊柱侧凸定义：应用 Cobb 法测量站立位全脊柱冠状面 X 线上脊柱的侧方弯曲，如果 Cobb 角大于 10°则为脊柱侧凸。特发性脊柱侧凸（Idiopathic Scoliosis，简称 IS）是指原因不明的脊柱侧凸畸形。脊柱侧凸在青少年中有较高的患病率，我国中小学生脊柱侧凸患病率为 0.1%～1.33%，女性患病率较高，其中 90% 以上脊柱侧凸儿童为特发性脊柱侧凸；国外脊柱侧凸的患病率为 0.64%～4.65%。在儿童中，女性脊柱侧凸的患病率较高，且严重的脊柱侧凸多见。

（一）病因

特发性脊柱侧凸目前没有明确病因，存在以下假说。

1. 遗传因素学说

特发性脊柱侧凸遗传现象很早被注意，临床调查显示，直系亲属和具有血缘关系的非直系亲属特发性脊柱侧凸发病率都有一定比例,血缘关系越近发病率越高,脊柱侧凸患者有家族史的发病率超过 30％以上,高达 97％的病例有家族倾向,Hox 基因、MATN1 基因、CHD7 基因可能与病因相关。

2. 激素学说

褪黑素可能与特发性脊柱侧凸病因相关,但目前还存在争议。在鸡的模型试验中发现,褪黑素会导致鸡出现脊柱侧凸,类似结果也在大鼠和其他动物实验中发现。但在用猴作为模型的实验中发现,褪黑素水平明显下降的猴没有发生脊柱侧凸。临床研究发现,静止型儿童特发性脊柱侧凸褪黑素水平与正常人没有差别,而进展性儿童的褪黑素水平明显下降。

3. 结构畸形学说

"结构畸形"学说认为,由于基因对部分蛋白质合成控制失调,导致椎体某些部位骨化延迟,造成椎体畸形,同时结缔组织和韧带等也因蛋白质合成失调出现短缩。在特发性脊柱侧凸儿童成长过程中,由于受到生长激素和褪黑素的影响,正常生长速率改变;机械因素及重力线的改变使脊柱畸形进一步加重。

4. 神经肌肉失调学说

神经解剖学研究表明,背部第四层肌含有大量躯体位置感受器,与韧带、关节囊和其他软组织内的位置感受器一起共同作用,把脊柱的位置和所受压力反馈给中枢神经系统。这种反馈机制对保持脊柱旁肌肌张力的平衡以及对正常位置的记忆必不可少。该学说认为脊柱侧凸患者肌肉和韧带中的躯体位置感受器不但不能对非正常的体位进行反馈,相反由于适应了渐进发展而来的脊柱畸形所造成的非正常体位,把非正常体位"误"认为是正常体位,这样的反馈机制造成了中枢神经系统对脊柱体位和活动调节失调,对脊柱侧凸发展起负加强作用。

5. 姿势解体学说

特发性脊柱侧凸儿童存在严重姿势不良和对不良姿势纠正的缺陷。"姿势解体"学说认为,脊柱侧凸儿童躯体感受器已逐渐适应了扭曲的体位和姿势,对中枢神经系统发出的是负反馈信息,把正常的体位和姿势作为"异常"姿势,造成躯体正常姿势的解体失控。

（二）病理学机制

近年来,对脊柱侧凸进展的病理学研究主要集中在脊柱生长的生物力学机制方面,主要共识为:无论是先天性、特发性、还是神经性脊柱侧凸,儿童生长发育期脊柱

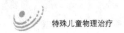

侧凸进展都会变得很快,因为脊柱侧凸进展与脊柱生长有关。骨骼的生长受骨骺压力法则(Hueter-Volkmann 定律)影响:骨骺生长与所受压力相关,压力增加,骨的生长会受到抑制,反之会加速,因此过度施压可抑制骺板生长,跨骺板牵张力可加速其生长。发生侧凸的脊柱会产生椎体和椎间盘的不对称负重(凹侧大于凸侧),导致脊柱不对称生长,生长发育期,脊柱生长明显加快,椎体不对称生长加速,导致脊柱侧凸进展加速,侧凸程度加重又会导致脊柱更为不对称负重。大量研究证实脊柱侧凸进展的这一恶性循环机制,脊柱侧凸进展风险与骨骼生长发育速度密切相关,同时也与脊柱的不对称负荷有关,但侧凸进展机制还有待进一步研究。

二、功能障碍

(一)躯干畸形

特发性脊柱侧凸会影响人体外观,早期畸形不明显而容易被忽视。侧凸发展会出现非对称性脊柱,一侧肋骨和肩胛骨隆起,另一侧肩膀部抬高或臀部凸起,身高也会不及同年龄儿。最明显的畸形是脊柱侧弯,严重病例或胸部侧凸尤为明显,而胸腰双侧凸由于畸形相互平衡,没有胸型明显而不易发现,但躯干缩短。侧弯畸形不会由改变姿势而纠正,当躯干向前弯曲时,凸出侧肋骨后隆明显,常称为"剃刀背"畸形,严重者可继发胸廓畸形。

(二)疼痛

胸腰段、腰段和腰骶段脊柱侧凸儿童常有不同程度的腰背痛,疼痛部位多见于右侧胸腰段。颈胸段以上的侧凸有时会出现头痛症状。疼痛的严重程度与侧凸的类型有关,与侧凸程度无关。

(三)平衡功能障碍

特发性脊柱侧凸儿童常存在平衡功能障碍,可能与肌梭病变、肌肉弹性障碍破坏本体感觉系统和平衡控制相关。平衡功能障碍表现为足底压力中心位置异常、重心移动范围增大、躯体摆动增大、稳定性降低、跌倒风险增高。

(四)肺功能障碍

轻中度侧凸儿童基础心肺功能不受限制,但最大运动耐量试验时通气量和最大摄氧量显著减少,严重患者可因继发胸廓畸形影响心肺发育,出现易疲劳、运动后气短、呼吸困难、心悸等症状,甚至发生心肺衰竭。肺功能不全常见于严重侧凸(Cobb 角大于 80°)或者旋转角度较大的儿童,单侧胸弯多见。

（五）心理功能障碍

特发性脊柱侧凸儿童普遍担心自身外观，对自身外观认知改变是他们心理特征变化的应激原，表现为敏感、偏执、抑郁和焦虑，女孩较男孩更易发生心理异常，重度侧凸较中、轻度侧凸儿童更为明显，还会出现自杀意念。

（六）其他功能障碍

脊柱畸形可出现神经系统牵拉和压迫症状，如会阴区麻木、大小便功能障碍、下肢麻木无力、行走异常和痉挛性瘫痪等。

三、评定

（一）临床评定

1. 病史

需要询问一切与脊柱畸形有关的情况，如健康状况、年龄及性成熟等，了解畸形开始情况、进展速度及连续治疗效果和畸形对儿童的影响，还要了解既往史、手术史、外伤史和家族史。应了解儿童家族中有无脊柱畸形及有无神经肌肉病史。如进行保守治疗，应了解治疗方法、频率和持续时间等。

2. 体格检查

检查要充分暴露身体，让儿童向前弯腰，观察后背对称性，有无肩胛骨、骶髂后凸，脊柱活动度，有无皮肤色素改变、咖啡斑、皮下组织肿块、异常毛发及囊性物，了解乳房发育情况，胸廓对称性、畸形和手术瘢痕。早期轻型侧凸的背面征象：两肩和肩胛不等高、一侧腰部皱褶皮纹、前屈时背部不对称（即"剃刀背征"）、脊柱偏离中线。检查各关节的可屈性，如腕及拇指可接近，手指过伸，膝或肘关节反屈等。测量儿童身高、坐高、体重、双臂间距、双下肢长度。进行神经系统检查，检查感觉、运动、肌力、肌张力和反射。婴儿型特发性脊柱侧凸要详细体检，了解四肢是否畸形。Adam's前屈试验是脊柱畸形重要检查方法，脊柱旋转测量尺（Scoliometer）可用于评定椎体旋转角度。

（二）影像学评定

X线检查Cobb角是诊断脊柱侧凸的金标准。对于特发性脊柱侧凸儿童，临床上常用X线检查测定Cobb角来评定侧凸的程度、监测侧凸的进展和治疗效果，对侧凸进行分类。

1. X线

（1）站立位全脊柱正侧位像：可以确定侧凸类型、部位、严重程度、柔韧性、矢状面生理性弯曲的变化,排除先天性椎体畸形。

(2) 脊柱弯曲(bending)像:用于预测脊柱柔韧度。

(3) 脊柱侧凸 X 线测量。

端椎是指脊柱侧凸弯曲发生中最上端和下端的椎体,顶椎是侧弯畸形最严重、偏离垂线最远的椎体。主侧弯(原发侧弯)是最早出现的弯曲,也是最大的结构性弯曲,柔韧性差。次侧弯(代偿性侧弯或继发性侧弯)是最小的弯曲,弹性较主侧弯好,可以是结构性也可以是非结构性的,位于主侧弯上方或下方。

Cobb 法:确定上端椎和下端椎后,在上端椎的椎体上缘画一横线,再在下端椎的椎体下缘画一横线,以此两横线为标准各作一垂直线,两条垂线的交角即为 Cobb 角。

(4) 脊柱侧凸旋转度 X 线测量。

脊柱侧凸椎体旋转畸形通常采用 Nash-Moe 法测定,根据正位片椎弓根的位置,将其分为 5 级,如图 5-1-1。

0 级(无旋转):椎弓根卵圆形,两侧对称,并位于外侧段。

1 级:凸侧椎弓根两侧缘稍变平,轻度内移,但仍在外侧段。凹侧椎弓根向外移位,外缘影像渐消失。

2 级:凸侧椎弓根影像移至第 2 段,凹侧椎弓根基本消失。

3 级:凸侧椎弓根影像移至椎体中线或在第 3 段。

4 级:凸侧椎弓根越过中线至第 4 段,位于椎体凹侧。

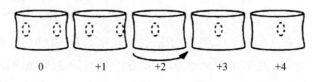

图 5-1-1　椎体旋转角度

2. MRI

MRI 可排除椎管内病变,如脊髓空洞症、Chiari 畸形、脊髓栓系和脊髓纵裂等。对于所有婴儿型脊柱侧凸儿童,应行脑及脊髓 MRI。

(三)进展风险评定

根据国际脊柱侧凸矫形外科康复和治疗协会指南,特发性脊柱侧凸进展风险由儿童实足年龄、Cobb 角和 Risser 征决定。

Risser 征:将髂棘分为 4 等份,骨化由髂前上棘向髂后上棘移动,骨骺移动

25％为1度,50％为2度,75％为3度,移动到髂后上棘为4度,骨骺与髂骨融合为5度。

（四）平衡功能评定

特发性脊柱侧凸儿童多存在平衡功能异常[①],需要进行平衡功能评定。

（五）肺功能评定

特发性脊柱侧凸儿童常表现为限制性通气功能障碍,需行肺功能测试,包括肺活量和肺总量。

（六）心理评定

脊柱侧凸畸形会对儿童心理造成影响,评定方法包括临床访谈、自评量表等。

（七）生活质量评定

脊柱侧凸研究学会患者问卷表(SRS-22)问卷,是脊柱侧凸研究学会全球重点推荐使用的量表,是简单、实用的脊柱侧凸儿童专用生活质量量表,被广泛用于评估脊柱侧凸的影响和疗效[②]。

四、物理治疗

特发性脊柱侧凸有着长期、复杂的病理变化和发展过程,康复治疗要在其不同阶段、根据不同的临床症状及儿童的不同需求等因素,选择不同的治疗方法。

（一）康复治疗的目的

(1)青春期尽可能阻止或减少脊柱侧凸进展。

(2)预防或治疗呼吸功能障碍。

(3)预防或治疗脊柱疼痛。

(4)改善外观和形体。

（二）康复治疗方法

特发性脊柱侧凸病因至今不明,但随着其病理学的研究,康复治疗方法也在不断进步,总体分为物理治疗和支具治疗。物理治疗包括运动疗法、手法治疗等。

1. 运动疗法

运动疗法是针对脊柱畸形或生物力学异常而设计的运动方案,与体操、游泳、

---

① 周璇,杜青,赵黎,等. 青少年特发性脊柱侧凸患者的静态平衡功能研究[J]. 中国康复医学杂志,2010,25(10):953-956.

② 周璇,杜青,赵黎,等. 中文版SRS-22问卷评估青少年特发性脊柱侧凸患者生活质量的研究[J]. 中华物理医学与康复杂志,2011,33(9):668-671.

瑜伽等运动有区别,虽然目前医学界对运动疗法功效有不同的认识,但它仍是脊柱侧凸早期保守治疗的重要方法之一。国际上建议的脊柱侧凸运动治疗如下。

(1) 脊柱侧凸三维矫正疗法(Schroth 法[①]):1920 年 Katharina Schroth 创立了这一疗法。Schroth 将身体分成 3 个模块,由下至上依次为:腰—骨盆模块、胸模块、颈肩模块,3 个模块的功能和姿势在三维方向上相互影响和代偿。同时,根据侧凸不同类型,分为"三弧模式"和"四弧模式"两个主要模式,利用身体模块相互运动,重建躯干平衡功能、矫正身体姿势,作用力可传导至脊柱,改善脊柱畸形。

主要治疗方法如下。①身体轴向拉伸:尽可能伸展身体,保持骨盆稳定,防止运动中身体过度伸展或屈曲,激活脊柱两侧肌肉,为自我矫正姿势做准备。②根据模块分型反向矫正和旋转:针对不同模块在冠状、矢状、水平面上畸形方向,反向矫正和旋转身体模块,使身体模块相互作用,尽量形成正确的位置和姿势,同时矫正脊柱畸形,如图5-1-2。③姿势矫正易化和稳定训练:肌肉进行等长等张收缩,通过视觉反馈、平衡训练、本体感觉刺激增加脊柱神经生理学自我矫正能力,使正确姿势得以强化和稳定,达到自我姿势矫正目的。④呼吸训练:Schroth 法有独特呼吸训练方法,通过呼吸对肺产生的力量在内部对侧凸和姿势产生矫正作用,并对胸廓畸形、形体塌陷、姿势易化和稳定都起到重要作用,针对性呼吸训练配合运动训练进行。

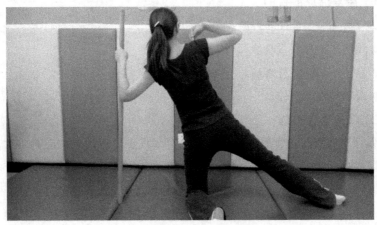

图 5-1-2 Schroth 法训练

---

① Weiss HR. The method of Katharina Schroth-history, principles and current development[J]. Scoliosis, 2011,6:17.

（2）SEAS法：SEAS是 Scientific Exercise Approach to Scoliosis 的简称，创立于20世纪七八十年代。SEAS法可改善脊柱侧凸儿童运动控制、生物力学和心理等多方面功能缺陷，延缓或阻止低角度儿童侧弯进展，预防支具治疗副作用[①]。SEAS治疗主要方法如下。

第一，自我矫正：三维方向上自我矫正是最主要的治疗方法，包括以下几个步骤。

Ⅰ冠状面上侧凸顶椎附近椎体向凹侧侧移矫正训练。

Ⅱ矢状面异常弧度矫正，主要加强胸椎后凸和腰椎前凸训练，侧凸儿童可对着镜子自己进行训练。

Ⅲ矢状面和冠状面联合矫正。由于脊柱在冠状面和矢状面同时矫正，水平面上畸形也会得到矫正，因此要强化侧凸儿童进行冠状面和矢状面上的矫正训练，如图5-1-3。

第二，在矫正的姿势下进行肌力训练：在自我矫正姿势下，通过等长收缩，训练椎旁、腹部、下肢和肩胛带肌力，尽可能长时间维持自我矫正姿势并用力收缩对应肌群，达到稳定姿势和肌力训练目的。

第三，提高平衡功能：通过此静、动态平衡功能训练，在自我矫正姿势下，提高训练难度，改善平衡功能，如图5-1-4。

第四，运动控制模式化：训练侧凸儿童在矫正和平衡的姿势下进行日常活动，逐渐形成正确的姿势模式，如行走姿势训练，类似"猫步"的姿势可以促进矢状面的矫正。

第五，有氧运动训练：虽然这不是针对性治疗，但不少侧凸儿童身体瘦弱、运动量减少，尤其是佩戴支具儿童，适量的有氧训练，可提高运动能力，改善心肺功能，有利于身体健康。

第六，支具治疗儿童针对性训练：支具治疗儿童要减少制动或支具带来的副作用，如肌力减弱、矢状面弧度减少、呼吸障碍等问题，治疗方法如下。

Ⅰ支具治疗前训练：脊柱各个方向关节活动度训练，使支具治疗达到最大矫正角度。

Ⅱ支具治疗期间训练：进行矢状面训练，增加胸部后凸和腰部前凸；支具佩戴

---

① Negrini S，Negrini A，Romano M，et al. A controlled prospective study on the efficacy of SEAS. 02 exercises in preparation to bracing for idiopathic scoliosis[J]. Stud Health Technol Inform，2006，123：519-522.

间隙,进行运动和呼吸训练,防止肌力和呼吸功能下降。

SEAS法可有效减少 Cobb 角、减少支具治疗时间、提高支具疗效、改善平衡,对于 Cobb 角较小或准备进行支具治疗的儿童,可使用此法进行训练。

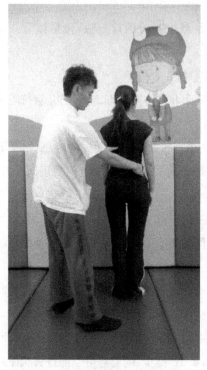

图 5 - 1 - 3　SEAS 法自我矫正

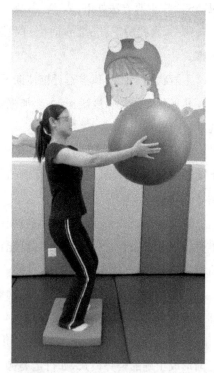

图 5 - 1 - 4　SEAS 法模式化训练

(3) Dobosiewicz 法:创立于 1979 年,强调三维方向的脊柱和姿势自我矫正,通过将骨盆和肩带摆放在一对称姿势位置后,对侧凸主弧进行自我矫正。这一治疗方法可有效降低侧凸进展和改善呼吸功能,常使用于单弯儿童,可单一进行治疗,也可配合支具治疗每天训练 1~2 小时,同时也可用于侧凸儿童术前康复。

脊柱侧凸儿童会出现胸椎矢状面移位,导致胸椎正常生理弧度减小,冠状面侧凸和水平面旋转畸形都与其相关,Dobosiewicz 法矫正方法(以胸椎右侧凸为例),进行四点撑位、坐位、跪位以及站位等不同体位脊柱矢状面矫正运动和姿势纠正,配合呼吸训练,如图 5 - 1 - 5 中四点撑位上的矫正,可将矢状面上的生理弧度恢复,当矢状面和水平面畸形得到纠正后,冠状面侧凸也会得到一定程度的纠正,同时通过闭链训练提高脊柱和躯干稳定性,进一步达到矫形目的。

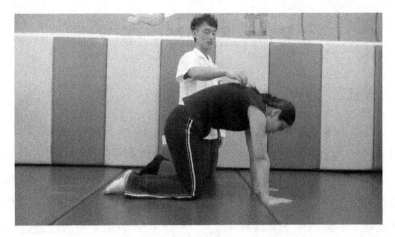

图 5 - 1 - 5 Dobosiewicz 法四点撑位矫正

2. 手法治疗

临床上常见通过关节松动、软组织松动技术等手法合并运动疗法治疗脊柱侧凸。手法治疗对侧凸引起的肌肉、韧带、筋膜等软组织异常和疼痛等症状，可以起到一定的疗效，并有利于姿势的矫正。

3. 脊柱矫形器（支具）

支具治疗是脊柱侧凸最常用的保守治疗方法，根据矫正侧凸位置高低，可分为颈胸腰骶支具和胸腰骶支具。支具治疗可以阻止或减缓侧凸进展[①]，尤其对小年龄、自身配合治疗程度较差的儿童，支具相比运动疗法对侧凸的疗效要好，支具疗效与佩戴时间相关。但支具长时间佩戴会影响肌肉、呼吸等功能，因此建议佩戴支具要同时配合合理的运动治疗。

特发性脊柱侧凸的康复治疗是一个长期的、动态的过程，存在众多不同的观点和治疗理念。康复治疗不能像手术那样起到短期明显效果，但对脊柱侧凸儿童的生理、功能以及心理等各方面的改善起着重要作用。相信随着对特发性脊柱侧凸病因病理学研究的深入，康复治疗疗效和技术也会得到更加广泛的认可和应用。

---

① Weinstein SL，Dolan LA，Wright JG，et al. Effects of bracing in adolescents with idiopathic scoliosis[J]. N Engl J Med，2013，369：1512 - 1521.

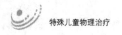

第二节 发育性髋关节脱位

一、概述

先天性髋关节脱位（Congenital Dislocation of the Hip Joint，简称 CDH），根据多年对其发生/发展的研究，这一名称已被发育性髋关节脱位（Developmentmental Dislocation of the Hip Joint，简称 DDH）取代，因为 DDH 更能准确反映导致未成熟髋关节形成畸形的全部过程。DDH 是小儿最常见的畸形。在我国发病率为 4‰，欧洲则高达 1％，女孩多于男孩约为 6：1，左侧多于右侧，双侧脱位者比较少见。先天性小儿髋关节脱位如能早期发现、早期治疗，效果将较好，治愈率也高。

（一）病因

1. 机械学说

臀位生产使髋关节在异常的屈曲位上遭受机械压力，容易引起股骨头脱位。有文献报道指出，按照地方传统和习惯，将婴儿用襁褓服包裹，迫使髋关节处于伸直位，可增加先天性髋关节发育不良的发病率。

2. 激素学说

妇女在分娩过程中受雌激素的影响，产生盆腔韧带松弛；而子宫内胎儿也受影响，引起韧带松弛，使新生儿容易出现股骨头脱位。

3. 原发性关节发育不良和遗传学说

Wynne Davies 报道一个家系都有浅髋臼的表现，将其称为"发育不良株"提示原发性髋臼发育不良可能是先失性髋关节发育不良的一个危险因素。70％ 先天性髋关节发育不良的儿童有阳性家族史。

（二）分型

一类是单纯型，单纯型也可称为普通型，是最常见的一类，是本章节介绍的内容，该型还可分为髋臼发育不良、髋关节半脱位和髋关节脱位三种。另一类为畸形型髋关节脱位，这一类型脱位较少见，不在这里赘述。

1. 髋臼发育不良

髋臼发育不良又称为髋关节不稳定，早期常无症状，生后有很高的比例呈现髋关节不稳定，X线常以髋臼指数（在双髋关节的正位 X 线片上，通过双侧髋臼 Y 形软骨顶点画一直线并加以延长,再从 Y 形软骨顶点向骨性髋臼顶部外侧上缘最突出点连一直线,此线与骨盆水平线的夹角即为髋臼指数。正常应小于 30°,若大于 30°考虑存在先天性髋关节脱位或髋臼发育不良可能)增大为特征,有的随生长发育而逐渐稳定,有的采用适当的髋关节外展位而随之自愈。

2. 髋关节半脱位

该型股骨头及髋臼发育差,股骨头向外轻度移位,未完全脱出髋臼,髋臼指数也增大。它既不是髋关节发育不良导致的结果,也不是髋关节脱位的过渡阶段,而是一独立的类型,可以长期存在下去。

3. 髋关节脱位

该型是指髋关节全脱位,为最常见的一型,股骨头已完全脱出髋臼,向外上、后方移位,盂唇嵌于髋臼与股骨头之间。该型根据股骨头脱位的高低分为三度。

Ⅰ度:股骨头向外方移位,位于髋臼同水平。

Ⅱ度:股骨头向外、上方移位,相当于髋臼外上缘部位。

Ⅲ度:股骨头位于髂骨翼部位。

脱位的分度标志着脱位的高低,对术前牵引方法的选择、治疗后合并症的发生以及预后均有直接关系。

4. 畸形型髋关节脱位

多为双侧髋关节脱位,双膝关节处于伸直位僵硬,不能屈曲。双足呈极度外旋位,为先天性关节挛缩症。有的合并并指、缺指、拇内收等畸形。该型治疗困难,疗效不佳,均需手术治疗。

(三)临床表现和诊断

发育性髋关节脱位的临床表现因患儿的年龄不同而存在着较大差异。新生儿和婴幼儿站立前期临床症状不明显,若出现下述症状提示有髋脱位的可能:①单侧脱位者,大腿、臀以及腘窝的皮肤皱褶不对称,患侧下肢短缩,且轻度外旋;②脱位侧股动脉波动减弱;③屈髋 90°外展受限;④牵动患侧下肢时,有弹响声或弹响感。下列检查有助于诊断。

1. Allis 征或 Galeazzi 征

患儿平卧,屈膝 85°～90°,两足平放床上,两踝靠拢时,双膝高低不等者为阳性(图 5 - 2 - 1)。

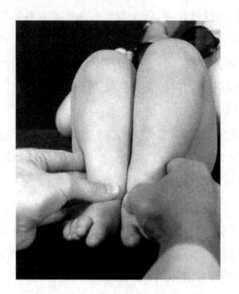

图 5 - 2 - 1　Allis 征或 Galeazzi 征

2. Barlow 试验(弹出试验)

患儿仰卧位,检查者面对婴儿臀部,双髋、双膝各屈曲 90°,拇指放在大腿内侧小转子处加压,向外上方推压股骨头,感到股骨头从髋臼内滑出髋臼外的弹响,当去掉拇指的压力则股骨头又自然弹回到髋臼内,此为阳性。

3. Ortolani 征(弹入试验)

患儿平卧,屈膝、屈髋各 90°,当外展至一定程度后突然弹跳,称为 Ortolani 征阳性(图 5 - 2 - 2)。

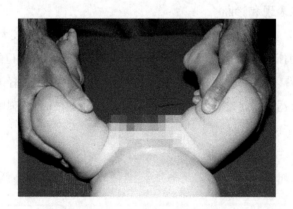

图 5 - 2 - 2　Ortolani 征阳性

4. 外展试验

屈膝、屈髋后外展（正常 7～9 个月的婴儿两髋、两膝各屈 90°，髋外展可达 70°～80°）受限，为阳性（图 5-2-3）。

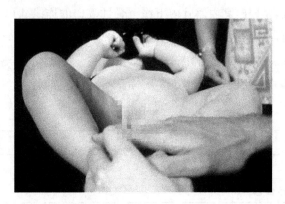

图 5-2-3　外展试验

以上试验都要求患儿在肌肉放松和安静状态下进行。尽管患儿双侧皮纹不对称不是 DDH 的专利，但是对一侧脱位的患者仍然是一个筛查的手段。Ortolani 征和 Barlow 试验对于三个月以内的患儿检查阳性率很高。部分患儿除此以外还需要检查以下几项：①跛行步态，单侧脱位时跛行，双侧脱位表现为"鸭步"，臀部明显向后突出；②Nelaton 线（髂前上棘与坐骨结节连线），正常时此线通过大转子顶点，脱位时大转子在此线以上；③Trendelenburg 试验，瞩患儿单腿站立，另一腿尽量屈髋屈膝，使足离地，正常时对侧骨盆上移，脱位后股骨头不能托住髋臼，臀中肌无力，使对侧骨盆下移，称为 Trendelenburg 试验阳性。

（四）辅助检查

1. B 型超声检查

超声图像分析能够在可视情况下观察股骨头和髋臼软骨的解剖学改变，又可以避免电辐射对患儿的危害。在分析髋关节疾病中，尤其对于 6 月龄以下的婴儿，这已成为最普遍而最有用的方法。超声图对于髋关节的位置、髋臼的发育和髋关节不稳定都很敏感，这种技术可用于新生儿髋关节首次检查的筛查工具，也用于筛查婴儿有 DDH 的高危因素以及对已经明确诊断为 DDH 病例的治疗监测。超声图像还可用于预防对已整复的新生儿髋关节发育不良的过度治疗。这在判断髋臼软骨的发育情况、确诊髋关节半脱位、观察记录髋臼的可复性和稳定性上，对于那些确诊为 DDH 患儿的治疗过程是很有意义的。

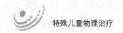

超声诊断需要测量 3 条线:第一条线为基线,自关节囊在髂骨上的起点至骨性髋臼凸引一直线,为软骨性髋臼盖和骨性髋臼凸的分界线 A 线;第二条线为扩张线或软骨髋臼盖线或倾斜线,是骨性髋臼凸至纤维软骨盂缘的连线,即 B 线;第三条线为髋臼盖线,是髋臼窝内髂骨内下缘至骨性髋臼的连线,即 C 线。A 线与 C 线的夹角为 α 角,反映骨性髋臼的发育情况;A 线与 B 线的夹角为 β 角,反映软骨髋臼的发育情况。髋关节脱位诊断分型标准见表 5 - 2 - 1。对于超声诊断阳性者采取每隔 2 周检查一次的方法,连续 3 次符合者为最终诊断。

表 5 - 2 - 1　关节脱位诊断分型标准

分型	α 角	β 角
正常髋关节	>60°	<55°
髋关节临界状态	59°	<55°
髋关节发育欠佳	55~59°	55~77°
髋关节发育不良	50~55°	55~77°
髋关节半脱位	43~50°	>77°
髋关节全脱位	<43°	—

2. X 线检查

(1) Perkin 象限。

当股骨头骨骺的骨化中心出现后可利用 Perkin,即两侧髋臼中心连一直线称为 H 线,再从髋臼外缘向 H 线作一垂线,将髋关节划分为 4 个象限,正常股骨头骨骺位于内下象限内。若在外下象限为半脱位,在外上象限内为全脱位(图 5 - 2 - 4)。

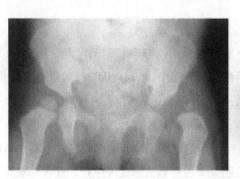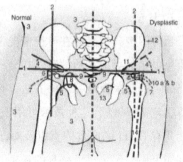

图 5 - 2 - 4　Perkin 象限检查图例

（2）髋臼指数。

从髋臼外缘向髋臼中心连线与 H 线相交所形成的锐角,称为髋臼指数,其正常值为 20°～25°,当小儿步行后此角逐年减小,直到 12 岁时基本恒定于 15°左右。髋脱位侧明显增大,甚至在 30°以上。

（3）CE 角。

CE 角也叫中心边缘角,即股骨头中心点连线的垂线与髋臼外缘—股骨中心点连线所形成的夹角。其意义是检测髋臼与股骨头相对的位置,对髋臼发育不良、半脱位有价值。正常为 20°以上。

（4）Shenton 线。

Shenton 线,即股骨颈内缘与闭孔上缘的连线。正常情况下为平滑的抛物线,当髋关节脱位时,失去原有的弧形。

（5）Sharp 角。

Sharp 角,即两侧泪点的连线与髋臼外缘连线所形成的夹角。该角对 Y 形软骨闭合后检测髋臼发育不良有意义。它不是诊断髋脱位的指标,而是随访判定髋臼发育情况的指标,正常值男性为 32°～44.5°,女性为 34.5°～47.5°。

（五）临床治疗

治疗方法因年龄而异,治疗越早,效果越好,反之效果越差。

1. 婴儿期（0～6 个月）

对 Ortolani 和 Barlow 试验阳性的患儿,治疗的目的是稳定髋关节。国外多采用 Pavlik 支具（是一种特制的尼龙吊带）治疗本病,国内则采用特制的连衣挽具治疗。

2. 幼儿期（6 个月～2 岁）

对不能自然复位,而且在 6 个月以后才发现的髋脱位的患儿,一般采用手法复位,并用支具或石膏外固定治疗。固定位置为人字位（外展 45°,屈髋 95°）,与过去的蛙式位相比,可有效地降低股骨头缺血性坏死的发生率。

3. 2 岁以上的儿童

一般采用手术切开复位,骨盆截骨术。手术目的主要是将异常的髋臼方向改为生理方向,增加髋臼对股骨头的覆盖,以达到髋臼与股骨头的同心圆复位。常见的手术方式如下:①Salter 骨盆截骨术。适于 6 岁以下,髋臼指数在 45°以下,以前缘为主的髋臼发育不良。②Pemberton 髋臼截骨术。适于 6 岁以上,Y 形软骨尚

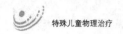

未闭合的髋臼指数大于 46° 的患儿。手术方法是在髋臼上缘上 1～1.5 cm 处,平行髋臼顶进行弧形截骨,恢复髋臼的正常形态,使髋臼充分包容股骨头,达到股骨头中心与髋臼中心重合。③Chiari 骨盆内移截骨术。适于大年龄、髋臼指数大于 45° 的患儿。该手术于髋臼上缘紧贴关节囊上方行内高外低的骨盆截骨,然后将远端内移约 1～1.5 cm,相对增加对股骨头的包容。

以上的各种术式中,术中若发现股骨颈前倾角在 45°～60° 以上,脱位较高者,应行股骨转子下旋转、短缩截骨。这样有利于股骨头与髋臼的中心重合,使髋关节更趋于稳定,从而提高手术的成功率。上述手术术后一般采用髋人字石膏固定 6 周,待截骨愈合后去除。

4. 目前对于大龄髋关节脱位的情况没有较好的方法

对于年龄超过 8 岁以上的儿童,之前没有经过治疗或经过治疗再脱位的情况由于其 Y 型软骨及耻骨联合的软骨已经闭合,无法进行 Salter 及 Pemberton 截骨手术进行治疗,目前采用 Ganz 等三联截骨等手术方式对髋臼进行旋转截骨,并进行固定,可以缓解髋关节骨性关节炎的发病时间。

二、运动障碍

发育性髋关节脱位,如为单侧髋关节脱位,患儿患侧下肢活动少,站立和行走晚于正常孩子,会走后患儿步态跛行,患侧不能单腿站立,易摔跤。

如为双侧髋关节脱位,患儿会阴部较宽,站立和行走晚于正常孩子;由于腰椎前凸加大,患儿呈现腹部前凸,臀部后翘体型;行走鸭步,不稳,易跌倒。

手术后患儿,特别是年龄较大,进行骨性手术后的患儿,可能手术后或拆除石膏后出现髋关节/膝关节的运动功能障碍。

三、物理治疗

对髋关节脱位的治疗越早越好,2 岁以内的婴儿治疗最简单而且可完全恢复正常;3 个月至 2 岁以内的孩子通过手法复位及固定可达到理想的效果;3 岁及以上的孩子因脱位时间长,髋关节周围软组织有不同程度的挛缩,因此在复位之前要进行牵引;年龄更大一点的孩子因髋关节脱位时间更长,软组织挛缩严重,髋臼发育变差,手法复位极为困难,因此大多数需要通过手术使髋关节复位。但是这样的孩子即便手术,成年后也容易患骨性关节炎。

强调早期治疗,婴幼儿期治疗最佳,年龄越大效果越差,一般认为2～3岁后治疗,即使非常成功,35岁后也将发生髋关节痛。因此强调新生儿普查,以便及时诊治获得痊愈。

家长一定要多观察孩子身体状况,警惕病症,及早发现髋关节脱位,一旦孩子出现可疑髋关节脱位的症状,应尽快到医院进行规范治疗,避免导致孩子终身残疾。

1. 认识发育性髋关节脱位

孩子的家长可以学会以下简单的方法观察自己的孩子是否患有发育性髋关节脱位:

(1)观察臀纹法:将婴儿面朝下放在床上,观察其臀部下侧的横纹。正常情况下,两侧臀纹对称,数量相等,如果出现不对称或数量不一时,应带婴儿到医院检查是否髋关节脱位。

(2)蛙式法:婴儿面朝上躺在床上,膝关节屈曲,像青蛙的姿势一样向两侧外展,观察婴儿的大腿是否挨床。两膝均挨到床为正常,一膝不挨或两膝都不挨床,应到医院检查排除发育性髋关节脱位。

(3)屈膝法:婴儿平躺在床上,使其膝关节屈曲90°并齐,双脚对正,观察膝盖是否等高,如果一高一低,要注意孩子是否有髋关节的问题。

(4)站立/行走晚于正常孩子,步态跛行和鸭步,并且容易跌倒的孩子,家长要注意孩子是否有髋关节的问题。

2. 如何帮助孩子完成治疗

发育性髋关节脱位的治疗时间较长,家长需配合医生完成孩子的治疗以取得最好的疗效。

0～6个月龄的患儿需要穿戴连衣挽具,无需特殊护理。

6月龄～2岁的患儿需要手法闭合复位,蛙式支具固定3个月。外展位支具固定3个月。家长要经常检查孩子的皮肤,防止支具或石膏压迫孩子的皮肤形成溃疡,家长还要注意清洁孩子的皮肤。

2岁以上患儿需要手术治疗,手术包括:关节清理/成型,复位,股骨旋转截骨。手术后患儿髋关节需要外展位石膏或支具固定4～6周。固定期间家长应注意孩子的皮肤清洁和防止压迫。

手术4周～6周:可以暂时去除外固定,应用Ⅰ～Ⅳ级关节松动术被动活动髋

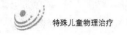

关节和膝关节。30 分钟/次,1 次/日。训练完毕后继续固定。

手术后 6 周:去除外固定,应用 Ⅰ~Ⅳ 级关节松动术被动活动髋关节和膝关节。30 分钟/次,2 次/日,被动训练后让患儿主动活动髋关节和膝关节。开始肌力训练:平卧位/坐位/侧卧位/俯卧位直抬腿训练肌力。30 次/组,4~6 组/日。

手术后 6~8 周:患儿站立和步态训练。

3. 先天性髋关节脱位治疗的并发症

(1) 伤口感染、愈合不良:定期观察伤口情况,术中放置引流管。防止皮下积血/积液。预防性应用抗生素,术后定期换药。

(2) 术后股骨头坏死情况:目前国内外治疗发育性髋关节脱位后出现股骨头坏死情况均较常见,有报道其发生率在 30% 以上甚至到达 50% 左右,也是目前难以解决的问题。一旦出现股骨头坏死,应根据情况进一步观察,指导治疗,这种股骨头坏死患儿,只需避免负重,大多数可自行恢复,必要时再次手术治疗。

(3) 复位后再脱位:无论经过任何治疗方法的患儿均有可能发生髋关节再脱位的情况,一旦发生再脱位应分析原因,并将治疗方法进行升级,Pavlik 改闭合复位,闭合复位改开放复位,如果开放复位出现脱位的情况要进行截骨治疗。即使截骨手术术后仍有脱位的情况出现,一旦出现需要再次行手术治疗,可能需要进行三联截骨手术完全改变髋臼方向。

(4) 内固定断裂:术后可能出现内固定松动、由于外伤等原因造成内固定断裂,一旦出现需要及时到医院就诊,必要时再次手术治疗。

(5) 皮肤压疮:患儿经过石膏固定治疗后有时会出现皮肤压疮,一旦石膏压迫解除后压疮均可以通过换药、消毒等措施经过 1 周时间治愈。无需特殊处理。一般无需应用抗生素治疗。

第三节　先天性马蹄内翻足

一、概述

先天性马蹄内翻足(congenital talipes equinovarus)由足下垂、内翻、内收三个主要畸形综合而成,是以后足马蹄、内翻、内旋,前足内收、内翻、高弓为主要表现的畸形疾病。先天性马蹄内翻足是常见的一种先天畸形,其发病率约占 1‰,男孩为女孩的 2 倍,单侧稍多于双侧。马蹄内翻可单独存在,也可伴有其他畸形如多指、并指等。

先天性马蹄内翻足的病因有两种学说。原始骨基质发育异常学说:距骨内的原始胚芽缺陷引起距骨持续性跖屈和内翻,并继发多个关节及肌肉肌腱复合体的软组织改变。神经肌肉学说:神经肌肉组织原发性异常,引起继发性骨性改变,小腿肌肉明显萎缩,经过治疗后改善不明显。

(一)临床表现和诊断

生后出现单足或双足马蹄内翻畸形,即尖足、足跟小、跟骨内翻、前足内收等,此外胫骨合并内旋,即足内翻、踝跖屈、足前部内收、胫骨内旋、患足被动矫正无法背伸。

从治疗效果分析分为松软型与僵硬型两类。松软型表现为畸形较轻,足小,皮肤及肌腱不紧,可用手法矫正,也有人称为外因型。另一型为僵硬型,即表现严重,跖面可见一条深的横行皮肤皱褶,跟骨小,跟腱细而紧,呈现严重马蹄内翻、内收畸形,手法矫正困难,也有人称为内因型。随年龄增长,畸形日趋严重,尤其在负重后,足背外侧缘常出现滑囊和胼胝,患侧小腿肌肉较健侧明显萎缩。

(二)辅助检查

1. X 线表现

包括足前后位和高度背伸位的侧位片。单侧畸形要投照健侧以作对比。正常足的正位 X 线片,跟骨和距骨头成角、距骨头与第 1 跖骨呈一条直线;跟骨则朝向第 4、5 跖骨,正常足正位 X 线片跟距角约 20°～40°,侧位 X 线片跟距角 30°～50°。马蹄内翻足患者正位 X 线片跟距角减小,侧位 X 线片跟骨轴心线与距骨轴心线平行,均朝向第 5 跖骨,舟状骨向内移位,与距骨关系失常(图 5-3-1)。

2. B 型超声检查

B 型超声检查是可以用来诊断婴幼儿马蹄足的常规检查,对于观察软骨的情况具有 X 光片无法替代的作用。

3. MRI 和 CT 扫描

MRI 和 CT 扫描也被推荐用于先天性马蹄内翻足畸形的术前及术后评估,但大多数患儿没有必要进行这些检查。

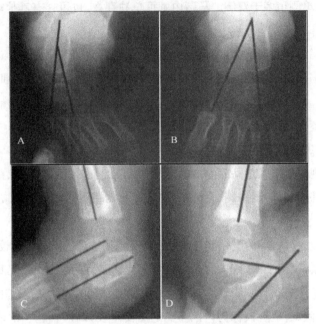

图 5 - 3 - 1 正常足与先天性马蹄足的 X 线比较
（A、C 为正常足，B、D 为马蹄足）

（三）临床治疗

先天性马蹄内翻足应早期治疗，原则上松软型以非手术治疗为主，一般生后即开始治疗。僵硬型以手术治疗为主，出生后至 6 个月应用手法矫正，6 个月后实施手术治疗。

1. 保守治疗

（1）手法矫正。一般生后即应手法治疗，首先矫正足内翻，采用轻柔的手法，使膝关节屈曲，一手握住足跟，另一手前推向外，矫正前足内收，每天要进行多次。待足内翻基本矫正后逐渐矫正足下垂，一手握住其踝关节，一手用手掌向背侧推患足矫正足下垂，牵伸跟腱，每日多次。

（2）Kite 石膏疗法。在生后 1 个月开始，先以石膏固定前足，矫正前足内收.然后再矫正内翻与马蹄畸形，为防止石膏脱落，宜使膝关节呈屈曲状。膝上石膏，称为 Kite 石膏，每月更换 1 次，一般需半年至 1 年之久，之后穿戴矫形鞋，直至患儿 4 岁。

（3）Ponseti 法。患儿出生后尽早开始治疗，Ponseti 认为在复位过程中，保持前足及足底外翻时不要使之扭曲，而是向足外侧直推（即前足要与内翻的后足保持对线）。先矫正高弓，将距骨以下部分外旋以矫正内收，最后矫正足下垂。通常行经皮跟腱延长，便于矫正足下垂，有些婴幼儿需要行胫前肌外移术。治疗后，足的柔韧性和肌力多能较好维持。需要更换石膏 4～5 次（必要时可以更多次），最后一次石膏治疗结束后患儿佩戴外展支具，直至 4 岁左右。Ponseti 方法的关键是①强调早期治疗：出生后即可开始治疗，时间越早，石膏固定次数越少，效果越好。②手法矫正，而非"按摩"，每次石膏固定前先手法操练，逐渐使距骨头复位，要循序渐进，不可追求一步到位；石膏塑形时，应保持前足旋后，拇指轻压在距骨头上，足为外展跖屈位，勿背屈，否则可导致摇椅足畸形；后足的马蹄可通过经皮跟腱切断纠正；通过 4～7 次连续石膏固定，纠正前足内收、内翻、高弓和跟骨内翻。③治疗结束后应穿戴矫形支具或矫形鞋，将患足置于外展位，可预防畸形复发，而且有助于骨关节的正常塑形和发育。

2. 手术治疗

保守治疗效果不理想的应考虑软组织松解。手术宜于患儿生后 6 个月后施行。常用的手术方法：后内侧软组织松解的 Turco 手术、Mckay 手术以及足部的肌力平衡手术。

（1）Turco 后内侧软组织松解术。此即后内侧软组织松解术加克氏针内固定。基本原则是彻底松解后内侧一切挛缩的软组织，但切开关节囊时要严防损伤关节软骨面，最后要使舟骨复位，用克氏针通过第一跖骨、第一楔骨、舟骨、距骨插入内固定。

（2）腱转移术。胫前肌或胫后肌转移的指征应仔细斟酌，否则可能导致矫枉过正。继发性残余畸形或隐性脊柱裂造成的原发腓骨肌力弱均适于转移胫前肌或胫后肌，在腱转移前应先矫正畸形。胫前肌转移的部位取决于足的外翻肌力，外翻肌力近于零的应向外转移到第 5 跖骨。

（3）外固定支架。对于大龄僵硬性马蹄内翻足患儿（一般 5 岁以上），足部骨骼已经骨化，单纯通过软组织无法矫正畸形，可以使用外固定支架技术，术后需要定期调节支架，外观基本满意，但会残留足踝关节僵硬。

（4）足部截骨矫形术。有很多手术方式，一般患儿年龄大于 5 岁，根据其畸形情况选择不同部位的截骨，可以与外固定支架联合矫正马蹄内翻畸形。

（5）三关节固定术。患儿年龄到 10 岁以后就可以用楔形切除距跟、距舟和跟骰三个关节面，以矫正马蹄足的残余畸形。理想的手术年龄是 12 岁。手术指征是足部疼痛、功能不良和畸形。术后用短腿石膏固定 3 个月左右。

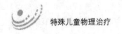
二、运动障碍

患儿生后单足或双足畸形,站立和行走晚于同龄正常孩子,患儿行走时步态不稳,易跌倒。由于足部畸形,足背外侧缘常出现滑囊和胼胝。

三、康复评定

先天性马蹄内翻足畸形程度的评估,临床上一般应用足部正侧位 X 光片跟距角,根据角度的变化判断畸形的程度。对于 3 月龄以下的婴儿,特别是新生儿,由于足部 X 光片只能看到跟骨/距骨的骨化中心故而不能用跟距角评测,一些学者推荐应用双踝角(Foot Binalleolar angel Measurement,简称 FBM)评估畸形程度。将足保持跖屈位,印下足印同时标记内踝、外踝,测量足印长轴(足跟与第 2 趾连线)与内外踝连线的内上夹角为双踝角(FBM)。也有一些学者推荐先天性马蹄内翻足应用 Dimeglio 验证程度评定,指导临床治疗和预后。

表 5-3-1 Dimeglio 马蹄足严重程度评分

测量参数	可复性	分数
矢状面上跖屈	90°～45°	4
冠状面上外翻	45°～20°	3
水平面上跟跖块去旋转	20°～0°	2
水平面上前足相对于中足内收	0°～−20°	1
	＜−20°	0
其他需考虑的因素		
后方的明显皱褶		1
足附中部明显皱褶		1
跖肌牵缩或弓形足		1
全身肌肉条件差		1
可能的总分		20

表 5-3-2　先天性马蹄内翻足疾病严重程度评估指引表

畸形程度	Dimeglio 评分	可复性	年龄
极重度	15~20	<10% 硬—硬　抵抗	大于 5 岁
重度	10~14	>50% 硬—软　抵抗局部可复	3~5 岁
中度	5~9	>50% 软—硬　可复局部有抵抗力	1~3 岁
轻度	1~4	>90% 软—软　无抵抗	行走前(小于 1 岁)

四、物理治疗

先天性马蹄内翻足的诊断比较明确,患儿生后即有明显的畸形,对于先天性马蹄内翻足的治疗是一个长期的过程,此过程需要患儿的看护者或家长密切配合方可取得好的疗效。

(一)早期治疗

(1)发现足部畸形应到正规医院就诊,明确诊断后即应在医生的指导下开始手法治疗,采用轻柔的手法,使膝关节屈曲,一手握住足跟,另一手前推向外,矫正前足内收,待内翻基本矫正后开始矫正足下垂。每天要进行多次手法。这些工作大部分由家长或患儿的看护者来执行,所以家长要掌握矫正的手法,避免粗暴的手法造成损伤。

(2)患儿行石膏固定时,先纠正内翻再纠正下垂,每月更换一次石膏,直至畸形矫正。在这一阶段患儿的家长和看护者要注意患儿石膏/足趾部的血运情况,防止压迫和石膏脱落。一旦患儿的家长或看护者发现有脓液从石膏里流出,说明可能有压迫性溃疡,需立即就医,拆除石膏,换药处理局部伤口,无需应用抗生素。

(二)手术治疗后康复

(1)保守治疗失败或复发者,采用足软组织松解和跟腱延长术。手术后石膏固定,每月更换一次,直至一年,之后穿矫形鞋。有一些学者认为可穿矫形鞋到患儿停止发育。去除石膏后,教患儿或家长被动牵伸跟腱和内侧关节囊,可以采用手法牵伸和矫正,也可以应用一些简单的矫形器械。

(2)采用软组织松解、跟腱延长、肌腱移位术。手术后石膏固定 3 个月,之后穿矫形鞋维持。去除石膏后,教患儿和其家长被动牵伸跟腱和内侧软组织,30 分钟/次,1 次/日。双腿下蹲,足跟着地,1 次/日,15 分钟/次。提踵训练,每次持续 2

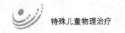

分钟,放松 20 秒,10 次/组,3～4 组/日。为患儿进行步态评定,根据评定结果进行平衡和步态训练。

(3) 采用三关节融合术。手术将中足固定,所以患儿足稳定性减低,手术后平衡训练尤为重要。手术后患儿石膏固定 6～8 周,期间足趾活动。去除石膏后被动和主动交替活动踝关节。应用 I～IV 级关节松动术被动活动踝关节,牵伸跟腱和内侧软组织。训练下肢肌力,坐位、卧位、侧位直抬腿或站立位用弹力带训练下肢肌力。提踵训练小腿三头肌肌力。还可利用平衡训练仪、平衡垫、平衡板进行平衡训练。

(4) 患儿一旦出现下列情况应该立即就诊:石膏脱落、有脓性分泌物流出、足趾血运不好、矫形鞋穿着不良。

(5) 所有患儿应定期随访,直至畸形完全矫正,在随诊期间发现畸形复发,随时根据具体情况矫正复发,并进行步态和平衡功能分析,进行步态训练。

(三) 并发症处理

1. 皮肤压疮

患儿经过石膏固定治疗后有时会出现皮肤压疮,一旦石膏压迫解除后压疮均可以通过换药、消毒等措施经过 1 周时间治愈。无须特殊处理。一般无须应用抗生素治疗。

2. 皮肤坏死

使用外固定支架、软组织松解术等手术方式会造成皮肤坏死,需要及时发现、及时处理,局部外敷用药,暂停延长。

第六章　其他常见疾病与障碍的物理治疗

第一节　孤独症

一、概述

孤独症（Autism），也称自闭症，是一类发生于儿童期的神经发育障碍性疾病，是孤独症谱系障碍（Autism Spectrum Disorder，简称 ASD）中最有代表性的疾病。ASD在美国精神医学学会于 2013 年 5 月发表的《精神障碍诊断与统计手册第 5 版》（DSM-5）中具有新的含义，以社会交往和社会交流缺陷以及限制性重复性行为、兴趣和活动（Restricted Repetitive Behaviors，Interests，and Activities，简称 RRBs）两大核心表现为特征。它包含以前 DSM-Ⅳ中 4 种独立的障碍：孤独样障碍（孤独症）、阿斯伯格障碍、儿童瓦解性障碍及广泛性发育障碍未分类。先前独立的 4 种障碍实际是一种障碍在两大核心特征方面不同程度的表现，还涉及感知、认知、情感、思维、运动功能、生活自理能力和社会适应等多方面的功能障碍，其中特异性的感知觉与认知功能障碍往往伴随患者一生，严重阻碍发育期儿童综合能力发展。

2014 年，美国最新报告孤独症谱系障碍患病率估计数为 1∶68。中国公益研究院 2012 年的《中国孤独症儿童现状分析报告》显示，目前我国孤独症患儿数约为164 万人。孤独症谱系障碍已成为仅次于智力低下的第二大普遍且严重的发育障碍疾患。2013 年年初启动了由卫生部牵头的全国儿童精神障碍流行病学调查，其中包括儿童孤独症。

孤独症是一种多基因遗传疾病，即可能在一定的遗传倾向性下，由环境致病因子诱发。世界卫生组织（WHO）认为孤独症症状通常皆在出生至 30 个月内出现，是一种症候群；美国孤独症协会则认为孤独症是一种影响终身的严重残疾，通常在3 岁前出现，在交往和社会性接触方面有严重障碍，能力发展严重不平衡，孤独症不是由某些共同因素引起的一种疾病，是与脑结构及功能失常有关的异常行为综合征。

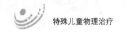
目前国内对孤独症疾病的干预,从最初针对某一症状采用单一方法干预治疗,逐渐向综合干预发展。但对孤独症儿童的整体性、功能性和发展性的认识不足,如何开发着眼于孤独症儿童身心发展的功能性康复,如何设置整体发展教育康复课程,是医疗和教育机构颇有争议和需要共同探讨的课题。

二、感觉运动障碍

孤独症儿童的运动功能障碍表现不同于脑瘫、智障儿童。随孤独症儿童早期筛查、诊断技术的发展,有研究者发现,研究群体中 50% ～73% 的孤独症儿童在发育早期伴有明显的运动发育落后,伴随年龄的成长,突出的发展性运动协调障碍,影响到社会性功能发展(功能性游戏、工具使用、学习写字、运动技巧等)。美国孤独症协会指出,约 30% 的孤独症儿童伴有中至重度肌张力问题。

(一)感觉系统发育障碍

孤独症儿童存在感觉系统发育障碍,包括不同程度的感觉接受、感觉调节和感觉整合等环节的统合失调,表现为无法有效过滤和获得感觉信息的性质、强度及位置,不能对环境做出准确的理解和反应,因此难以对动作和力度做出适当的反应,不同程度地伴有视、听、味、嗅、触、前庭、本体感觉的感觉加工障碍;在运动计划、运动执行方面存在整合缺陷,突出表现在动作注意、动作记忆与动作计划性差,动作所需的感觉讯息无法和知觉有机统合,影响运动学习能力。孤独症儿童的知觉和动作的统合性障碍表现形式有个体性、多重性和复杂性特点。

1. 眼球追视运动障碍

大多数孤独症儿童眼球追随系统发育欠成熟,普遍存在视觉专注、对视和视觉追视能力障碍,很难把视线从一个物体转移到另一个物体上来,视觉观察多为扫视,这可能与脑镜像神经系统发育障碍有关。脑磁波发现孤独症儿童模仿动作时,镜像神经系统的讯号处理速度慢,结构性脑核磁共振扫描证实镜像神经系统的皮质较薄。镜像神经系统功能的损伤极有可能导致孤独症儿童仿学困难,缺乏心理共情能力。在读书、写字时出现跳行、漏行,表现为读写障碍。

2. 听觉神经反应系统启动延缓

孤独症儿童听觉器官正常,但伴有不同程度听而不闻症状,声源分辨困难,对尖、高、金属、突然的声音过度敏感而致情绪焦躁。很难专心听或者读,缺乏对声音感觉的理解与反应。由于合并有认知能力低下,对于听到的和读到的东西也很难理解或是记住。唱歌时跑调,没有节奏感。

3. **触觉系统失调**

孤独症儿童缺乏触觉辨识能力,如对物件的粗糙、光滑、软、硬、冷、热性质区分困难,对疼痛、湿度、压力、震动等感觉迟钝,表现出黏人、怕生、与人相处困难、烦躁、孤独等。

(1)触觉防御:部分孤独症儿童不喜欢亲吻。回避被触碰,不能容忍质地或纹路粗糙的衣服、领口衣服标签、衣服的缝线等,拒绝穿某种衣服,拒绝吃某种质地的食物,走路时用脚趾头着地,常常避免用脚掌着地,只会用一个手指尖去触碰物体,个人卫生活动参与困难,不愿意刷牙、洗脸、理发,避免把手搞"脏",不想也不愿触碰胶水、沙子、泥巴、手指画的颜料。

(2)触觉迟钝:喜欢长时间地触摸别人或不停地触摸、拍打物品;玩具掉了也没有觉察;认识不到自己脸或手脏了;和同伴玩耍很鲁莽,常用力推拉,喜欢掐、捏身体部位,对自我的身体意识很差,对疼痛反应迟钝,即使是受伤了也没有意识到,只有在受到很强的压迫和用力的碰触时,身体才有感觉;有的有自我伤害的倾向。多数孤独症儿童对物体的物理特征认识有困难(如质地、形状或是大小等)。

4. **前庭感觉发育失调**

(1)前庭感觉敏感型:不喜欢肢体空间位置发生改变,抗拒头向下的姿势,如洗头,不喜欢跑、跳等体育运动活动,爬高困难(恐高),不喜欢旋转运动,坐车、船、飞机、电梯和电动扶梯时感到眩晕。行动缓慢,做事迟缓,任性,胆小,不配合。

(2)前庭感觉迟钝型:特别喜欢强烈、刺激的运动(如坐转椅、跳蹦床、坐过山车等)而且不会眩晕;喜欢从高处往下跳或是快速地冲撞,没有畏惧感。刻板的重复行为如摇晃、转圈、跳跃、晃头、摆手等。很难在凳子上规矩地坐下来。喜欢头朝下的感觉,或是吊在床沿边荡来荡去,有时明显是故意地快速地冲撞家具或物品以示快感。

5. **本体感觉发育滞后**

部分孤独症儿童像永动机一样有用不完的能量,经常持续地晃腿摇脚;喜欢穿很紧的衣服、紧身裤,或是把拉锁拉得很紧;扳手指发出响声;吸吮手指,过度地咬铅笔、领角或衣袖、绳子或是玩具等,寻求口面部过度的本体感刺激。部分孤独症儿童对空间距离缺乏理解力,在失重状态下,无法感知身体的本体空间位置,表现为害怕坐电梯。动作协调能力差,尤其是手眼协调、双手协调、手足协调笨拙。如

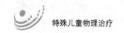

写字握笔的能力差,不是用力过度划破纸张就是过轻,分辨线条困难;操作玩具因用力不当易损坏。动作协调的缺失表现在容易碰撞物品、容易跌倒、增加动作准确度而放慢动作速度、动作笨拙,且这些情形并不会随年龄的增长而改善,常合并学习障碍、注意力缺失多动症表现。

6. 平衡功能障碍

孤独症儿童的前庭系统与本体感觉系统障碍,表现为动作笨拙,低肌张力,不能带动肌腱、韧带、骨骼与关节做出平衡动作并维持姿势,因此不能准确感知肢体在三维空间的位置,如不能单脚站立、走路易摔跤、快速移动时不能避开障碍物、不能直线走和参与平衡木等游戏活动。

7. 结构和空间知觉障碍

由于前庭系统与视觉系统的感觉统合障碍,前庭系统不能将地心引力的强弱信息提供给视觉系统,因此对远近、高低、前后、左右等"空间视知觉"与"空间距离知觉"概念出现差异,与同龄儿童互动游戏困难,部分与整体结构分辨困难(积木仿搭困难,写字困难)。

(二) 运动机能低下

由于肌容积不足、肌肉弹性差、肌张力和肌力低下,孤独症儿童运动时动作的协调稳定性不足、肌肉耐力差、易疲劳。这是由于关节的深层稳定性差,关节的活动范围大于正常水平,但关节的稳定性低于正常水平,因此动用了更多的浅层肌肉参与稳定,进而表现出动作笨拙,影响到运动发育和技巧性运动整合。

1. 口面功能障碍

孤独症儿童肌张力低下首先累及口腔咀嚼功能。舌肌力量弱、协调运动不足阻碍咀嚼功能发育,表现为不会咬合块状食物,喜欢糊状饮食,久之影响到口面部细小肌群发育和协调运动,临床表现为发音困难、发音气息弱、咬字不清、言语表达困难;也会影响到呼吸、消化和营养吸收等。

2. 粗大运动落后

多数孤独症儿童粗大运动发育顺序不同于同龄儿童,特别表现为协调性四爬动作的发育滞后,多先走路,后学会爬行;走、跑、跳、投等简单动作姿势缺乏流畅性和效率,步行时步速、步距、步频控制差,手脚常常无法协调运动。

3. 精细动作笨拙

孤独症儿童均存在手的精细功能发展障碍,表现为抓握能力低下、抛接球时动作无力,不能双手合拢完成抛接球动作,不会翻书、剥糖纸、撕纸、折纸、穿系鞋带、扣纽扣等;工具使用操作差:不能使用筷子、剪刀、钥匙等生活工具,不会拧瓶盖。

4. 协调性与技巧性运动障碍

孤独症儿童常常伴有运动协调障碍,这些障碍在空间上表现为身体各个部分,如上肢和下肢、左侧和右侧的动作不协调,表现在时间上时序性、节奏性和连续性差,表现在感觉和运动的统合方面是感知觉和运动的协调性差。这些协调障碍使孤独症儿童的动作显得笨拙、单一,如不能完成跳绳、踢毽子、跳高、前后滚翻等运动游戏,继而影响到他们技巧性运动的发展;在日常生活中,穿衣服、系鞋带、绘画、阅读、写字的能力也远低于正常儿童。追溯发育史,多与早产、大脑和小脑发育不成熟有关。

三、评定

孤独症儿童运动评定要从运动能力特点和康复训练需求出发,在 ICF - CY (International Classification of Functioning, Disability and Health for Children and Youth)架构下,以"个体—任务—环境"为核心理念,细致而全面地评定其综合能力发展的优势、劣势及整体所处的水平,指导孤独症儿童运动康复。

目前国内多采用综合评定量表,评定结果既可以指导专业工作者开展有针对性的、基础性的功能康复训练,还能帮助家长开展家庭康复训练,满足儿童日常生活、学习、安全的需要。

(一)综合评定量表

1. 婴幼儿发育评定量表(Infant Development Schedules,简称 IDS)

该量表将儿童神经、精神发育分为粗大运动、精细运动、摄食语言、认识、人际社交等 5 大能区,按发育年龄分别进行评定,最后进行综合分析。通过儿童不同发育年龄掌握的各种技能与正常儿童各个年龄获得技能的对比,客观、准确、全面了解智力障碍儿童实际综合能力水平。此表适合于年龄 0~72 个月的儿童应用,可为制订康复训练计划提供可靠依据,为准确评定康复治疗效果提供客观评定指标。

2. 盖塞尔婴幼儿发展量表(Gesell Developmental Schedules)

该量表是发展测量工具,主要评定婴幼儿动作能、应物能、言语能、应人能 4 个方面的能力。动作能分为粗动作、细动作。粗动作如姿态的反应、头的平衡、坐立、爬走等能力;细动作如手指抓握能力。这些动作能构成了对婴幼儿成熟程度估计

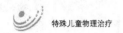

的起点。应物能是对外界刺激物的分析和综合的能力,是运用过去经验解决新问题的能力,如对物体、环境的精细感觉。应物能是后期智力的前驱,是智慧潜力的主要基础。言语能反映婴幼儿听、理解、表达言语的能力,其发展也具备一定的程序。应人能是婴幼儿对现实社会文化的个人反应,反映其生活能力(如大小便)及与人交往的能力。这4种能力对于每个时期的儿童都有相应的行为范型,正常儿童在这4个方面的行为表现应当平行、相互联系并彼此重叠。该量表适用于测量幼儿的发展水平。

3. PEP心理教育评定量表(PEP-3)

该量表是一种新型的发展量表,适用于孤独症及相关发育障碍儿童的个别化评定。作为评定工具能提供儿童在模仿、知觉等7项功能领域的发展信息,作为诊断工具,能识别孤独症儿童在情感、感觉模式和语言等领域中的病理行为及其程度。此外,从量表中获得的"中间反应"项目还可作为个别化教育计划制订的依据。它所具有的优点及在诊断与教育方面的成效已被世界所公认,相信中文版PEP在未来会发挥更大的作用。目前国内尚在推广普及阶段。

4. 儿童感觉统合能力发展评定量表

儿童感觉统合能力发展评定量表是依据感觉统合理论、感觉输入的控制而设定的,具有较好的信度和效度,适用于6~11岁学龄儿童的感觉统合能力发展的评定。量表由58个问题组成,按"从不、很少、有时候、常常、总是如此"五级评分。"从不"为最高分,"总是如此"得最低分。感觉统合量表用于儿童感觉统合能力发展和感觉统合失调严重程度的评定,并作为感觉统合治疗前后疗效比较的工具,具有客观性及实用性。

5. 婴儿—初中学生社会生活能力量表

"婴儿—初中学生社会生活能力量表"源自于日本S-M社会生活能力检查-修订版,适用于6个月婴儿至14~15岁的初中学生社会生活能力的评定。此量表相较于其他筛查量表具有简单、省时、效率高、可靠性强等特点,对不合作的儿童更为适合。凡评定结果为边缘或以下者要再做智力测查。内容包含独立生活能力、运动能力、作业、社会交往、参加集体活动、自我管理6个领域。此量表既能应用于临床智力障碍的诊断,又能应用于此年龄阶段的儿童社会生活能力的筛查和康复教育疗效的评定和分析,已成为我国儿童社会生活能力评定和分级依据必备的量表之一。

（二）运动评定量表

1. Alberta 婴儿运动量表（Alberta Infant Motor Scale，简称 AIMS）

AIMS 是通过观察来评定 0～18 个月龄婴儿运动发育的工具，注重对婴幼儿运动质量的评定。AIMS 不仅评定运动技能是否获得，而且对每一项技能从负重、姿势及抗重力运动三方面特征进行评定，从而可以较早地识别出运动发育不成熟或运动模式异常的婴儿。AIMS 可以敏感地反映出婴儿在短时间内所发生的运动发育微小变化，可精确地评定婴儿运动发育成熟的水平以及在干预治疗后的变化。AIMS 不仅关注运动技能的发育速度，它更具优势的是观察运动技能的缺失或异常的成分，较早地识别运动发育不成熟或运动模式异常的婴儿，适用于高危儿早期监测，并为干预方案的制订提供有价值的参考信息。国内在 2011 年翻译出版，尚在普及推广阶段。

2. 儿童运动评定测验（The Movement Assessment Battery for Children，简称 M-ABC）

该量表是发展性协调障碍和学习障碍的标准化测验量表之一，适用年龄 4～12 岁，由感觉运动能力的 3 个子测验 8 个测试项目组成。其中手的灵活性测验包括投币、穿珠、跟踪骑车轨迹 3 个项目，球的技能有抓豆袋、目标滚球 2 个项目，测试平衡能力有单腿平衡、跳跃绳索和脚尖走 3 个项目。此量表作为科研工具使用，尚未在临床推广使用。

3. Peabody 运动发育量表（Peabody Developmental Motor Scale，简称 PDMS-2）

PDMS-2 是一套优秀的婴幼儿运动发育评定量表。该量表由 6 个亚测验组成，包括反射、姿势、移动、实物操作、抓握和视觉—运动整合等，共 249 项。测试结果最终以粗大运动、精细运动和总运动等的发育商来表示。作为一种专门的运动发育量表，其评测项目的选择、方法的可操作性和易用性、评分标准的明晰性等方面都有独到的优点。现在已在美国得到普遍的应用，在世界范围内也有着广泛的影响。

上述量表是孤独症儿童功能评定量表，内容涉及儿童发展 5 大领域。可根据综合评定，设置教育康复目标计划。通常 3 个月为一疗程：初次评定以了解其运动功能障碍程度和残存能力，并针对评定结果制订出康复治疗方案；中期评定判定康复教育效果和修订方案；末期评定总结康复治疗效果，并制订继续教育康复计划或家庭康复目标。

四、物理治疗

孤独症儿童常伴有运动发育落后和知觉动作协调性差的障碍表现。孤独症儿童物理治疗的切入点是促进他们的触觉、本体感、方位知觉、距离知觉的发展,提高个体感知的敏锐度。减轻这些运动障碍和运动能力低下问题是孤独症儿童物理治疗的目标。孤独症儿童物理治疗的形式更有其特殊性,因为它把物理治疗的目标融合在特殊教育的课程中,以游戏活动为载体,通过游戏来激发孤独症儿童对运动学习的兴趣,改善和提高运动能力,同时增强他们的识别、记忆、思维、想象和言语等神经系统的功能,使他们的社会适应能力得到相应的发展,达到参与社会活动的目的。

(一) 镜像神经元发育疗法

针对孤独症儿童仿学困难、心理共情能力缺乏的障碍特征,在教育康复课程中应用镜像神经元发育疗法,可以显著改善其症状。主要是通过发展孤独症儿童的视觉观察、视觉注意、视觉追踪、视觉反馈的能力,引导孤独症儿童理解知觉动作,产生意图共鸣、情感体验,从而发展运动模仿、运动想象和运动学习能力,达到改善和提高运动功能的目的。

1. 视觉观察游戏

注重诱导亲子游戏。母亲开心的笑容、面部表情变换可引发视觉观察,训练儿童发展视觉注视与对视时,亦可用彩色的小球、旋转的陀螺、摇铃等引导儿童发展视觉观察和寻找物体移动的能力。镜子是最好的训练工具,在镜子中识别开心、不高兴、哭等心理变化,这种“感同身受”的方式,可引发特殊儿童的心理活动(图 6-1-1)。

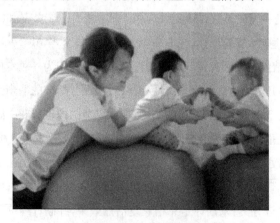

图 6-1-1 视觉观察

2. 视觉注意训练

在较暗的环境中用颜色透光纸贴在电筒上,发出不同颜色的光,以光出现与消失方法引发视觉注意功能;应用色彩鲜艳但不发出响声的物件,如彩色的小球,在孤独症儿童的视觉范围内引起其视觉注意;逐渐引导用手触摸发出响声的玩具,通过伸手抓物,尝试发展感觉意识,意识身体周围的空间和距离;发展不随意注意能力,玩耍中促进儿童对周围事物产生兴趣和探索意识(图6-1-2)。

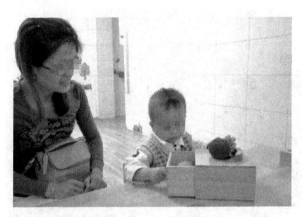

图6-1-2　视觉注意

3. 视觉注视游戏

据研究报道,参与主动执行该动作的部分相关脑区会产生相似的兴奋,理解并产生所观察动作的行为意图和发展运动想象能力。可将运动中的物体逐渐增加移动距离,发展寻找物件能力,发展90°～180°的视野范围及控制能力(图6-1-3)。

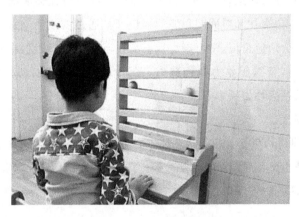

图6-1-3　视觉追视

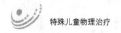

4. 视觉反馈训练

这些训练包括毛巾遮盖脸的游戏、躲猫猫游戏(儿童从镜子中发现自我和他人),以训练儿童视觉信息反馈,产生模仿互动。还可训练引导儿童观察滚动的玩具,如轨道汽车、跳跃的响声玩具、绳拉动移动玩具等;训练寻找部分或整体遮盖掩蔽物游戏(移开障碍物去寻找被遮盖的物件,直至能在三重物件覆盖下寻找物件),想象仿搭积木等。这些训练能够发展视觉注意和对游戏的认知与兴趣,逐渐发展视觉经验和信息积累,强化对动作及行为意图的理解(图6-1-4)。

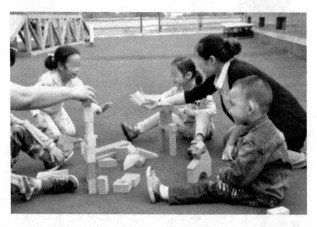

图6-1-4 视觉反馈

(二) 感知运动疗法

在孤独症儿童身心发展的各个阶段,发展感知觉、思维和运动协调能力,促进其平衡、协调、技巧性运动发展,有利于特殊儿童参与社会活动。孩子所接受的娱乐、学习、社会交往和对周围环境的认识都是通过游戏活动进行的。通过游戏,孩子学习社会角色扮演,学习参与社会交往,认识周围环境,在游戏中发展感知觉及思维能力,获得想象力和创造力,在游戏中实现自我。这对儿童发育成熟、认知发展及社会性发展都有重要意义。

1. 动作模仿

动作模仿训练有助于儿童新运动模式的建立,模仿、观察和想象是运动再学习的重要手段,是儿童心理发展的重要过程。在治疗中配以音乐、夸张的动作,引发儿童的参与兴趣(图6-1-5)。

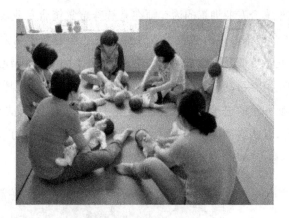

图 6-1-5　动作模仿

2. 触觉、本体觉发展游戏

本体同化游戏能发展孤独症儿童的触觉感知能力,引导其手伸向物体或过中线伸展与移动能力训练可以发展空间感知觉能力;体会在姿势变换时,保持平衡支撑以及高级自动保护反应能力,可为爬行奠定基础,通过手的交替使用,学习四肢协调运动能力。这一过程是积极主动且有选择的过程,通过直接感知和实际动作,获取环境信息,发展触觉与本体觉。(图 6-1-6)

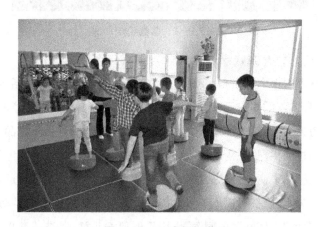

图 6-1-6　空间知觉

(三) 感觉统合训练

感觉统合训练不仅可改善孤独症儿童感觉方面的异常和感觉统合的失调,还可减少儿童的过度活动,提高儿童对周围环境的兴趣,增强注意力,并促进儿童言语、社会交往能力的发展。中度或重度感觉统合障碍的孤独症儿童在初期治疗阶

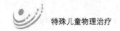

段,需要接受感觉统合专业训练的治疗师在有特殊感觉统合专业设备的环境中接受治疗。感觉统合训练可以有效改善孤独症儿童的静态平衡能力与动态平衡能力,增强孤独症儿童下肢及腰腹部肌群力量、身体运动协调能力及心肺耐力。感统训练需要跨专业、跨学科的团队支持(包括语言治疗师、行为治疗师、特教老师及家长)。随着孤独症儿童的进步,逐渐过渡到接受作业治疗师、特教老师、行为治疗师相互合作的治疗,其内容涵盖日常生活活动(活动程序表)。活动程序内容可根据孤独症儿童障碍程度选择(图6-1-7)。

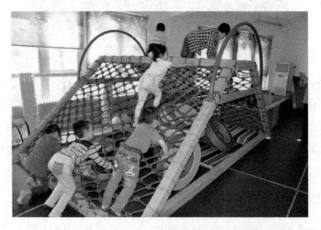

图6-1-7 感觉统合训练

（四）适应性体育游戏疗法

适应性体育的根本特点是运动性,以游戏活动为基本形式,包括各种基本动作的练习、提高身体素质的练习、运动技术动作的练习。其以发展儿童的身体素质和基本活动能力为主要目的,如“小老鼠搬家”中儿童需要合作搬运物品,并在搬家路途上设置需经过的拱门、平衡木、沙坑,需翻越的障碍等,游戏中包含基本动作走、跑、跳、爬、攀登,其平衡、力量、速度、耐力也得到发展。体育游戏的运动性特点,是以本体感受性为心理机制,以人体运动技能学习过程中的动态的运动性条件反射为基础,以深刻的“本体性”“内刺激”作用于孤独症儿童,促进其身心的发展,是一种有效的内在促进,不易被孤独症儿童排斥(图6-1-8)。

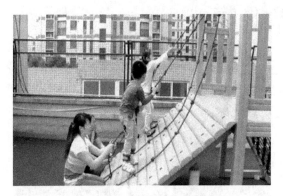

图 6-1-8　适应性体育游戏

1. 象征性体育游戏

孤独症心理理论缺失假说指出,孤独症儿童的社会交往障碍源于其心理活动缺失,难以理解他人的意图和心理状态,无法理解复杂的社会交往规则。象征性体育游戏应根据孤独症儿童个体差异特别设置,可以让儿童在安全的环境下学习和练习新的技能,如语言技能、生活技能、社会交往技能等;可以帮助孤独症儿童体验或理解他人心理状态,改善由心理理论缺失带来的心理和行为障碍,如"老鹰捉小鸡""购物游戏""角色游戏"等(图 6-1-9)。

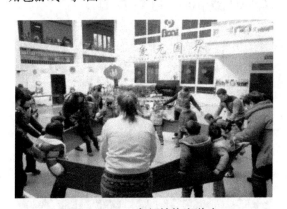

图 6-1-9　象征性体育游戏

2. 律动性体育游戏

节律性的体育游戏可以促进骨骼肌肉系统、心血管系统、呼吸系统、神经系统的发展,有助于形成协调的身体姿态,增强机体的免疫力、抵抗力和适应能力。在体育游戏中结合音乐伴奏进行趣味性游戏,可促进和发展儿童对音乐的感受能力和节律性动作理解,发展基本运动动作的顺序、节律、变换、反应和协调,如"番茄红

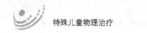

了""袋鼠爱跳高"等(图6-1-10)。

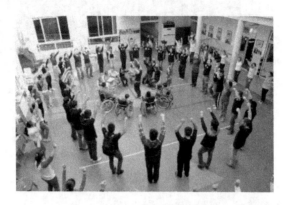

图6-1-10 律动性体育游戏

3. 集体体育游戏

根据孤独症儿童自我封闭特征,对儿童的训练需从一对一接受干预,逐步融入到团体活动中,通过集体体育游戏发展社交技巧。游戏中设置游戏规则,用步道、标旗设置活动区域或路线,组成小组,分队按游戏规则协同完成;培养竞争和团队意识,促进组织与协同能力的发展。还可以将游戏发展成竞赛游戏,如排球、轮滑、田径比赛等,多在学龄期儿童中进行(图6-1-11)。

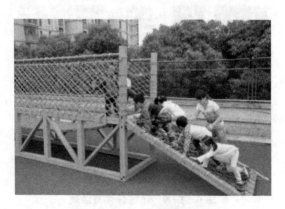

图6-1-11 集体体育游戏

(五)日常生活技能训练(Activities of Daily Living,简称 ADL)

一切康复和认知能力的训练,都是为了实现生活自理的目标。应在每日的生活起居和训练教育中,始终贯穿日常生活自理能力训练,使所有的完整动作连贯协调,如进食、盥洗、穿脱衣、自行如厕、个人卫生清洁、沐浴、使用学习器具、操作电器开关、社交活动等,为他们步入社会奠定基础(图 6-1-12)。

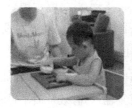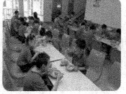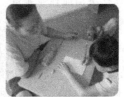

图 6-1-12　ADL 训练

(六) 水疗法

在现代儿童康复医学中,水疗已是特殊需要儿童综合康复治疗中一种重要的物理治疗方法。运用水温度、水浮力、静水压、导热等水的物理学性质,可有效改善孤独症儿童心肺功能和有氧耐力,提高平衡、感觉统合、肢体运动协调性,建立自主运动感觉,增强自信心。以水和游戏为载体,将运动、感知、意识和行为管理融合在治疗软环境中,丰富了物理治疗的内容。水疗提供了优越的激发动机和运动学习的环境,是提高特殊需要儿童生命质量的一种有效途径。

水疗可以训练孤独症儿童的耐力、意志力和协调能力,在主动运动过程中需躯干及上肢静态稳定机制参与控制,可以调节肌张力;同时通过主动

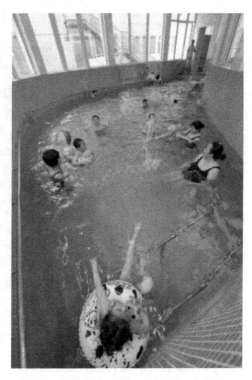

图 6-1-13　水疗

运动提高肌力和改善本体感觉。通过愉快和成功的体验,改善情绪,减轻恐惧心理,提高认知功能,增强协调性,学会控制肢体、躯干,协调全身主动运动、增强自我意识、增加交往和意愿表述,对改善智力、语言交往、个性发展都有显著疗效(图 6-1-13)。

（七）乘马疗法（Therapeutic Riding）

乘马疗法是孤独症儿童发展功能性运动的治疗方法之一，基于改善神经系统的功能和感觉整合，这是其他治疗所不能替代的，适用于各种类型的特殊需要儿童。在骑马的节律性运动过程中，儿童身体和心理的焦虑程度会有所降低，注意力得到改善，情绪得到舒缓，肢体动作的协调度得到提高。治疗师指导马的移动（速度、方向），根据儿童的反应，谨慎、逐步地给予不同姿态的感觉输入，有效发展了孤独症儿童的视觉运动、手眼协调、肢体动作协调和平衡能力，特别是孤独症儿童、治疗师、坐骑的不同语言与情感的交流互动，亦是心理康复的良药。这些基础性训练最终的目标是提高各种日常生活动作能力（图6-1-14）。

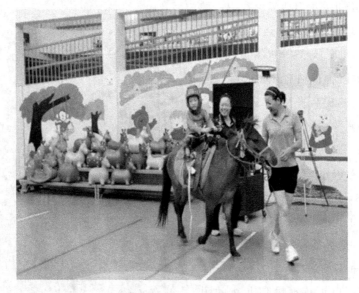

图6-1-14 乘马疗法

（八）适应性体育疗法

轮滑训练是适应性体育运动疗法的主要方法，是孤独症儿童喜欢的一种体育游戏活动，尤其轮滑运动中的速度、耐力训练能够有效增强孤独症儿童的肌肉力量，发展其心肺功能、平衡能力以及身体的协调性。在掌握轮滑技能技巧的前提下，可设置和组织集体游戏，将规则性游戏、竞赛性游戏、技巧性花样式游戏融合在轮滑训练中，发展孤独症儿童的秩序感。这对孤独症儿童的心理素质、社会交往能力、情绪行为的全面发展可以起到积极的促进作用。

第二节　先天性心脏病

先天性心脏病是小儿最常见的心脏病，常合并呼吸、循环功能障碍，也可存在神经发育、运动发育、智力发育、认知发育迟滞等症候。通过对先天性心脏病儿童的全面评估，可以为不同时期的先心病儿童制订相应的物理治疗方案，促进其心肺及运动、言语、认知等功能的全面发育。

一、概述

先天性心脏病（Congenital Heart Disease，简称 CHD）简称先心病，是胎儿时期心脏血管发育异常所致的心血管畸形，是小儿最常见的心脏病。先天性心脏病在活胎中的发生率约为 1%。按照我国目前的人口出生率，每年约有 15 万～20 万名先心病儿童出生。随着小儿心血管学科的飞速发展，几乎所有的先心病均可以治疗且手术死亡率明显降低。目前的研究热点已经从提高先心病儿童生存率转移到提高生活质量上，先心病儿童出现的神经发育迟缓也日趋受到重视。很多其他系统疾病伴发育迟缓的儿童亦常合并先心病，如 30%～50% 唐氏综合症的儿童患有先心病。

（一）病因

先心病的发生可能与遗传、母亲、环境因素有关，但多数是在孕初的 8～10 周由遗传因素及环境因素交互作用所致。任何心脏局部解剖结构异常，或出生后应自动关闭的通道未能闭合，均称为先天性心脏病。先心病种类很多，临床上以心功能不全、紫绀以及发育不良等为主要表现。

（二）分型

根据血流动力学变化将先心病分为三型。

1. 无分流型（无青紫型）

心脏左右两侧或动静脉之间无异常通路和分流，不产生紫绀，包括肺动脉瓣狭窄、主动脉瓣狭窄以及单纯性肺动脉扩张等。

2. 左向右分流型（潜在青紫型）

心脏左右两侧血流循环途径之间有异常的通道。早期由于体循环的压力大于肺循环压力，血流从左向右分流而不出现青紫，当出现啼哭、屏气或任何病理情况，

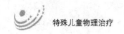

致使肺动脉或右心室压力增高,并超过左心压力时,则可使血液自右向左分流而出现青紫,如房间隔缺损、室间隔缺损、动脉导管未闭、主肺动脉隔缺损等。

3. 右向左分流型(青紫型)

心脏结构畸形,存在左右两侧心血管腔内的异常交通。右侧心血管腔内的静脉血,通过异常交通分流入左侧心血管腔,大量静脉血注入体循环而出现持续性青紫,如法洛四联症、右心室双出口和完全性大动脉转位等。

二、功能障碍

(一)心肺功能障碍

先心病儿童因为心脏结构、心脏血流动力学的异常,多出现心脏负荷过重、肺充血、心律失常等心功能不全表现。左向右分流型先心病增加心室容量负荷,肺循环血量增多而充血,容易出现反复呼吸道感染、喂养困难、三凹征、呼吸频率增加、呻吟样呼吸、肝脏增大等表现;右向左分流型先心病常因肺血减少致全身缺氧而出现紫绀、活动耐力下降等表现;无分流型先心病常有流出道梗阻或瓣膜返流,加重心脏容量或压力负荷,前者可影响肺静脉回流,可引起肺间质水肿,肺循环阻力增加,肺顺应性降低,肺通气功能障碍。此外,手术创伤、体外循环等可导致全身炎症反应,引起肺功能障碍。

(二)运动功能障碍

先心病儿童存在脑发育异常的风险,运动功能发育上表现为粗大运动、精细运动、运动耐力等发育落后。先心病儿童因为心内结构异常,往往存在缺氧、心肺功能不全等情况,影响其运动能力发育,临床上常常发现行姑息性手术治疗的儿童其发育较根治性手术儿童落后。家长也会因此对孩子采取过度保护的措施,限制其运动,影响先心病儿童运动发育进展。

先心病儿童运动功能障碍严重程度与先心病本身有一定相关性。复杂型先心病早期手术纠正了心脏畸形,其粗大、精细运动仍可能较同龄儿落后,可能与手术复杂性、体外循环时间长、受到过度保护及术后并发症相关联。先心病儿童运动发育男女间没有差异,但较大年龄的儿童运动发育缺陷较小年龄儿童严重。

(三)脑发育异常

先心病儿童脑发育异常较常见,术前脑发育异常的患病率是34%,有轻微脑损伤、严重脑发育畸形(如胼胝体发育不全)、小头畸形等。孕期宫内环境、胎儿异常血流动力学、出生后严重的慢性低氧血症、长期的低灌注及酸中毒、术中体外循环及再灌注损伤、术后循环不稳定、长期重症监护等因素,均可造成脑损伤,包括缺氧性脑损伤、脑灰质及脑白质损伤(脑室周围白质软化、弥漫性脑白质神经胶质增生)、脑栓塞、脑萎缩、脑室及蛛网膜下腔扩大等。

(四)智力障碍

先心病儿童可存在智力、精神发育落后,表现为持续关注度降低、注意力分散、学习能力障碍、低智商等。智力发育落后与先心病儿童脑神经发育异常,以及长期心肺功能异常所致的低氧血症等有关,加上儿时过度保护、长期健康焦虑,孩子容易出现情感不适应、过度依赖等社会和心理问题。

(五)言语、认知功能障碍

部分先心病儿童会出现言语延迟、表达障碍、认知发育相对落后,进而影响其运动技能的习得,影响其日常交流、学习与生活,而且认知功能的障碍程度与先心病的严重程度相关。

三、评定

先心病儿童的体格、运动等发育与先心病的类型、程度、手术治疗时间、手术持续时间、术后心肺功能恢复等密切相关,而针对性的康复治疗也需了解先心病儿童的各项情况,包括病史、有无合并症及并发症、生命体征、体格发育情况、心肺相关功能、运动功能等。

(一)临床评定

1. 病史

母亲妊娠生产史、喂养史及其他病史,如儿童休息、活动中是否容易出汗、疲劳、呼吸困难,有无反复呼吸道感染,手术史,药物使用史等,以辅助判断心肺储备功能及运动耐受性。反复呼吸道感染提示肺血流增多,可能因为肺过度循环而致肺顺应性改变。

2. 危险因素评估

了解有无合并症及并发症,如出血、伤口感染、肺栓塞、心律失常、心力衰竭、血压不稳、心包填塞、电解质紊乱、脑损伤等,确定是否适宜进行康复治疗,协助康复处方制定。

3. 生命体征

呼吸、心率、血压、脉搏监测,了解先心病儿童安静时各项生命体征数值,康

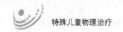

复治疗中密切观察儿童生命体征变化,了解治疗强度的适宜程度并及时调整;了解先心病儿童有无支持性设备,如机械通气、面罩氧气、外周动脉置管、深静脉置管、留置胃管、胸导管、心电监护、脉搏血氧仪等,帮助确定儿童是否有体位、活动等限制,确定康复治疗时需注意的相关事项。小儿呼吸、脉搏、血压随年龄变化而变化。

4. 体格发育评估

测量身高、体重、头围等。先心病儿童与同龄儿比,其体重、头围生长可能存在落后,青紫型先心病可能更严重,并可能同时存在身高发育落后。先心病儿童也可能因家长过度保护、限制活动、运动不耐受等原因,而活动减少,出现超重、肥胖。

5. 皮肤等体貌特征

观察有无紫绀,如口唇、手指、脚趾、鼻尖等,手或足趾末端软组织是否增生肥大形成杵状指(趾),以了解其是否存在缺血缺氧表现。

6. 胸部体检

新生儿肋骨多呈水平排列,随着年龄增长,肋骨逐渐倾斜,胸廓横径增加,2岁左右基本达到成人胸部形状,横膈是婴儿最主要的呼吸肌。

7. 血氧

通过脉搏血氧饱和度测定、动脉血气分析来了解血氧状况。一般认为动脉血氧饱和度应不低于94%,94%以下为供氧不足。但紫绀型儿童,其基础血氧饱和度低,如未行根治手术,饱和度改善有限,运动耐量仍偏低,监测血氧饱和度不低于术前基础饱和度。

脉搏血氧饱和度仪可以非侵入性地监测动脉血氧饱和度,可用于运动中的监测,但血氧饱和度<70%时,其测定的准确性受到影响。实际应用中要为儿童选择合适尺寸的监测探头,保证监测结果的准确性。

(二)心功能评定

1. 心电图

了解心率和是否存在心律失常、心肌缺血等,为训练强度制定提供参考依据。

2. 超声心动图

目前最常用先心病无创诊断方法,可以通过M型超声心动图、三维超声心动图、多普勒超声心动图了解心室壁厚度、心室壁及瓣膜的运动幅度与速度、心室大小、心室功能、心搏量、心输出量及压力阶差等,明确先心病类型和严重程度等。

3. 心导管造影检查

通过测定心脏和心血管各部分的压力及血氧含量（如心房和心室的压力、肺动脉嵌顿压、持续监测混合静脉血的血氧饱和度等），以计算心排血量、分流量及血流阻力,分析压力曲线的波形和数值,通过心血管造影诊断心脏畸形、心肺功能状态。

4. 心功能分级标准

根据病史、临床表现及运动耐受程度,儿童心功能分为四级：Ⅰ级,体力活动不受限制；Ⅱ级,较大运动时出现症状；Ⅲ级,轻度活动时即有明显症状,活动明显受限；Ⅳ级,休息状态往往有呼吸困难或肝脏肿大,完全丧失活动能力。婴儿心衰分级评分见表6-2-1。

表6-2-1　婴儿心衰分级评分[①]

项目	0	1	2
每次哺乳量(mL)	>105	75～105	<75
每次哺乳需时(min)	<40	>40	>40
呼吸(次/分)	<50	50～60	>60
心率(次/分)	<160	160～170	>170
呼吸形式	正常	不正常	不正常
末梢灌注	正常	不良	不良
奔马律	无	有	有
肝大肋下(cm)	<2	2～3	>3

总分：0～2分,无心衰；3～6分,轻度心衰；7～9分,中度心衰；10～12分,重度心衰。

（三）呼吸功能评定

1. 呼吸方式

判断呼吸类型,胸式或腹式呼吸,是否需要辅助通气,是否有呼吸困难。

2. 肺功能

可客观评估儿童肺部功能情况,判断其运动耐受。5岁以上儿童可以配合进行,常用指标包括峰值呼气流速、用力肺活量、第一秒用力呼气容积等。峰值呼气

---

① 胡亚美,江载芳. 诸福棠实用儿科学(第7版)[M]. 北京:人民卫生出版社,2002:1514.

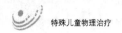

流速正常值与儿童身高、性别有关。用力肺活量和第一秒用力呼气容积大于80%
预计均值时是正常的。

3. 呼吸困难

使用标准视觉模拟评分表(如图6-2-1)、换气指数量表(如表6-2-2)评估
呼吸困难程度。可通过正常讲话时数的字数或正常呼吸时发出的音节数检查呼吸
困难,正常是8到10个单词。也可定时发元音计算时间,儿童能保持10秒为正
常,青少年需保持15秒为正常。视觉模拟评分表为主观测定,而后两者为客观评
分,一般建议主观测定与客观评分相结合。

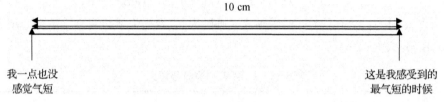

图6-2-1 视觉模拟评分

在10 cm水平线两端有两个标记点,为0和10 cm。受试者如果感觉呼吸困难
与刻度所代表的程度吻合,就可在这条线上做标记,然后测量该点与零点间
距离(cm)。

表6-2-2 换气指数量表(ventilatory index scale)

测试时让儿童深吸气,然后大声从1数到15(一般时间为8秒)	
0级	不换气
1级	期间换1口气
2级	期间换2口气
3级	期间换3口气
4级	期间换4口气

(四)肌力、肌张力评定

先心病儿童可存在肌力下降、肌张力异常,可使用徒手肌力评定法评定肌力。
改良Ashworth量表评定肌张力,也可结合儿童姿势、关节活动度来判断肌张力,
如蛙位姿势、W字姿势提示肌张力偏低,角弓反张、下肢交叉、尖足提示肌张力
增高。

（五）运动功能评定

先心病儿童整体运动功能发育的评估可以使用贝利婴幼儿发展量表和Peabody运动发育量表。贝利婴幼儿发展量表适用年龄范围为 2～30 个月，Peabody运动发育量表适用于 0～72 个月的儿童，可以对其粗大运动和精细运动发育水平进行评估。

可以通过徒手平衡功能检查，以及平衡仪进行测定。

有氧运动能力的评估：儿童中较常用的为 6 分钟步行试验。6 分钟步行试验通过测量 6 分钟内步行的距离，准确评估儿童运动能力，可以用于先心病儿童疗效监测，用于门诊 5 岁及以上儿童的运动功能监测，弥补临床体格检查及静息心肺功能检测中无法预知受试者运动能力的缺陷，也用于确定疾病的严重程度和功能影响，判断预后。测试者在测试前、中、后分别记录儿童主观体力感觉（Ratings of Perceived Exertion，简称 RPE）、呼吸困难指数（Dyspnea Index，简称 DI）及生命体征。

换气指数量表用于评估气急程度，见表 6-2-2。

（六）吞咽、言语功能发育评定

可以通过观察幼儿是否有流涎、摄食后是否有食物的口腔残留、是否有呛咳及误咽等评估吞咽功能，能配合的儿童可以通过饮水试验评估。

言语功能发育评定，可以采用中国版"S-S检查法"，适用于 1～6.5 岁语言发育迟缓的儿童，也可以通过韦氏智力量表来了解儿童的言语功能。

（七）认知功能发育评定

先心病儿童认知功能的评定，可采用贝利婴幼儿发展量表、韦氏智力量表、考夫曼儿童成套评价测验（K-ABC），了解儿童智力发育情况。

（八）心理功能评定

通过运用儿童行为量表（CBCL）、韦氏智力量表等评估先心病儿童的心理发育，儿童行为量表（CBCL）由家长填写，适用于 4～16 岁儿童。

（九）生活质量评定

运用 SF-36 等生活质量量表，从躯体功能、心理健康、日常活动功能、日常精神活动功能、身体疼痛、总体健康、活力、社会活动功能等 8 个领域 36 项评估先心病儿童或家长的生活质量，了解先心病儿童对整个家庭生活质量的影响。

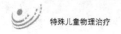

四、康复治疗

（一）康复治疗策略

先天性心脏病的康复是一个长期、复杂的过程，康复治疗方案的制订需要考虑多种因素，如疾病类型、畸形严重程度、手术或介入治疗方式、并发症，以及术后血流动力学和病理状态等。不少先心病儿童伴有肺功能障碍，运动发育落后，认知、言语、心理障碍。生活中过度保护也使先心病儿童运动能力降低，因此，康复要涉及心肺功能、神经发育、运动、言语认知等多个方面，同时还应包含教育、心理和健康管理。先心病儿童大致分为非手术和手术治疗两类。

1. 非手术治疗先心病儿童的康复

临床上约 $10\%\sim15\%$ 先心病儿童不需要手术，只要定期门诊随访观察，这类儿童康复目标是：促进运动、感知、言语功能正常发育，提高心肺功能，预防并发症，辅导家长建立儿童正确喂养方式和运动、学习的理念，促进儿童身心全面健康成长。

2. 手术治疗先心病儿童的康复

（1）术前早期康复。

大部分先心病儿童需要早期进行手术治疗，以尽早改善其血流动力学异常，在儿童进行手术前采取安全的、积极的康复措施，有助于弥补因为心脏畸形导致的运动发育落后、呼吸障碍等问题。术前早期康复措施主要包含：运动发育促进、呼吸功能改善、并发症处理和预防、家庭喂养和生活护理教育等。

（2）围手术期康复。

围手术期康复目标：预防或减轻麻醉或手术对儿童造成的不利生理变化，预防并发症，帮助心肺功能尽快恢复。康复措施主要包括术前、术后呼吸训练，运动促进，日常护理指导和并发症预防。

（3）术后康复。

介入或手术治疗可使儿童心脏在解剖学上恢复或接近正常，血流动力学得到有效改善，但其心脏功能，尤其是运动耐量可能低于正常水平或恢复缓慢。大部分先心病儿童和青少年有运动发育缺陷，术后不同时期，制订个性化、安全、全面有效的心肺和运动康复方案非常必要，术后康复可以分四个阶段进行。

Ⅰ期：术后早期，给予早期呼吸、运动功能促进和并发症早期预防和处理。

Ⅱ期:术后约2周～6个月,进行门诊康复或门诊与家庭康复结合的治疗,主要目标是恢复正常心肺功能、运动耐量,促进正常发育,养成良好的运动习惯。

Ⅲ期:术后6个月～1年以上,以门诊定期随访和家庭康复为主,目标是全面提高儿童运动能力,和日常生活能力,学龄儿童要积极参与各项体力活动,开展家庭自我运动管理,定期进行健康咨询和教育。

Ⅳ期:远期随访先心病儿童,有需要的儿童进行定期康复指导,包括运动技能参与和训练、心理情绪控制和管理、情感障碍教育等方面。

(二)常用物理治疗技术和方法

1. 体位摆放

婴幼儿肺部和胸廓尚未发育完全,呼吸时气体先达上肺部,而血流先进入下肺部,肺上部通气能力较好。婴幼儿围手术期间,良好的体位有助于发挥最大的呼吸功能,减少胃食管反流,减少能量消耗,也有利于头部控制和发育,应适当将儿童置于俯卧位或倾斜的床上。

2. 气道廓清技术

先心病儿童术后常见肺和气管顺应性下降、气道和血管阻力改变、呼吸障碍,气道廓清技术有助于提高纤毛系统清除功能,保持呼吸道通顺,改善肺功能,常用技术如下。

(1)重力辅助体位引流:将患儿置于各种体位,使肺段支气管置于垂直位,通过重力将小支气管远端痰液或分泌物排到较大的支气管,帮助痰液流动。

(2)胸壁振动:振动可以增加呼气时气流量峰值使分泌物向大气道移动,以便吸出或咳嗽排出。婴儿和儿童通常采用胸部振动,将手指或手掌按于胸壁适当部位上,在呼气时用手产生振动。

(3)叩拍:年龄太小而无法主动配合完成自主咳嗽的婴幼儿,胸部叩拍是有利技术,一般用手或器具对胸壁进行叩拍。

操作方法:以杯状手掌叩击背部使黏附在支气管的分泌物松动,再配合振动和引流,将分泌物排出。较小婴儿可采用指法拍背,三指法或四指法(如图6-2-2)。叩拍要有节奏,一手叩拍,另一手扶对侧胸壁,先拍痰多的一侧,再拍对侧。

三指法

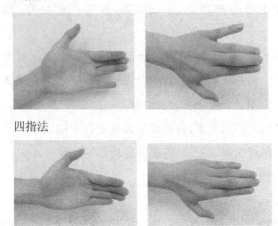

四指法

图 6-2-2　叩拍指法

3. 呼吸训练

良好的体位摆放和引流后,通过呼吸训练,可进一步使肺部扩张,促进呼吸顺畅和最大化灌注,改善氧合功能,提高心肺和运动功能。训练方法如下。

(1)深呼吸训练:通过缓慢有力的深呼吸练习,改善肺部通气和扩张能力。

(2)腹式呼吸训练(如图 6-2-3):增强膈肌功能,改善肺底部通气,恢复正常呼吸模式,减轻呼吸不协调或单纯的浅呼吸、憋气等,对内脏有按摩作用,可促进血液循环。

(3)抗阻呼吸训练:对于有较严重呼吸障碍的儿童,需要进行抗阻呼吸训练,通过对最大呼气肌和吸气肌力量和耐力的训练,提高其呼吸功能。

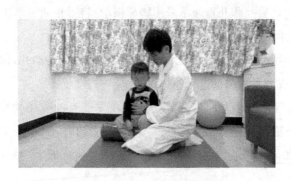

图 6-2-3　儿童腹式呼吸

4．运动训练

（1）运动发育促进训练。

遵循儿童粗大和精细运动发育顺序，根据儿童现有运动功能制订个性化训练方案。①训练方法：训练时需注重婴幼儿翻身、坐位、爬行、站立和行走等功能与发育顺序，注重趣味性；精细运动发育落后要进行作业治疗，伴发其他疾病的先心病儿童，如脑瘫、唐氏综合征等，训练要充分考虑其疾病本身因素。②运动强度与监测：运动强度不宜过大，运动前后可监测儿童心率和血氧饱和度，婴幼儿和儿童以训练后每分钟心率增加不超过 20 次为宜，运动时间一般为 10～20 分钟，每周增加 3～5 分钟。训练时不宜让儿童哭闹、屏气，注意观察儿童症状，如遇呼吸急促、唇周变紫，立即停止治疗。

（2）有氧运动训练。

有氧运动训练是提高儿童心肺功能和运动能力的重要方式，可有效改善肺部气体交换和血流动力学，提高氧利用率，适用于大龄先心病儿童。①运动方式：最标准的方式是心电监护下功率自行车或运动平板训练，选择运动方式时需考虑个体一般特征和趣味性。学龄期以上儿童可采用慢走、康复体操、游泳、跳绳等形式。②运动强度与监测：不同类型的先心病儿童其运动能力、活动限制也不尽相同，运动前必须通过详细的评估、运动功能测试，制订合理的、个体化的运动处方，明确训练的强度、频率、时间和方式。儿童常用的运动功能测试是 6 分钟步行试验、心电监护下的平板或功率自行车运动负荷试验，根据试验结果显示的最大心率、最大运动负荷、可能的缺血阈值，以及运动中的血压反应，决定训练负荷和训练心率基础。如果儿童在运动负荷试验中出现异常症状，应进行全面的心血管检查，制订更个体化的方案，尽量将运动负荷维持在一个能够不引发症状或缺血的水平。

（3）抗阻训练。

先心病儿童存在肌力低下、肌耐力不足等情况，对 8 岁以上儿童，在后期（Ⅲ期以上）的康复训练中可以通过抗阻训练提高肌力和耐力。①运动形式：使用弹力带、小哑铃、儿童拉力器等对胸腹部、四肢主要肌群进行中等或慢速、有节奏的向心或离心收缩训练，注意配合呼吸，用力阶段呼气，放松阶段吸气，避免屏住呼吸，同时注意交替训练不同部位。②运动强度与监测：抗阻训练前需进行运动测试，抗阻训练强度是通过肌肉最大负荷量（1-RM）进行评定的，它是重复一次动态肌肉收缩的最大承重，训练强度可通过 1-RM 的百分比显示。抗阻训练一般由超低程度

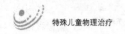

<30%(1-RM)开始,逐步增加到50%最大负荷量,持续4~6周,根据儿童不同耐受程度进行提高,出现任何不适应立即停止。

(4)运动技能和体育活动。

①运动技能:对平衡功能、运动协调性、跳跃、奔跑等运动技能的训练需要在儿童远期随访中进行,指导儿童和家长学会运动监测,保证运动安全。②体育活动:先心病儿童常存在运动功能受限,除疾病本身导致的运动能力低下等因素外,过度保护和体育参与受限也是重要原因。先心病儿童应该像正常儿童一样参与体育活动,包括进行过心脏矫形手术的儿童和青少年、没有症状限制的运动能力低下的儿童;有轻度后遗症的儿童应参加部分体育活动;有体育运动障碍或精神障碍的儿童,需要特殊的运动指导。

5. 言语、认知和心理康复

言语、认知和情绪障碍儿童,应在运动训练中加入集体训练、特定技能和知识训练,以培养先心病儿童参与和社交能力。消除歧视,保证其能平等参与各类社会活动,使其融入正常学习、工作和生活。

(三)康复训练禁忌证

(1)严重心律失常,包括安静或运动状态下频发室性早搏、短阵室性心动过速等。

(2)安静或轻微活动即出现缺血性ST-T改变。

(3)心力衰竭未纠正的儿童。

(4)急性心肌炎儿童。

(5)需要紧急外科手术的先心病儿童。

(6)严重的肺动脉高压、紫绀、心肌病儿童。

(7)明显缩窄和(或)伴有心力衰竭NYHA分级为Ⅲ/Ⅳ级(术前)。

2013年美国AHA(美国心脏学会)发表了《促进先天性心脏病儿童和成人身体活动的科学声明》,提供了最佳的、最新证据的先心病儿童的身体活动推荐,以促进先心病儿童获得正确的身体活动指导。结合我国国情,从儿童、从健康护理者、从社会、从政府的角度,考虑全面因素,进行儿童心脏学、运动医学、康复医学等学科的交叉协作,开展先心病儿童的康复和健康管理尤为迫切和重要。

主要参考文献

一、中文文献

1. 李树春.小儿脑性瘫痪[M].郑州:河南科学技术出版社,2000.

2. 励建安,王彤.康复医学[M].北京:科学出版社,2002.

3. 于兑生,恽晓平.运动疗法与作业疗法[M].北京:华夏出版社,2002.

4. 卓大宏.中国康复医学(第2版)[M].北京:华夏出版社,2003.

5. 周士枋,丁伯坦.运动学[M].北京:华夏出版社,2004.

6. 恽晓平.康复疗法评定学[M].北京:华夏出版社,2005.

7. 李树春,李晓捷.儿童康复医学[M].北京:人民卫生出版社,2006.

8. 唐久来.小儿脑瘫引导式教育疗法[M].北京:人民卫生出版社,2007.

9. 李晓捷.人体发育学[M].北京:人民卫生出版社,2008.

10. 燕铁斌.物理治疗学[M].北京:人民卫生出版社,2008.

11. 陈秀洁.儿童运动障碍和精神障碍的诊断与治疗[M].北京:人民卫生出版社,2009.

12. 李晓捷.实用小儿脑性瘫痪康复治疗技术[M].北京:人民卫生出版社,2009.

13. 刘振寰,戴淑凤.儿童运动发育迟缓康复训练图谱[M].北京:北京大学医学出版社,2010.

14. 朱镛连.神经康复学(第2版)[M].北京:人民军医出版社,2010.

15. 李永库.脑性瘫痪病学[M].北京:中国医药科技出版社,2011.

16. 廖华芳,王丽颖,刘文瑜,等.小儿物理治疗学(第3版)[M].台北:禾枫书局,2011.

17. 陈秀洁.小儿脑性瘫痪的神经发育学治疗法(第2版)[M].郑州:河南科学技术出版社,2012.

18. 励建安.常用康复治疗技术操作规范(2012版)[M].北京:人民卫生出版社,2012.

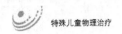
19. 李晓捷.人体发育学(第2版)[M].北京:人民卫生出版社,2013.

20. 郭林现,王秉松,党建安,等.小儿颅脑损伤临床救治特点[J].实用儿科临床杂志,2004,19(6).

21. 苏珍辉,张惠佳.应用 Rood 技术改善脑损伤综合征患儿的运动功能障碍[J].中国临床康复,2005,9(27).

22. 程斌,李锋涛,宋金辉.西安市 25725 名中小学生脊柱侧弯患病率调查[J].中国临床康复,2006,10(8).

23. 洪毅,王彦辉,李想,等.儿童及青少年脊柱脊髓损伤特征[J].中国临床康复,2006,10(32).

24. 杨红,史惟,邵肖梅,等.全身运动质量评估对高危新生儿神经学发育结局的预测效度和信度研究[J].中国循证儿科杂志,2007,2(3).

25. 王振堂,李中实,刘朝晖,等.北京市中小学生脊柱侧凸患病率调查报告[J].中国脊柱脊髓杂志,2007,17(6).

26. 赵栋,邓树才,杨建平.小儿脊柱脊髓损伤[J].中国骨与关节外科,2008,1(4).

27. 秦达,刘绿敏,冉萍,等.运用 Rood 疗法对早期脑卒中患者运动功能恢复的临床研究[J].中国医药导报,2008,5(10).

28. 徐蒙,唐功杰,杨璇.Ponseti 方法治疗先天性马蹄内翻足的疗效及双踝角测量[J].实用医药杂志,2008,25(5).

29. 徐宁,张金桥,常燕群,等.Rood 疗法对重度窒息新生儿神经行为能力的影响[J].中国妇幼卫生杂志,2012,3(2).

30. 刘木金,罗向阳,何展文,等.推拿结合 Vojta 神经发育疗法治疗脑瘫 88 例临床分析[J].中国儿童保健杂志,2012,20(3).

31. 王艳娟,卢云,吴晓庆,等.新生儿神经行为测定在早产儿神经心理发育中的作用[J].中国妇幼保健,2013(1).

二、英文文献

1. Archie Hinchcliffe. *Children with cerebral palsy: A manual for therapists. parents and community workers*[M]. London: ITDG Publishing, 2003.

2. Brown A. *The concept and its development of bobath approach* [M].

London：Lecture notes University College，2006.

3. Grivas，Theodoros B. *The conservative scoliosis treatment* ［M］. IOS Press，2008.

4. Carlyn Kisner，Lynn Allen Colby. *Exercise Foundations and Techniques Philaoephia*［M］. F. A. Davis Company，2009.

5. American Psychiatric Association. *Desk reference to the diagnostic criteria from DSM5*［M］. 5th ed. Washington. DC：American Psychiatric Publishing Inc，2013.

6. Angliss R，Fujii G，Pickvance E，et al. Surgical treatment of late developmental displacement of the hip：Results after 33 years［J］. J Bone Joint Surg，2005，87B.

7. Feluś J，Kowalczyk B. Clinically silent developmental hip dysplasia-significance of the hip ultrasonographic examination［J］. Chir Narzadow Ruchu Ortop Pol，2005，70(6).

8. Charles J，Gordon AM. Development of hand-arm bimanual intensive training（HABIT）for improving bimanual coordination in children with hemiplegic cerebral palsy［J］. Dev Med Child Neurol，2006，48(11).

9. McCarthy JJ，Betz RR. Hip disorders in children who have spinal cord injury［J］. Orthop Clin North Am，2006，37(2).

10. Van Haastert IC，de Vries LS，Helders PJM，et al. Early gross motor development of preterm infants according to the Alberta Infant Motor Scale［J］. J Pediatr，2006，149(5).

11. Xue Ming，Michael Brimacombe，George C. Wagner. Prevalence of motor impairment in autism spectrum disorders［J］. Brain and Development，2007，29(9).

12. Baverstock A，Finlay F. Does swimming with dolphins have any health benefits for children with cerebral palsy? ［J］. Arch Dis Child，2008，93(11).

13. Kouwenhoven JW，Castelein RM. The pathogenesis of adolescent idiopathic scoliosis：review of the literature［J］. Spine，2008，33 (26).

14. Sherilyn WD，Joline S. Musculoskeletal complications of neuromuscular disease in children［J］. Phys Med Rehabil Clin N Am，2008，19.

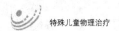
15. Burger M, Louw QA. The predictive validity of general movements-a systematic review[J]. Eur J Paediatr Neurol, 2009, 13(5).

16. Garon N, Bryson S, Zwaigenbaum, et al. Temperament and its relationship to autistic symptoms in a high-risk infants sib cohort[J]. Journal of Abnormal Child Psychology, 2009, 37(1).

17. Margaret M. Bass, Catherine A. Duchowny, Maria M. Llabre. The effect of therapeutic horseback riding on social functioning in children with autism[J]. Journal of Autism and Developmental Disorders, 2009, 39(9).

18. Effgen SK, Chan L. Occurrence of gross motor behaviors and attainment of motor objectives in children with cerebral palsy participating in conductive education [J]. Physiother Theory Pract, 2010, 26(1).

19. Hayes C. Cerebral palsy: classification, diagnosis and challenges of care[J]. Br J Nurs, 2010, 19(6).

20. Michael A. Alexander, Dennis J. Matthews. Pediatric Rehabilitation[J]. 4th ed. New York: Demos Medical Publishing, 2010.

21. Sales de Gauzy J, Ballouhey Q, Arnaud C, et al. Concordance for curve type in familial idiopathic scoliosis: a survey of one hundred families[J]. Spine, 2010, 35 (17).

22. Ward K, Ogilvie J, Argyle V, et al. Polygenic inheritance of adolescent idiopathic scoliosis: A study of extended families in Utah[J]. Am J Med Genet, 2010, Part A, 152A(5).

23. Chiurazzi P. Mental retardation: is naming the real issue? [J]. Am J Med Genet A, 2011, 155A(5).

24. Fusco C, Zaina F, Atanasio S, et al. Physical exercises in the treatment of adolescent idiopathic scoliosis: An updated systematic review[J]. Physiother Theory Pract, 2011, 27(1).

25. Formiga CKMR, Linhares MBM. Motor development curve from 0 to 12 months in infants born preterm[J]. Acta Paediatr, 2011, 100(3).

26. Kembhavi G, Darrah J, Payne K, et al. Adults with a diagnosis of cerebral palsy: A mapping review of long-term outcomes[J]. Dev Med Child Neurol, 2011,

53(7).

27. Michelson DJ, Shevell MI, Sherr EH, et al. Evidence report: Genetic and metabolic testing on children with global developmental delay: report of the Quality Standards Subcommittee of the American Academy of Neurology and the Practice Committee of the Child Neurology Society[J]. Neurology, 2011, 77(17).

28. Salvador-Carulla L, Reed GM, Vaez-Azizi LM, et al. Intellectual developmental disorders: Towards a new name, definition and framework for "mental retardation/intellectual disability" in ICD-11[J]. World Psychiatry, 2011, 10(3).

29. Tirosh E, Jaffe M. Global developmental delay and mental retardation-a pediatric perspective[J]. Dev Disabil Res Rev, 2011, 17(2).

30. Wong VC. Global developmental delay-a delay in development of terminology[J]. Dev Med Child Neurol, 2011, 53(7).

31. Zadnikar M, Kastrin A. Effects of hippotherapy and therapeutic horseback riding on postural control or balance in children with cerebral palsy: A meta-analysis [J]. Dev Med Child Neurol, 2011, 53(8).

32. Abraham A, Drory VE. Fatigue in motor neuron diseases. Neuromuscul Disord. 2012, 22 Suppl 3.

33. Baxter P. Developmental coordination disorder and motor dyspraxia[J]. Dev Med Child Neurol, 2012, 54(1).

34. Deluca SC, Case-Smith J, Stevenson R, et al. Constraint-induced movement therapy (CIMT) for young children with cerebral palsy: Effects of therapeutic dosage[J]. J Pediatr Rehabil Med, 2012, 5(2).

35. Dosman, C. F., D. Andrews, K. J. Goulden. Evidence-based milestone ages as a framework for developmental surveillance[J]. Paediatr Child Health, 2012, 17(10).

36. Flore LA, Milunsky JM. Updates in the genetic evaluation of the child with global developmental delay or intellectual disability[J]. Semin Pediatr Neurol, 2012, 19(4).

37. Han ZA, Jeon HR, Kim SW, et al. Clinical characteristics of children with

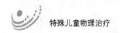
rett syndrome[J]. Ann Rehabil Med,2012,36(3).

38. Kamate M,Patil V,Chetal V,et al. Glutaric aciduria type I:A treatable neurometabolic disorder[J]. Ann Indian Acad Neurol,2012,15(1).

39. Matyja E. Post-polio syndrome. Part I. The "legacy" of forgotten disease, challenges for professionals and polio survivors[J]. Neurol Neurochir Pol. 2012, 46(4).

40. Matyja E. Post-polio syndrome. Part II. Therapeutic management[J]. Neurol Neurochir Pol. 2012,46(4).

41. N. Almasri,R. J. Palisano, C. Dunst,et al. Profiles of family needs of children and youth with cerebral palsy[J]. Child:Care, Health and Development, 2012,38(6).

42. Patel KP,O'Brien TW,Subramony SH,et al. The spectrum of pyruvate dehydrogenase complex deficiency:clinical,biochemical and genetic features in 371 patients[J]. Mol Genet Metab,2012,105(1).

43. Yildirim ZH,Aydinli N,Ekiici B,et al. Can Alberta infant motor scale and milani comparetti motor development screening test be rapid alternatives to Bayley scales of infant development-II at high-risk infants[J]. Ann Indian Acad Neurol, 2012,15(3).

44. Zwicker JG, Missiuna C, Harris SR, et al. Developmental coordination disorder:A review and update[J]. Eur J Paediatr Neurol,2012,16(6).

45. Bo J, Lee CM. Motor skill learning in children with Developmental Coordination Disorder[J]. Res Dev Disabil,2013,34(6).

46. Darsaklis V,Snider LM,Majnemer A,et al. Assessments used to diagnose developmental coordination disorder:Do their underlying constructs match the diagnostic criteria? [J]. Phys Occup Ther Pediatr,2013,33(2).

47. Frisch D,Msall ME. Health,functioning,and participation of adolescents and adults with cerebral palsy:A review of outcomes research[J]. Dev Disabil Res Rev,2013,18(1).

48. Huang CY,Tseng MH, Chen KL,et al. Relationships between lower limb muscle architecture and activities and participation of children with cerebral palsy

[J]. Res Dev Disabil,2013,34(11).

49. Lashkevich VA. History of development of the live poliomyelitis vaccine from Sabin attenuated strains in 1959 and idea of poliomyelitis eradication[J]. Vopr Virusol. 2013,58(1).

50. Liberman L, Ratzon N, Bart O. The profile of performance skills and emotional factors in the context of participation among young children with Developmental Coordination Disorder[J]. Res Dev Disabil,2013,34(1).

51. Murphy, J. F. Revisiting developmental assessment of children[J]. Ir Med J,2013,106(5).

52. Novak I. Evidence to practice commentary new evidence in developmental coordination disorder (DCD)[J]. Phys Occup Ther Pediatr,2013,33(2).

53. Wood KC, Lathan CE, Kaufman KR. Feasibility of gestural feedback treatment for upper extremity movement in children with cerebral palsy[J]. IEEE Trans Neural Syst Rehabil Eng,2013,21(2).

54. Eliasson AC, Krumlinde-Sundholm L, Gordon AM, et al. Guidelines for future research in constraint-induced movement therapy for children with unilateral cerebral palsy: An expert consensus[J]. Developmental Medicine & Child Neurology, 2014,56(2).

55. Grandisson M, Hébert M, Thibeault R. A systematic review on how to conduct evaluations in community-based rehabilitation[J]. Disabil Rehabil,2014,36 (4).

56. Van Rooijen M, Verhoeven L, Smits DW, et al. Cognitive precursors of arithmetic development in primary school children with cerebral palsy[J]. Res Dev Disabi,2014,35(4).